DIE KOLLAPSTHERAPIE DER LUNGENTUBERKULOSE

MIT BESONDERER BERÜCKSICHTIGUNG DES KÜNSTLICHEN PNEUMOTHORAX

VON

PRIMARIUS DR. HANNS MAENDL

CHEFARZT DER HEILANSTALT GRIMMENSTEIN

MIT 116 TEXTABBILDUNGEN

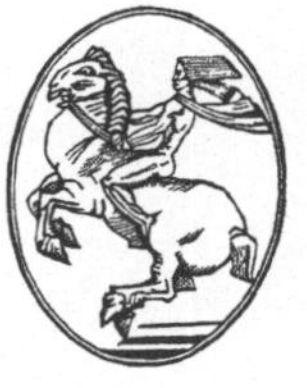

WIEN

VERLAG VON JULIUS SPRINGER

1927

ISBN-13:978-3-7091-9679-3   e-ISBN-13:978-3-7091-9926-8
DOI: 10.1007/978-3-7091-9926-8

MEINEN VEREHRTEN LEHRERN

FRIEDRICH KOVÁCS
UND
JOSEF SORGO

IN DANKBARKEIT GEWIDMET

Motto.

*„Die Technik der Pneumothoraxbehandlung
stellt große Ansprüche an das Wissen und Können
des Arztes. Die genaue Befolgung aller ihrer Einzelheiten ist für das Gelingen der Behandlung ausschlaggebend. Das Arbeiten mit dem Pneumothorax-
verfahren stellt den Arzt jeden Tag vor neue Probleme,
die gelöst werden müssen. Sie geben der Arbeit eine
Vielseitigkeit, die sonst in der Behandlung der
Lungentuberkulose vermißt wird und die der Kollaps-
behandlung einen Reiz verleiht, der, neben der Möglichkeit, vorzügliche Erfolge für viele, sonst aus-
sichtslose Patienten zu erzielen, die Behandlung zu
einer der dankbarsten Aufgaben des Lungenarztes
macht. Aber nur derjenige, der zu jeder Zeit die
Technik in allen Feinheiten beherrscht, wird sowohl
therapeutisch wie wissenschaftlich volle Befriedigung
davon haben.“* CHR. SAUGMAN †

Vorwort

In dem vorliegenden Buche sind die Erfahrungen niedergelegt, die ich in
mehr als zwölfjähriger Tätigkeit als Heilstättenarzt mit der chirurgischen Behandlung der Lungentuberkulose ansammeln konnte. Das Hauptmaterial
besteht aus Pneumothoraxfällen, davon 620 Erstoperationen mit vielen tausend
Nachfüllungen. Mehr als 3000 Nachfüllungen wurden allein in den letzten Jahren
in Grimmenstein vorgenommen und in einer großen Zahl von Fällen ambulatorisch fortgesetzt. Dadurch blieb eine Kontinuität der Behandlung gewahrt,
die gestattete, ein abschließendes Bild vom ganzen Verlaufe der Therapie zu
gewinnen und die es mir ermöglichte, auch das so wichtige Stadium der Auflassung näher zu studieren. In der vorhandenen Literatur über den künstlichen
Pneumothorax herrschte durch viele Jahre ein Streit über die Technik zwischen
den Anhängern der Schnitt- und der Stichmethode, der wohl endgültig
zugunsten der letzteren entschieden sein dürfte. Doch wird zumeist noch mit
der scharfen Stichmethode, mit spitzen und scharfen Nadeln gearbeitet,
trotzdem es in den letzten Jahren an Berichten über die Gefährlichkeit dieser
Methode nicht gefehlt hat. Die namentlich von chirurgischer Seite propagierten
Warnungen vor der Gefährlichkeit des Pneumothoraxverfahrens an sich sind
meiner Meinung nach nicht stichhältig. Man darf die Therapie nicht mit der
Technik der Therapie verwechseln. Der stumpfen Stichmethode und der
gewissenhaften Manometerbeobachtung verdanke ich es, daß ich niemals
eine Gasembolie oder andere ernste Zwischenfälle bei der Operation erlebt habe.
Das kann bei dem großen Material kein Zufall sein. Die Kollapstherapie in ihren
segensreichen Wirkungen ist ferner noch immer zu wenig bekannt, weshalb die
Kranken dem Facharzt häufig zu spät überwiesen werden. Erst in den letzten
Jahren konnte ich mich dank dem Ausbau unserer Heilstätte intensiver mit der
Phrenikotomie (40 Fälle) und der Thorakoplastik (38 Fälle) befassen. Das Ver-
fahren nach JAKOBÄUS habe ich besonders studiert und gemeinsam mit Herrn

Dr. ERNST KORNITZER (Wien) ein neues, auskochbares Thorakoskop konstruiert, welches die bisherigen Gefahren der mangelhaften Asepsis und der Nachblutung beseitigt.

Einen eigenen Abschnitt habe ich den Fehlern der Technik gewidmet. Die Geschichte, die Anzeigen und Gegenanzeigen, die Technik wird bis in die Einzelheiten besprochen, die Vorbereitung des Kranken, Wahl der Stelle, Lagerung, Desinfektion und Schmerzbetäubung werden erörtert. Der Zeitpunkt der Nachfüllungen, die richtige Dosierung, die Zwischenfälle, das Verhalten der anderen Lunge vor und nach der Kollapstherapie werden eingehend behandelt. Ein besonders ausführliches Kapitel wird dem von vielen so gefürchteten Exsudat gewidmet. Ein Exsudat wird in geeigneten Fällen (starren Kavernen) sogar künstlich erzeugt. Unter erweiterten Anzeigen berichte ich meine Erfahrungen mit dem doppelseitigen Pneumothorax. Der nachträglich doppelseitige Pneumothorax wurde wiederholt mit vollem klinischen Erfolge angewandt. Der Pneumothorax bei Kindern, die Exhairese des Phrenikus, die Plastik, die Allgemeinbehandlung des Kranken, die Dauer und der Abschluß der Therapie werden gesondert besprochen. Der Einfluß der Behandlung wird in momentane und in Dauererfolge gegliedert, die bis zu 15 Jahren zurückreichen. Mit Rücksicht auf den Umfang des Buches konnte ich von meinen Krankengeschichten immer nur wenige Beispiele bringen. Die beigegebenen schematischen Skizzen und Röntgenbilder mögen ihr Studium erleichtern. Die fast unübersehbare Fachliteratur habe ich, soweit sie mir zugänglich war, berücksichtigt, wobei ich mich bemüht habe, im besonderen den deutschen und österreichischen Autoren möglichst gerecht zu werden.

Grimmenstein, Niederösterreich,
    im September 1927   **H. Maendl**

Inhaltsverzeichnis

Seite

I. Die Geschichte des künstlichen Pneumothorax........... 1

II. Die Anzeigen und Gegenanzeigen....................... 3
  1. Anzeigen bei nichttuberkulösen oder nicht ausschließlich tuberkulösen
    Erkrankungen der Thoraxorgane.................................. 3
    a) Der diagnostische Pneumothorax............................. 3
    b) Der therapeutische Pneumothorax........................... 5
      Bronchiektasien.. 5
      Gangrän und Abszeß der Lunge............................. 6
      Unterhaltung des Spontanpneumothorax..................... 7
      Verletzungen der Lunge durch Stich und Schuß, Hämothorax   7
      Pneumonie.. 7
      Schwere Lungenblutung................................... 7
  2. Die Anzeigen bei Lungentuberkulose........................... 8
    Der einseitige, progrediente Lungenprozeß an sich („klassische
    Indikation")... 8
    Erweiterte Indikation.. 13
    Soziale Indikation... 15
    Die exsudative Pleuritis....................................... 15
  3. Die Gegenanzeigen... 16
    a) Begründete Gegenanzeigen................................. 16
    b) Unbegründete Gegenanzeigen............................. 18

III. Die Technik des Pneumothorax....................... 19
  1. Die Gasart.. 19
  2. Die Methoden und deren Kritik, Instrumente und Apparate......... 20
    Die scharfe Stichmethode nach FORLANINI-SAUGMAN........... 25
    Die Schnittmethode nach BRAUER.............................. 27
    Die stumpfe Stichmethode nach SCHMIDT-SORGO-KAUFMANN-MAENDL 28
    Vorbereitung des Kranken...................................... 28
    Lagerung.. 29
    Wahl der Einstichstelle (Die Diagnose und Pathologie der Ver-
    wachsungen).. 30
    Desinfektion des Operationsfeldes.............................. 33
    Anästhesie.. 33
    Ausführung der Operation...................................... 34
      1. Es handelt sich um einen vollständig freien Pleuraspalt...... 37
      2. Es handelt sich um einen abgesackten Pleuraraum.......... 38
      3. Etwas anders verhält sich die Technik der Pneumothorax-
      anlegung bei bestehender Pleuritis exsudativa............... 39
      4. Die Kanüle befindet sich noch außerhalb der Pleura......... 39
      5. Die Kanüle befindet sich in der Lunge.................... 39
      6. Die Kanüle befindet sich in einem Blutgefäß.............. 40
      7. Die Kanüle befindet sich in der Bauchhöhle.............. 40
    Kompressions- oder Entspannungspneumothorax?.................. 40
    Wann muß nachgefüllt werden?................................. 41

Seite

Vermeidbare Fehler 43
　1. Allgemeine 43
　2. Zu häufige Nachfüllungen, zu hoher Druck, Überdosierung... 46
　3. Zu große Pausen zwischen den Nachfüllungen, Unterdosierung 48
　4. Falsche Manometerablesung............................ 48
　5. Einblasung in eine Kaverne und in die Lunge 48
　6. Einblasung in die Bauchhöhle.......................... 49
　7. Die Thoraxwandfistel 49
　8. Die Lungenfistel durch Perforation eines Exsudates in die Lunge 50

IV. Komplikationen und Zwischenfälle...................... 50
　1. Die postoperative Lungenblutung 50
　2. Die Gasembolie....................................... 51
　　Entstehung 51
　　Diagnose.. 52
　　Häufigkeit 53
　　Therapie 56
　　Verhütung.. 56
　3. Die Emphyseme 58
　　Das Hautemphysem 58
　　Das tiefe Emphysem................................... 59
　　Das Schwartenemphysem 59
　　Das Mediastinalemphysem 59
　4. Die Überblähung und Verlagerung des Mediastinums........... 60
　5. Herz- und Kreislaufstörungen 62
　6. Magen- und Darmbeschwerden 65
　7. Die Exsudate... 67
　　Die Häufigkeit 67
　　Die Entstehung 67
　　Die Diagnose... 68
　　Die Exsudatmenge.................................... 69
　　Der Zeitpunkt des Auftretens und Einteilung.................. 69
　　Die Prognose der Exsudate............................ 70
　　Die Therapie der Exsudate 76
　　Die Technik der Exsudatentleerung........................ 79
　　Die künstliche Exsudaterzeugung......................... 80
　　Seltene Formen der Exsudatbildung 83
　8. Die Perforation der Lunge 85
　9. Seltene Komplikationen (Ruptur des Mediastinums, Zwerchfellkrampf,
　　Serratuslähmung, Vagusreizung, Herpes zoster, Abbrechen der Kanüle,
　　Blutige Durchfälle, Trigeminusneuralgie, Autotuberkulinreaktionen,
　　Perikarditis, Pneumonie der anderen Lunge, Pneumoperikard)...... 88

V. Die andere Lunge 91
　Allgemeine Überlegungen vor Anlegung des Pneumothorax; die Zustands-
　diagnose („Bewegungsprüfung" und „Mensesreaktion") 91
　1. Atelektase 97
　2. Hyperämie und Stauung 98
　3. Das vikariierende Emphysem 98
　4. Spezifische Prozesse.................................. 99
　5. Die Pleuritis der Gegenseite 102
　6. Die Pneumonie der anderen Seite 104
　7. Der Spontanpneumothorax der anderen Seite.............. 104
　8. Statistik 104

VI. Die Bedeutung der Röntgendiagnostik 106

VII. Die Prognose und Therapie der Verwachsungen 109
　Das neue Thorakoskop nach H. MAENDL und E. KORNITZER......... 113

Seite

VIII. Erweiterte Indikationen 117
   1. Entspannung von Teilen beider Lungen durch einseitigen Pneumothorax 117
   2. Der doppelseitige Pneumothorax 119
      A) Der nachträglich doppelseitige Pneumothorax 119
      B) Der gleichzeitige doppelseitige Pneumothorax 119

  IX. Der Pneumothorax beim Kinde 127

   X. Die Phrenikotomie.................................... 130
      Die Anzeigen 132
      Ergebnisse... 134
      Einfluß auf die Sinkgeschwindigkeit...................... 136
      Einfluß auf Auswurf und Fieber.......................... 136
      Einfluß auf das Körpergewicht 136
      Mißerfolge 138

  XI. Die Thorakoplastik.................................... 139
      Die Technik nach SAUERBRUCH............................. 139
      Neues Rippenraspatorium nach E. SCHWARZMANN 140
      Die Anzeigen 141
      Statistik.. 142
      Mißerfolge... 148

 XII. Die Allgemeinbehandlung des Kranken.................. 151

XIII. Die Dauer und der Abschluß der Behandlung............ 154

 XIV. Der Einfluß der Behandlung 160
   1. Momentane Erfolge 160
      Einfluß auf Husten und Auswurf 160
      Schmerzen und Atemnot 162
      Fieber und toxische Symptome 165
      Körpergewicht.. 167
      Sinkgeschwindigkeit der roten Blutkörperchen 168
   2. Dauererfolge nach Pneumothorax 175

  XV. Literaturverzeichnis 180

 XVI. Autoren- und Sachregister 198

I. Die Geschichte des künstlichen Pneumothorax

Bereits in der Mitte des 18. Jahrhunderts findet sich nach PALLASSE in einem Buche von GILCHRIST „Über den Nutzen von Seereisen" die Anregung, „daß man eine Öffnung in der Brust machen solle, um die kranke Lunge niedersinken zu lassen und dadurch ihre Vernarbung möglich zu machen". Im Jahre 1822 schlug der Physiologe CARSON vor, durch Eröffnung der Pleurahöhle die Lunge zum Kollaps zu bringen. Eine ähnliche Angabe stammt von RAMADGE (1832). Beim damaligen Stand der chirurgischen Technik und der Infektionsverhütung kam dieser Vorschlag nicht über das Stadium von Tierversuchen hinaus und CARSONS Idee, Lungenkavernen und Abszesse durch Eröffnung der Pleurahöhle zu behandeln, blieb deshalb zunächst unausgeführt (BRUNNER). STOKES und HOUGHTON wiesen 1838, BACH 1843 und WOILLEZ 1853 auf Besserungen und Heilungen der Lungenphthise nach spontanem Pneumothorax hin (BRUNNER). RICHTER erwähnte im Jahre 1856 einen geheilten Fall einer Lungentuberkulose nach einer exsudativen Pleuritis (FREY). TOUSSAINT beschäftigte sich 1880 in seiner Dissertation mit dieser Frage; es war ihm klar, daß der günstige Einfluß auf die Lungentuberkulose sowohl durch einen Pneumo-, wie durch einen Hydrothorax herbeigeführt werden kann. Fälle von Spontanpneumothorax mit günstigem Verlauf sind von ADAMS, SPAETH, L. SPENGLER, MOSHEIM, TOUSSAINT und anderen mitgeteilt worden. L. SPENGLER hatte in 33 Fällen von spontanem Pneumothorax bei konservativer Behandlung z e h n m a l Heilung des Pneumothorax und s e c h s m a l gleichzeitige Heilung der zugrundeliegenden Phthise gesehen. „Die Behandlung schwerer einseitiger Lungenerkrankungen mit Lungenkollaps durch künstlichen, geschlossenen, aseptischen Pneumothorax gehört also zu den Behandlungsmethoden, welche direkt der Natur abgelauscht sind." (v. MURALT.)

Die Priorität, den künstlichen Pneumothorax für die Therapie nutzbar gemacht zu haben, gebührt FORLANINI, der schon 1882 das Verfahren theoretisch begründete, 1888 den ersten Pneumothorax bei einem Phthisiker von einem gleichzeitig bestehenden Exsudat aus anlegte und 1894 und 1895 über die ersten therapeutischen Erfolge berichtete. Auch Arbeiten seiner Schüler RIVA-ROCCI und CAVALLERO stammen aus dieser Zeit. FORLANINI hatte mit schwierigen äußeren Verhältnissen zu kämpfen und verfügte noch 1907 nur über eine kleine Anzahl von Fällen. Inzwischen hatte POTAIN 1886 aus anderer Indikation tuberkulöse Pleuraergüsse abpunktiert und durch Luft ersetzt. Ganz unabhängig von FORLANINI wurde auch in England von CAYLEY 1885, in Amerika von MURPHY 1898 (fünf Fälle), SCHOLL 1898 und LENKE 1899 besonders bei Lungenblutungen der Pneumothorax an einer größeren Zahl von Kranken ausgeführt. Die amerikanischen Autoren hatten jedoch keine genügenden Dauerresultate, da sie den Pneumothorax als einmaligen chirurgischen Eingriff auffaßten und die Unterhaltung der Gasblase unterließen. Die Methode war deshalb in Amerika bis etwa in den letzten zehn Jahren völlig vergessen. Eine weitere Verbreitung und Anerkennung in der Ärztewelt konnte die neue Therapie erst finden, nachdem sie in Deutschland durch SCHMID, BRAUER und seine Schüler BRUNS, GRAETZ, MOSHEIM, NITSCH, ROTH, SCHINK u. a. 1906 und in den folgenden Jahren auf eine solide wissenschaftliche Basis gestellt worden war.

BRAUER hat zusammen mit L. SPENGLER an einem größeren Material die Therapie erprobt und es ist zweifellos sein Verdienst, der Pneumothoraxtherapie ihren berechtigten Platz in der Medizin verschafft, sie in die Welt gesetzt zu haben. Gleichzeitig wurden seit Dezember 1904 von SAUGMAN, der — so wie BRAUER das Quecksilbermanometer — das Wassermanometer einführte, in Dänemark und von A. SCHMID in Deutschland auusgedehntere Versuche gemacht (v. MURALT). BRAUER konnte schon 1908 43 Fälle veröffentlichen. Im gleichen Jahre hatte THUE zehn, im folgenden Jahre WÜRTZEN und KJER-PETERSEN vierzehn und SAUGMAN 42 Kranke nach dieser Methode behandelt. In Österreich wandten A. BAER und H. KRAUS seit dem Jahre 1908 zunächst unter persönlicher Leitung BRAUERS den Pneumothorax an und teilten im Jahre 1910 die ersten fünf Fälle und 1912 vierzehn Fälle mit. Am II. Österr. Tuberkulose-Tag in Wien 1912 konnten bereits J. SORGO über 45 und S. PLASCHKES und H. SCHUR über 26 Fälle berichten. Im selben Jahre erschien eine Arbeit von N. JAGIC mit besonderer Berücksichtigung der Indikationen. Auch die Arbeiten von O. FRANK und M. WEINBERGER gehören hieher. In Rußland war A. N. RUBEL einer der ersten, der sich mit dieser Therapie befaßte. Die ersten französischen Zusammenstellungen erschienen 1910 von DUMAREST über fünfzehn und von BALVAY über siebzehn eigene Beobachtungen. Ihnen folgte 1912 COURMONT mit sechzehn und BURNAND mit 28 Fällen. FORLANINI verfügte in diesem Jahre schon über 163 persönliche Erfahrungen, während aus Dänemark BEGTRUP-HANSEN über 69 Kranke berichtete. In Ungarn referierte GESZTI in der ersten Versammlung ungarischer Tuberkuloseärzte in Budapest (April 1913) über 22 eigene Fälle. KUTHY hatte schon vorher (Februar 1912) auf die Unschädlichkeit des lege artis durchgeführten Punktionsverfahrens nach FORLANINI-SAUGMAN nachdrücklich hingewiesen. Weitere Arbeiten aus Ungarn stammen von BENEDICT, DOLLINGER, KELLER, KORANYI, SCHARL u. a.

1913 teilte ZINK die Ergebnisse von 110 Pneumothoraxbehandlungen aus der Basler Heilstätte in Davos (NIENHAUS) mit, und L. SPENGLER war über das Befinden von 88 Kranken unterrichtet, bei denen es gelungen war, einen Pneumothorax anzulegen (BRUNNER). Eine wesentliche Vorbedingung zur Befestigung und Ausbreitung der Pneumothoraxtherapie bildete die in den gleichen Jahren sich entwickelnde bessere radioskopische und radiographische Untersuchung der Thoraxorgane, welche in den ersten Jahren des laufenden Jahrhunderts noch fehlte. Die Pneumothoraxtherapie ist ihrerseits von großem Einfluß auf die Entwicklung der röntgenologischen Untersuchungsmethoden der Lungen und Pleura gewesen. Im weiteren Verlaufe folgten bestätigende Arbeiten von DENECKE, JESSEN, v. MURALT, VOLLHARD u. a. Während noch am Kongreß für innere Medizin in Wien 1908 die Methode von der offiziellen Wissenschaft ziemlich schroff abgelehnt wurde, fand sie seit dem Jahre 1909 in Deutschland zunehmende Anerkennung und seit dem internationalen Tuberkulosekongreß in Rom 1912 kann sie als Gemeingut der Ärzte betrachtet werden (v. MURALT). Die folgenden Jahre brachten größere Zusammenstellungen aus Deutschland von ZINN und GEPPERT (1915), v. MURALT, RICKMANN, SCHWENKENBECHER (1920) und DEIST (1921), aus Frankreich von BILLON (1916), DUMAREST (1920), aus Amerika von MACE, SHORTLE (1915), MILLER und PEERS (1921), aus Italien von FELDMANN und GRAZIADEI (1916), aus Dänemark von KOFRED (1916), HELENS (1917) und SAXTORPH (1921), aus Schweden von TIDESTRÖM (1920), aus England von CARLING und CROCKET (1920) und aus Spanien von EIZAGUERRE (1920). Über die größte Erfahrung scheint zahlenmäßig SAUGMAN verfügt zu haben; er hatte 1921 bereits 500 Kranke mit künstlichem Pneumothorax behandelt. Nach ihm kommen GRAY in Amerika mit 400 (1920), FERNANDEZ in England mit 300 (1918), MORELLY in Montevideo mit 250 (1919), v. NIEDERHÄUSERN in der Schweiz mit 200 (1921) und HARMS in Deutschland mit 193 (1920) Beobachtungen (BRUNNER).

Ich selbst konnte (1920) über Dauererfolge bei 1400 abgeschlossenen Fällen berichten, die zwei bis zwölf Jahre zurücklagen. Trotz der kaum mehr zu übersehenden Literatur ist das Verfahren in weiten Kreisen den praktischen Ärzten noch zu wenig bekannt und auch von zahlreichen Fachärzten scheint es aus verschiedenen Gründen noch nicht geübt zu werden. Wenigstens erhielt ich anläßlich meiner Rundfrage (1920) bei 180 Heilstätten von achtzehn Chefärzten als Antwort, daß sie bisher nicht in der Lage gewesen wären, die Pneumothoraxtherapie durchzuführen.

II. Die Anzeigen und Gegenanzeigen

1. Anzeigen bei nichttuberkulösen oder nicht ausschließlich tuberkulösen Erkrankungen der Thoraxorgane

Hier haben wir zwei Untergruppen zu unterscheiden: A) Den diagnostischen und B) Den therapeutischen Pneumothorax.

a) Der diagnostische Pneumothorax

Der diagnostische Pneumothorax wurde von BRAUER und SCHRÖDER (1912) in die klinische Untersuchung eingeführt und seither von einer größeren Anzahl von Autoren wie ALEXANDER, FISHBERG, HENIUS, R. STAHL, STÖCKLIN u. a. bei Lungentumoren, Lungenabszessen, abgesackten Exsudaten usw. angewendet. CAESAR empfiehlt die Methode zur Differentialdiagnose zwischen Tumor und interlobärem Empyem, J. ARCÉ und STÖCKLIN bei Verdacht auf Echinokokkus. H. KRAUS konnte durch diagnostische Lufteinblasungen kleine Exsudate sicherstellen. M. WEINBERGER schlug vor, in diagnostisch unklaren Fällen, besonders zur Diagnose abgesackter Exsudate, einen Pneumothorax anzulegen. Nach H. DEIST führt der diagnostische Pneumothorax bei Tumoren infolge von Verwachsungen nicht immer zum Ziele. Eine sehr ausführliche Arbeit verdanken wir R. STAHL. Es war sein Verdienst, an der Hand von vier selbst beobachteten Fällen neuerlich auf die BRAUERsche Methode aufmerksam gemacht zu haben. R. STAHL stellt folgende Anzeigen für die Anwendung des diagnostischen Pneumothorax auf:

1. Bei abgekaspelten Pleuraexsudaten wird Ort, noch verbliebene Flüssigkeitsmenge und Schnelligkeit der Resorption der Beobachtung zugänglich.

2. Die Frage, ob gewonnenes Punktat von der freien Pleura oder aus einem abgekapselten Raum stammt, wird entschieden. In gleicher Weise würde man natürlich auch feststellen können, ob sub- oder supraphrenische Flüssigkeits-

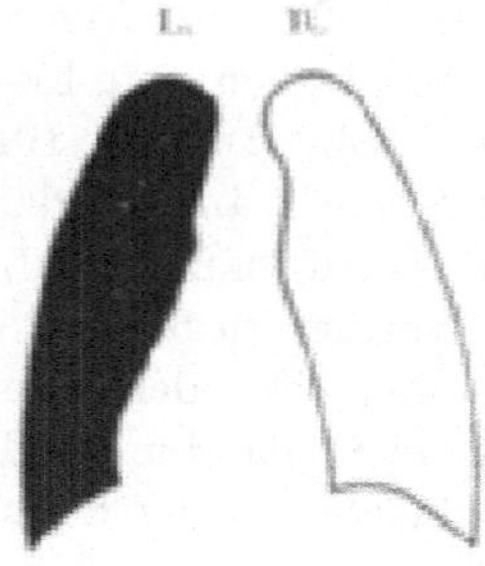

Abb. 1. Beob. F. K. Vor
Pneumothorax. 25. 5. 1922.

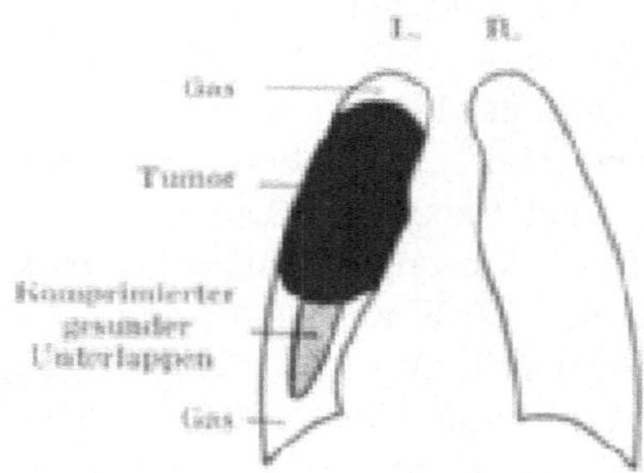

Abb. 2. Beob. F. K. Nach Pneumothorax.
26. 5. 1922.

ansammlung vorliegt. Man erhält im ersten Fall die von dem subphrenischen Gasabszeß (Pyo-Pneumothorax-subphrenikus) her genügend bekannten Bilder.

3. Es werden durch Exsudat verdeckte Lungentumoren, Pleuraverdickungen, Adhäsionen sichtbar und der Therapie zugänglich gemacht.

4. Auch in den Fällen, wo kein Exsudat vorliegt und ausgedehnte Schwartenbildung jeglichen Einblick verhindert, ist durch den diagnostischen Pneumothorax bei vorsichtigen, häufig wiederholten Einblasungen, nötigenfalls in verschie-

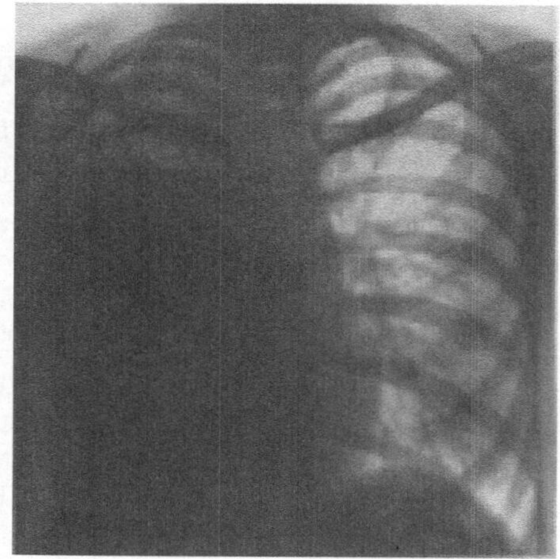

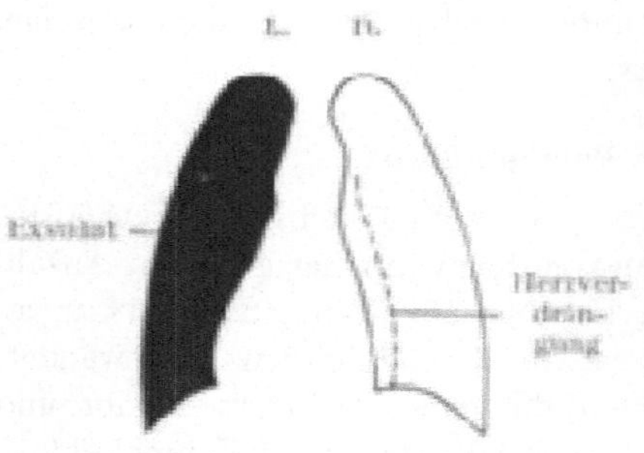

Abb. 3. Beob. Frl. M. R. Vor Pneumothorax.
16. 6. 1925.

Abb. 4. Beob. Frl M. R. Röntgenbild zu Abb. 3.
16. 6. 25.

denen Interkostalräumen, eine weitgehende Klärung möglich. Wenn man erst in einen noch eben freigebliebenen kleinen Raum der Pleura Luft einbläst, so zeigen sich häufig andere, für weitere Nachfüllungen geeignete Stellen. Das durch Schrumpfung von Schwarten dislozierte Herz wird an seinen Platz zurückgeführt, die Frage des Fehlens oder Vorhandenseins eines Exsudates wird entschieden. Damit werden zahlreiche schmerzhafte und ergebnislose Punktionen vermieden.

F. Eisler hat in Wien (1922) an der Hand von Röntgenbildern die Vorteile des diagnostischen Pneumothorax aufgezeigt. Ich selbst habe die Methode in einigen Fällen mit Vorteil angewendet.

Beob. F. K., 49 J. alt, aufg. 13. 5. 1922, entl. 22. 6. 1922. — Anamnese: 1919 „Lungenentzündung". Seit dieser Zeit Husten und Auswurf, Tuberkelbazillen wurden bisher nicht nachgewiesen. 1920 Hämoptoe, kurz darauf „Grippe". Vor einigen Monaten trat anhaltende Heiserkeit auf. In letzter Zeit wiederholte Hämoptoen, zunehmende Schwäche, Atemnot. Der Kranke wird mit der Diagnose „Tuberkulose des linken Oberlappens" zu uns gewiesen. Die Untersuchung des stark herabgekommenen, anämischen und kachektischen Pat. ergibt eine massive Dämpfung des linken Oberlappens mit spärlichen zähen Rasselgeräuschen; das Sputum enthält elastische Fasern, keine Tuberkelbazillen. Letztere sind auch durch Tierversuch nicht nachweisbar. Subfebril. — Röntgen: Homogene Verschattung des linken Lungenfeldes. — Wassermann: negativ. — Am 25. 5. Anlage des diagnostischen Pneumothorax mit 700 ccm N. — Röntgen: Partieller Pneumothorax, abgelöste Lunge ist stark infiltriert und weist gegen das Zwerchfell hin eine scharfe halbkugelige Grenze auf (vgl. Abb. 1 und 2). Mit Rücksicht auf

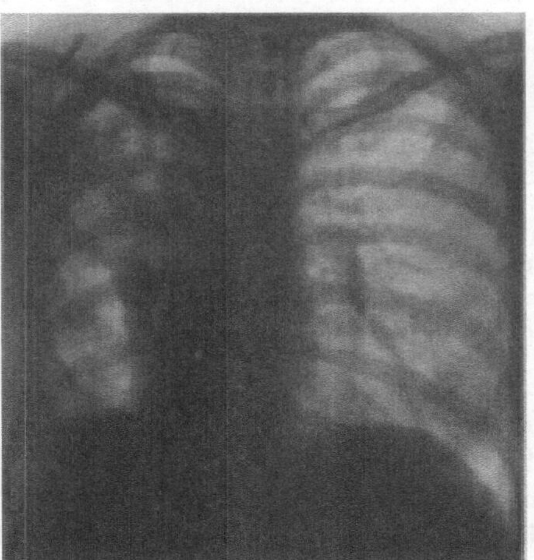

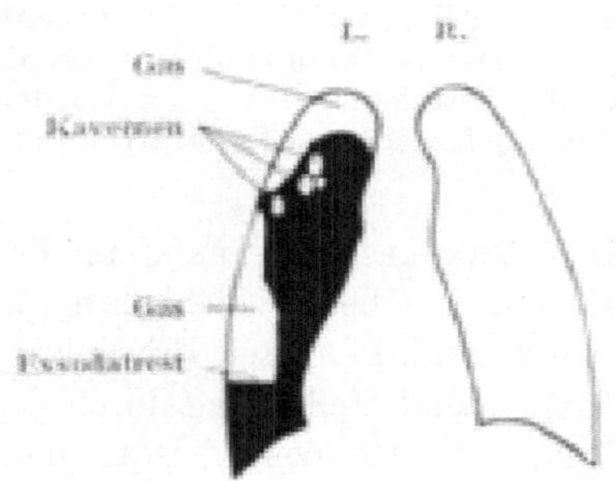

Abb. 5. Nach Pneumothorax und Ablassen des Exsudates. 28. 7. 1925.

Abb. 6. Röntgenbild zu Abb. 5. 28. 7. 1925.

diesen Befund wird die Wahrscheinlichkeitsdiagnose auf Tumor gestellt und der Kranke entlassen. Nach Mitteilung von Doz. Dr. F. Deutsch in Wien nach einigen Wochen unter Ausbildung von Knochenmetastasen Exitus letalis.

Beob. Frl. M. R., 39 J. alt, aufg. 15. 6. 1925, entl. 12. 10. 1925. — Es handelte sich um ein Empyem der linken Pleurahöhle, das angeblich seit Juni 1924, also seit einem Jahr bestand. Nach Ablassen des Eiters und diagnostischer Gaseinblasung wurde das Bestehen einer kavernösen Phthise des linken Oberlappens aufgedeckt, weshalb der Pneumothorax weiter unterhalten wurde (vgl. Abb. 3, 4 und Abb. 5, 6).

b) Der therapeutische Pneumothorax

Therapeutisch hat K. F. Wenckebach empfohlen, Empyeme abzulassen und durch Gas zu ersetzen. F. Deutsch kombinierte (1914) die Punktion pleuritischer Exsudate mit Stickstoffeinblasung.

Bronchiektasien. Frank, Jagic, Reich, Rist, Riva-Rocci, Schmidt, Unverricht, Volhard, Weil, Zinn u. a. haben Bronchiektasien mit Erfolg durch Pneumothorax heilen können. Rist rät zu frühzeitiger Anlegung, weil bei älteren Prozessen fast immer Verwachsungen einen wirksamen Pneumothorax verhindern. Riva-Rocci hat schon 1903 über günstige Erfolge berichtet. Dumarest empfiehlt die Methode besonders mit Rücksicht auf die Gefahren der Bronchiektasien, unter welchen er die Lungenblutung, sekundäre Gangrän und den metastatischen Hirnabszeß anführt. Bei lange bestehenden bronchiektatischen Erkrankungen älterer Leute habe auch ich wegen Verwachsungen selten einen genügend wirksamen Pneumothorax anlegen können. Dagegen war der Erfolg bei jüngeren Individuen und kurz dauernder Erkrankung ein guter. Ein Beispiel hiefür ist folgende

Beob. Chr. Dr., 22 J. alt, aufg. 12. 3. 1924, entl. 30. 6. 1924. — Im 14. Lebensjahr „Lungenentzündung", 1918 „Grippe und Spitzenkatarrh", sowie trockene Rippenfellentzündung rechts. Im Dezember 1923 heftige Schmerzen in der rechten Schulter (Pleuritis diaphragmatica?), Husten und Nachtschweiße. Die Untersuchung ergibt eine gut genährte Kranke mit subfebrilen Temperaturen bis 37,6, quälendem Husten ohne Auswurf, leicht erhöhter Sinkgeschwindigkeit der roten Blutkörperchen von $^6/_{13}$ mm und reichlich feuchtem, grobblasigem, nicht konsonierendem Rasseln über dem ganzen rechten Unterlappen. Radiologisch und klinisch sind die Lungenspitzen frei, im rechten Unterlappen leicht wabige Struktur. Eine diagnostische subkutane Tuberkulinprobe ergibt bis 0,001 g Alttuberkulin keine Reaktion bei der Patientin. Am 6. 4. 1924 Anlegung des Pneumothorax, der bis 6. 9. 1924 unterhalten wird. Der Pneumothorax gelingt vollständig, nach der sechsten Nachfüllung erscheint die Lunge als kindskopfgroßes Gebilde am Hilus komprimiert. Die Kranke entfiebert prompt, nimmt $9^1/_2$ kg an Körpergewicht zu. Die Nachkontrolle im Jänner 1925 und Juli 1927 ergibt die klinische Heilung der Kranken bei völliger Wiederausdehnung der Lunge. Die Kranke hat weder Husten noch Fieber, noch katarrhalische Erscheinungen und ist voll arbeitsfähig.

Bei Gangrän und Abszeß der Lunge halten Brauer und Spengler den Pneumothorax für nicht rätlich und sind der Ansicht, besser rechtzeitig die Pneumotomie auszuführen. Da nach Körte die Mortalität dieser Erkrankung 64,6%, nach Villière sogar 75 bis 80% beträgt, so sind Heilerfolge durch den Pneumothorax, wie solche Forlanini (1910), Bergmann, Denechau, Dumarest, Mazza, Morgan, Penzoldt, v. Reichmann, Rodano, Rogge, Tobiesen, Verbizier und Loiseleur u. a. berichten, besonders wichtig. In letzter Zeit konnte E. Guth einen schönen Erfolg veröffentlichen. Als erster dürfte A. Schmidt (1907) bei Lungengangrän den künstlichen Pneumothorax angewendet haben. Eine ablehnende Haltung nehmen — außer Brauer — Brüning, Jelen, Rahnenführer u. a. ein, die bei Pneumothorax die Gefahr des Durchbruches des gangränösen Abszesses in den Pleuraraum befürchten. Ich selbst habe in zwei Fällen von Gangrän durch vorsichtig durchgeführten Pneumothorax volle Ausheilung eintreten gesehen. Wenn E. Guth meint, daß der Pneumothorax jedenfalls eine weniger eingreifende Maßnahme ist als die Pneumotomie, so kann ich mich seiner Ansicht nur anschließen. Leuret und Aubert haben einen Kranken mit Lungenabszeß nach Diphtherie und einen zweiten mit multiplen Abszessen nach einem interlobären Empyem durch den Pneumothorax heilen können. Beide Kranke hatten vorher schwere Lungenblutungen. Tewksbury berichtete über vierzehn Fälle von metastatischen Lungenabszessen, die alle nach Mandeloperationen oder anderen Eingriffen an den oberen Luftwegen entstanden waren und die er alle mit Pneumothorax behandelte. Gerade die Tatsache, daß Lungenabszesse häufig multipel auftreten, spricht nach Dumarest für den Pneumothorax, soferne die Abszesse alle in einer Lunge lokalisiert sind. Wegen der Gefahr der raschen

Adhäsionsbildung soll früh operiert werden, so lange der Abszeß noch möglichst weit von der Lungenoberfläche entfernt ist. Später ist natürlich die Gefahr der Adhäsionsbildung und deren Zerreißung nebst Durchbruch in den Pleuraraum viel größer. In einem Fall, bei dem ich die Anlegung des Pneumothorax bei einem großen Abszeß versuchte, war die Pleura von allen Seiten obliteriert und der Pneumothorax technisch unmöglich. Einen Tag später brach der Abszeß ins Mediastinum durch, bevor noch die Pneumotomie durchgeführt werden konnte, und der Kranke starb. Wäre die Perforation am gleichen Tage erfolgt, so hätte man wahrscheinlich den Pneumothoraxversuch hiefür verantwortlich gemacht.

Die Unterhaltung des Spontanpneumothorax richtet sich nach dem Zustand der Lunge. Ist dieser vorher bekannt, so ist die Entscheidung leicht. Ist der Lungenbefund unbekannt, wird man gut tun, zunächst die allmähliche Wiederausdehnung abzuwarten, bis die Möglichkeit einer klinischen und radiologischen Beurteilung der Lunge gegeben ist. Bei schweren Lungentuberkulosen sieht man den Spontanpneumothorax häufig. Bei klinisch „Gesunden" habe ich bisher drei Fälle beobachten können, bei welchen ich nach Ausdehnung der Lunge keine Indikation für die Fortführung des Pneumothorax finden konnte.

Verletzungen der Lunge durch Stich und Schuß, Hämothorax. HESS empfiehlt den Pneumothorax bei Hämothorax nach Schußverletzungen der Lunge,. DUMAREST nach Blutungen, die durch einen Fremdkörper hervorgerufen werden. Letzterer rät, zunächst den Pneumothorax anzulegen, später soll dann die Frage der Projektilentfernung entschieden werden. WEIL und LOISELEUR, BERNABEO, GIORDANO, KELLY, MORELLI, PISANO berichten über gute Erfolge bei den verschiedensten Lungenverletzungen. Der meist vorhandene traumatische Spontanpneumothorax soll bis zur Heilung der Lungenwunde unterhalten werden.

Pneumonie. Von BURCKHARDT, DAVID und FRIEDEMANN haben bei echter Pneumonie den Pneumothorax angewendet. DAVID hat sechs Fälle damit behandelt, darunter befanden sich vier Kinder. Fünf Kranke waren einen Tag nach der Anlegung entfiebert. Es war nur eine einmalige Einblasung nötig. BRAUER und SPENGLER raten zunächst zur zurückhaltenden Nachprüfung dieser neu aufgestellten Indikation.

Schwere Lungenblutung. Den ersten Fall von Pneumothorax, durch den eine Lungenblutung zum Stillstand gebracht wurde, hat bereits CAYLEY 1885 beschrieben. BRAUER ist für die Anlegung nach dem Stehen einer Blutung, wenn nicht unmittelbare Lebensgefahr besteht. Als souveränes Mittel bei Lungenblutung empfehlen den Pneumothorax BALLIN, CINZI, FAGIUOLI, GORGOGNO, LORENZ, MASENTI, SORGO, STERNBERG, VERGANO u. v. a. O. AMREIN und W. NEUMANN betonen, daß der Pneumothorax, der nur wegen der Blutung angelegt wurde, in kurzer Zeit wieder aufgelassen werden könne. In vier Fällen von MASENTI und seinen Mitarbeitern genügte eine einmalige Gaseinblasung zur definitiven Blutstillung. Für die Fortführung des Pneumothorax ist natürlich der Zustand der Lunge maßgebend. GRUNER, J. SORGO u. a. machten darauf aufmerksam, daß der Pneumothorax eine Blutung auch verstärken kann, wenn z. B. das blutende Gefäß in einer starrwandigen, nicht zusammendrückbaren Kaverne gelegen ist. Bei jeder schweren, länger dauernden Blutung muß an den Pneumothorax gedacht werden. Die Voraussetzung hiezu ist die technische Möglichkeit der Anlegung und die Kenntnis der blutenden Seite. Gleichzeitig sollte auch immer eine energische venöse Kalziumtherapie angewandt werden. Auch von parenteralen Milchinjektionen (10 ccm intraglutäal) sah ich Gutes.

Eine Pneumothoraxanlegung zur Bekämpfung der Folgen einer Lungenblutung wurde z. B. in folgendem Falle vorgenommen:

Beob. H. A. F., Beamter, 27 J. alt, aufg. 14. 9. 1921, entl. 30. 1. 1922. — Fibrokavernöse Tbc. des rechten Oberlappens mit taubeneigroßer Kaverne. Am 22. 10. 1921 Blutspuren, ebenso am 24., bis es am 26. 10. 1921 zu einer profusen Lungenblutung kommt. Am 26. 10. früh 250 ccm Blut, 4 Uhr p. m. 250 ccm Blut. Am 27. 10. 6 Uhr a. m. 250 ccm Blut. Gleichzeitig tritt Fieber bis 40,5° auf. — Pat. wird mit venösen Kalziuminjektionen vergeblich behandelt, die Blutung steht erst auf eine intramuskuläre Injektion von 10 ccm sterilisierter Milch. Die Untersuchung ergibt jetzt eine miliare Aussaat im rechten Mittel- und Unterlappen. Pat. dauernd subfebril bis 37,8°. Am 3. 12. 1921 Anlegung des Pneumothorax rechts mit 850 ccm N bei Enddruck — 3 + 3 cm H_2O. Nach der ersten Nachfüllung (10. 12.) Entfieberung und Erholung. Sputum von 50 ccm auf 8 ccm täglich vermindert. In häusliche Behandlung entlassen. Am 25. 3. 1925 stellt sich der Kranke wieder vor: Er sieht blühend aus, arbeitet seit dem 15. 3. 1922 ohne Unterbrechung, hat fast kein Sputum, ist afebril, über 4 kg Gewichtszunahme. Der Pneumothorax wird noch unterhalten (Prim. Dr. LADECK, Hörgas), besteht also jetzt $3^1/_4$ Jahre.

Epikrise: Nach einer starken Lungenblutung Aspirationsaussaat im Unterlappen, die mit Pneumothorax behandelt wird. Eine Nachuntersuchung nach drei Jahren ergibt volle Arbeitsfähigkeit und glänzenden Allgemeinzustand.

2. Anzeigen bei Lungentuberkulose

„So wie es heute bereits als Kunstfehler gilt, die Indicatio vitalis zur Operation, z. B. bei einer perforierten Appendix versäumt zu haben, so sollte es auch Sache des gewissenhaften Arztes sein, mit sicherem Blick jene Fälle von fortgeschrittener Lungentuberkulose zu erkennen, bei denen das Kollapsverfahren mit Aussicht auf Erfolg angewendet werden kann." (H. ADLER, Aussig a. E.)

Der einseitige, progrediente Lungenprozeß an sich („Klassische Indikation"). FORLANINI stellte 1909 folgende Anzeigen auf:

Der Pneumothorax ist indiziert bei einseitiger Erkrankung jeden Grades mit langsamem, subakutem Verlauf, mit freier Pleura und ohne Komplikationen. Die Behandlung in diesen Fällen ist leicht, von relativ kurzer Dauer und erzielt wirkliche Heilung. Der Pneumothorax ist auch indiziert bei akuten einseitigen Fällen, aber stets nur je nach der Lage des einzelnen Falles.

Der Pneumothorax ist auch indiziert in Fällen mit Pleuraadhäsionen, wenn dieselben durch den Pneumothorax sich lösen lassen; freilich bietet die Behandlung dann einige Schwierigkeiten und dauert länger.

Selbst doppelseitige Fälle — nicht akute Fälle! —, die nur einseitig schwere Symptome bieten, können mit Pneumothorax behandelt werden. Der Erfolg hängt ab von der Intensität der Erkrankung der weniger affizierten Teile.

Der Pneumothorax ist kontraindiziert in Fällen, die kompliziert sind durch schwere anderweitige Erkrankungen, durch vorgeschrittene Larynxtuberkulose und in Fällen von Zirkulationsstörungen.

BRAUER fordert eine besonders scharfe Umgrenzung der Indikation. „Zur Erreichung dieses Zieles sollte die Möglichkeit bestehen, den Kranken während ausreichend langer Zeit beobachten zu können, um so zu der Überzeugung zu kommen, daß jede andere Behandlungsmethode aussichtslos ist oder daß dem Kranken durch die Anlegung eines künstlichen Pneumothorax aller Wahrscheinlichkeit nach wirtschaftliche Vorteile erwachsen im Sinne rascherer Wiedererlangung teilweiser oder vollständiger Erwerbsfähigkeit." H. Schur und S. Plaschkes finden die Anzeige zum Pneumothorax dann gegeben, wenn schwerere Allgemeinerscheinungen vorhanden sind, die mit größter Wahrscheinlichkeit auf den Prozeß einer Lunge zu beziehen sind. Harms unterscheidet:

1. Absolute Indikation:

Wenn die konservative Behandlung keinen Dauererfolg ergeben hat bei den

a) einseitig fibrösen und fibrokavernösen Prozessen,

b) einseitig chronisch infiltrativen Prozessen.

2. Relative Indikation:

Die gleichen Formen bei inaktiven Herden geringeren Umfanges der „besseren" Lunge.

3. Symptomatische Indikation:

Relativ chronisch verlaufende pneumonisch-ulzeröse Prozesse.

v. Muralt sagt kurz: „Der künstliche Pneumothorax ist indiziert bei schwerer einseitiger oder vorwiegend einseitiger Lungentuberkulose." Nach L. Spengler ist der Pneumothorax sofort einzuleiten, sobald man die Überzeugung gewonnen hat, daß konservative Behandlung allein aussichtslos ist. G. Dorner ist für die frühzeitige Behandlung bei den Erkrankungen in der Nähe des Lungenhilus jüngerer Individuen und den gewissen Prozessen, die meist im ersten und zweiten Interkostalraum lokalisiert sind und schnell zur Höhlenbildung führen, und bei hämorrhagischer Pleuritis mit positivem Bazillenbefund im Sputum. Einseitigkeit der Erkrankung ist nach O. Ziegler keine absolute Indikation, auch die andere Lunge darf beschränkt erkrankt sein, es muß nur durch den erfahrenen Arzt sichergestellt werden können, daß diese Erkrankung inaktiv ist und die Mehrbelastung verträgt (erweiterte Indikation!). Nach H. Ulrici bildet die Grundlage zur Indikationsstellung die Qualitätsdiagnose des Lungenprozesses. H. Deist hat auch floride Tuberkulosen mit kompakten lobären Prozessen mit ermunterndem Erfolg in Angriff genommen, ebenso doppelseitige Tuberkulosen, sofern auf der einen Seite progredienter Charakter nachgewiesen werden konnte, während auf der anderen überwiegend zirrhotische Prozesse vorlagen (erweiterte Indikation!).

Diese wenigen Angaben aus der Literatur mögen genügen. Streng einheitliche Grundsätze für die Indikationsstellung werden wohl bei der großen Verschiedenheit der Einzelfälle niemals aufgestellt werden können. Der persönlichen Erfahrung des Arztes, seinem persönlichen Verantwortungsgefühl wird immer ein gewisser Spielraum gelassen werden müssen. Wir legen großen Wert auf die schwere, einseitige progrediente Erkrankung. Mit Recht weisen Brauer, Schröder u. a. immer wieder darauf hin, daß der Pneumothorax kein gleichgültiger Eingriff ist. Er soll nur dann angewandt werden, wenn einfachere therapeutische Maßnahmen versagen und wenn, wie ich hinzufügen möchte, die Diagnose wirklich gesichert ist. Der liebenswürdigen persönlichen Mitteilung E. Löwensteins verdanke ich drei Fälle, bei welchen der therapeutische Pneumothorax in der fälschlichen Annahme einer schweren Lungentuberkulose angelegt und unterhalten wurde. Tatsächlich bestand einmal Malaria, einmal chronische Sepsis und in einem Fall ein Lungentumor! Freilich darf man nicht kostbare Zeit verlieren und warten, bis die Aussaat in die andere Lunge erfolgt ist. Wir lehnen es aber ab, bei initialen Spitzenprozessen den Pneumothorax anzuwenden und muß das immer wieder mit Schärfe betont werden. Polypragmasie schadet der Methode. SCHUR und PLASCHKES legten bei Kaninchen einen künstlichen Pneumothorax an und infizierten die Tiere nachher teils venös, teils tracheal mit einer dichten Bazillenemulsion. Auf Grund dieser Tierversuche kommen die Autoren zu dem Schlusse, daß auch die vollständige Kompression der Lunge das Auftreten einer schweren Tuberkulose nach venöser Infektion nicht verhüten kann. Ebensowenig konnte bei trachealer Infektion das Entstehen einer Aspirationstuberkulose durch den Pneumothorax verhütet werden. Aus diesen Beobachtungen glauben die Autoren den Schluß ziehen zu können, daß es nicht berechtigt erscheint, leichte und beginnende Fälle von Lungentuberkulose der Pneumothoraxtherapie zu unterziehen. Hiezu kommen die späteren Beobachtungen von KAUFMANN, der bei seinen Versuchen an gesunden Hunden nachweisen konnte, daß der Pneumothorax eine starke Bindegewebswucherung in der komprimierten Lunge und damit eine beträchtliche Gewebsschädigung zur Folge hatte. Er stellte in der SCHRÖDERSchen Heilanstalt durch seine Versuche schon nach wenigen Monaten schwere anatomische Schädigungen der Lunge nach Pneumothorax fest. Es fanden sich Verdickung der Alveolarwände, entzündliche Infiltration und Vermehrung des Bindegewebes in solchem Umfang, daß allein schon deshalb die Wiederentfaltung der kollabierten Lunge unmöglich war. Wann man bei Lungentuberkulose den Pneumothorax anwenden soll, darüber gibt es in der Literatur eine Unmenge Vorschriften, die alle aufzuzählen zwecklos erscheint. Ich zitiere hier HARMS: „Nach der TURBAN-GERHARDTSchen Einteilung Kollapstherapie zu treiben, ist ein Unding; sie ist gänzlich ungeeignet zur Beurteilung bei Einleitung einer Therapie, deren Enderfolg in erster Linie abhängig ist von der anatomisch-pathologischen Individualität des Falles." Da möchte ich doch an dieser Stelle C. STERNBERG beipflichten, daß uns heute weder eine klinische noch radiologische Methode bekannt ist, um mit Sicherheit bei Lebzeiten des Patienten die indurative von der exsudativen Tuberkulose zu unterscheiden (vgl. Kapitel „Gegenanzeigen", F. FLEISCHNER). Erstere gibt bekanntlich beim Pneumothorax die beste, letztere die schlechteste Prognose auch bezüglich des Ausganges der Tuberkulose. Es wird deshalb niemand annehmen, daß es uns unmöglich ist, eine käsige Pneumonie von einer gutartigen Oberlappenfibrose zu unterscheiden. Um solche Differentialdiagnosen handelt es sich natürlich nicht. Jeder erfahrene Fachkollege wird aber zugeben müssen, daß er anfangs indurative für exsudative Prozesse und umgekehrt gehalten hat. Das Fieber ist kein verläßliches Kriterium. H. ULRICI meint aus Blutuntersuchung und Sinkgeschwindigkeit die Differentialdiagnose stellen zu können. Gut gefällt mir die Ansicht von E. SUESS, „daß der Arzt bei jedem scheinbar unheilbaren Fall von Lungentuberkulose daran denken sollte, ob nicht der künstliche Pneumothorax noch helfen könnte". Dabei besteht nur die Gefahr, daß der Pneumothorax zu spät angewandt wird. In ultimis kann der Pneumothorax nichts mehr nützen. Für wesentlich halte ich den progredienten Charakter des Prozesses. Deshalb ist die klinische Beobachtung vor der Operation von solcher Wichtigkeit. Besteht eine ausgedehnte einseitige aktive Erkrankung mit positivem, elastische Fasern enthaltendem Auswurf, erhöhter Sinkgeschwindigkeit und subfebrilen Temperaturen, so ist an den Pneumothorax zu denken, inbesondere bei dem Nachweis einer Kaverne. Bestimmte Anzeigen für sich geben die atypischen Tuberkulosen, namentlich des Mittel- und des Unterfeldes. Wegen ihrer schlechten Prognose ist der Pneumothorax frühzeitig indiziert, eventuell nach dem Vorschlag von mir, A. FRISCH u. a. in Verbindung mit der Phrenikusexhairese. Freilich darf man nicht die so häufigen „Adhäsionsbronchitiden" nach vorausgegangener Pleuritis mit spezifischen Prozessen verwechseln! Auch hier wird die klinische Beobachtung zu entscheiden haben.

Das bisher Gesagte gilt von den Erwachsenen. Anders steht die Frage bei Kindern. Erfahrene Autoren, wie ELIASBERG, KLARE, HARMS, WIESE u. a. sind für die frühzeitige Anlegung des Pneumothorax bei Kindern mit Rück-

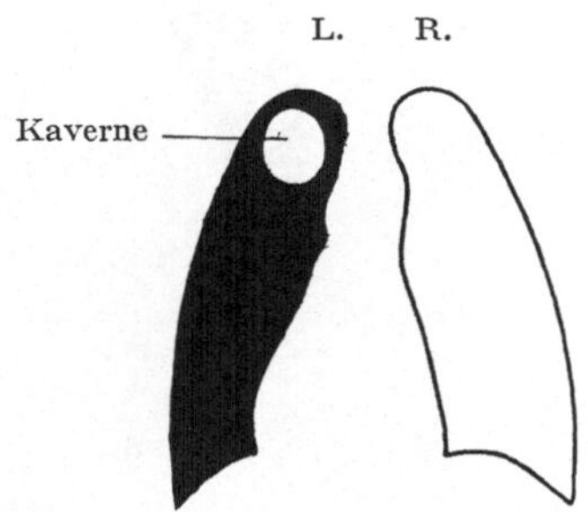

Abb. 7. Beob. M. P. Vor Anlegung.
Platte vom 18. 12. 1924.

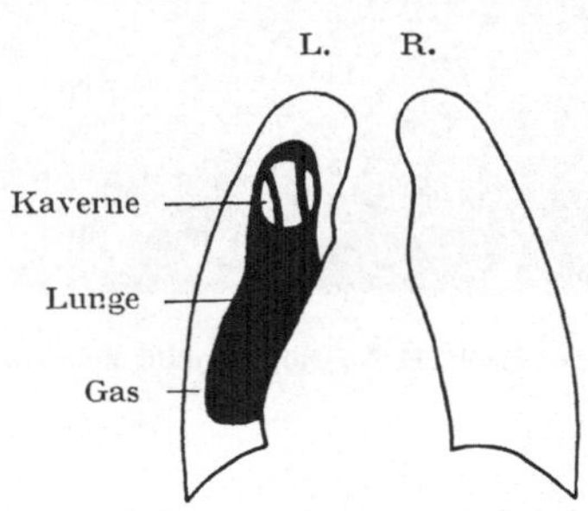

Abb. 8. Beob. M. P. Nach Pneumothorax. Platte vom 16. 1. 1925.

sicht auf die schlechte Prognose und die große Gefahr der Metastasierung in die andere Lunge, sowie in andere Organe (Meningitis). Aber gerade bei der (meist vorwiegend exsudativen) kindlichen Lungentuberkulose und dem zarten, sehr verschieblichen Mediastinum ist das Freisein der anderen Lunge eine Conditio sine qua non.

Eine besondere Indikationsstellung bietet das Vorhandensein von Kavernen. „Die Hauptgefahr der Kavernen als Quelle neuer Erkrankungen durch Verschleppung von Kaverneninhalt in den Körper und durch schwere Blutungen aus ihnen wird durch den Pneumothorax wesentlich herabgesetzt oder ganz beseitigt" sagt O. ZIEGLER. Mit G. BAER stimmen wir darin überein, daß „Lungenchirurgie praktisch Kavernenchirurgie" bedeutet, wenn auch nicht in allen Fällen. Auch wir haben eine „spontane" Kavernenheilung im Sinne von TURBAN und STAUB bei unserem Material, von einer gewissen Größe der Kavernen an, nur selten gesehen. Es ist dies eine Frage, die nur durch jahrelang fortgesetzte Serienröntgenplatten objektiv entschieden werden kann. Wesentlich ist der pathologisch-anatomische Zustand der Höhle, ob sie „gereinigt" oder ob sie noch „aktiv" ist. Eine gereinigte abgekapselte Kaverne benötigt keinen Eingriff, sie ist ein „Defekt" (SORGO), keine behandlungsbedürftige Krankheit. Man sieht schon Restkavernen auch bei lange mit Pneumothorax behandelten Fällen, wo

klinisches Bild, Fehlen von Husten und Auswurf und die Beobachtung des
Röntgenbildes für die Ausheilung und Abkapselung sprechen. Häufig sehen
Kavernen unmittelbar nach der Anlegung des Pneumothorax auf dem Durchleuchtungsschirm wesentlich größer aus als auf den vor der Operation ange-
fertigten Röntgenplatten. Eine Erklärung für diese von mir wiederholt beobachtete Tatsache habe ich in der Literatur nicht finden können, sie ergibt sich vielleicht aus der

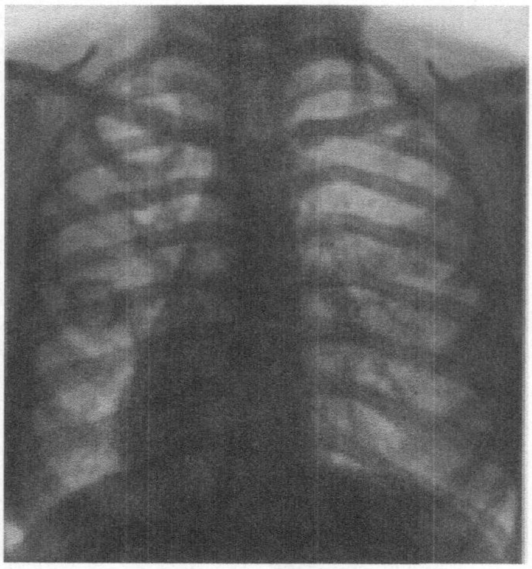

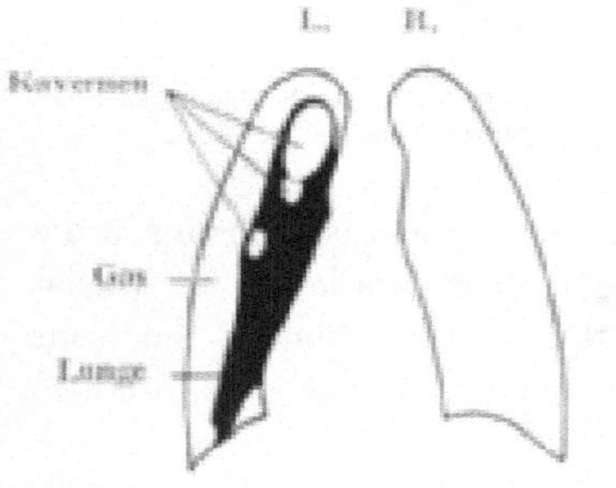

Abb. 10. Beob. H. F. Röntgenbild zu Abb. 9.

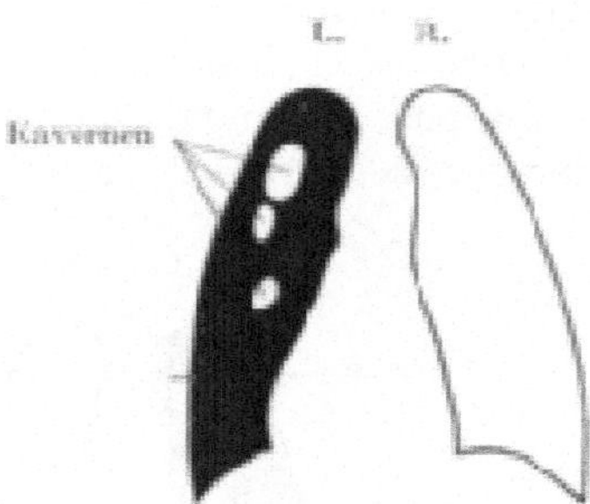

Abb. 9. Beob. H. F. Vor Pneumothorax.
29. 5. 1925.

Abb. 11. Beob. H. F. Nach Anlegung.
30. 5. 1925.

Ablösung der Lunge und dem
besseren Kontrast durch die
Gasblase. Nicht immer sind
große Spitzenkavernen „ein-
gemauert" und unablösbar
(vgl. Abb. 7 und 8).

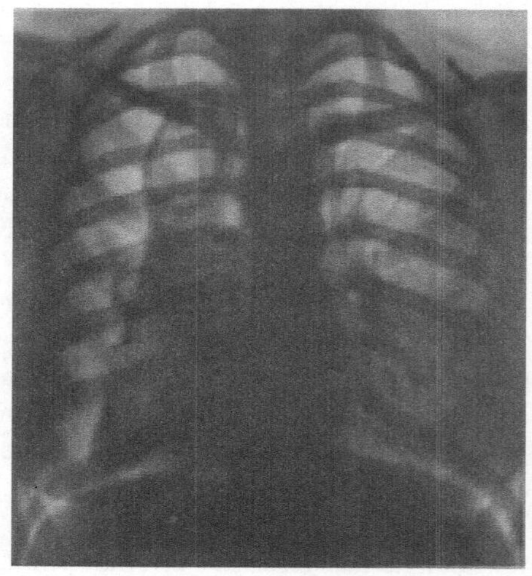

Abb. 12. Beob. H. F. Röntgenbild zu Abb. 11.

Beob. Frl. H. F., 21 J. alt, aufg. 15. 5. 1925, entl. 10. 12. 1925. — Diagnose:
Kavernöse Phthise der linken Lunge. S. G. 14/25, 50 ccm Sputum mit reichlich
Bazillen und elastischen Fasern. Fieber zeitweilig bis 39°. Pneumothoraxanlegung
21. 5. 1925. Derzeit noch in Behandlung. Bei Entlassung: S. G. 3/7, weder Fieber
noch Auswurf, Gewichtszunahme $6^1/_2$ kg (vgl. Abb. 9—17).

Wir haben wiederholt bei solchen Kavernen einen vollständigen Pneumothorax erzielt und durch Geduld und schrittweises Vorgehen noch einen Kollaps der anscheinend starren Höhle erzwungen (vgl. Kapitel „Exsudat"). In Fällen, wo die Ablösung nicht gelingt und der Pneumothorax nur die mehr weniger

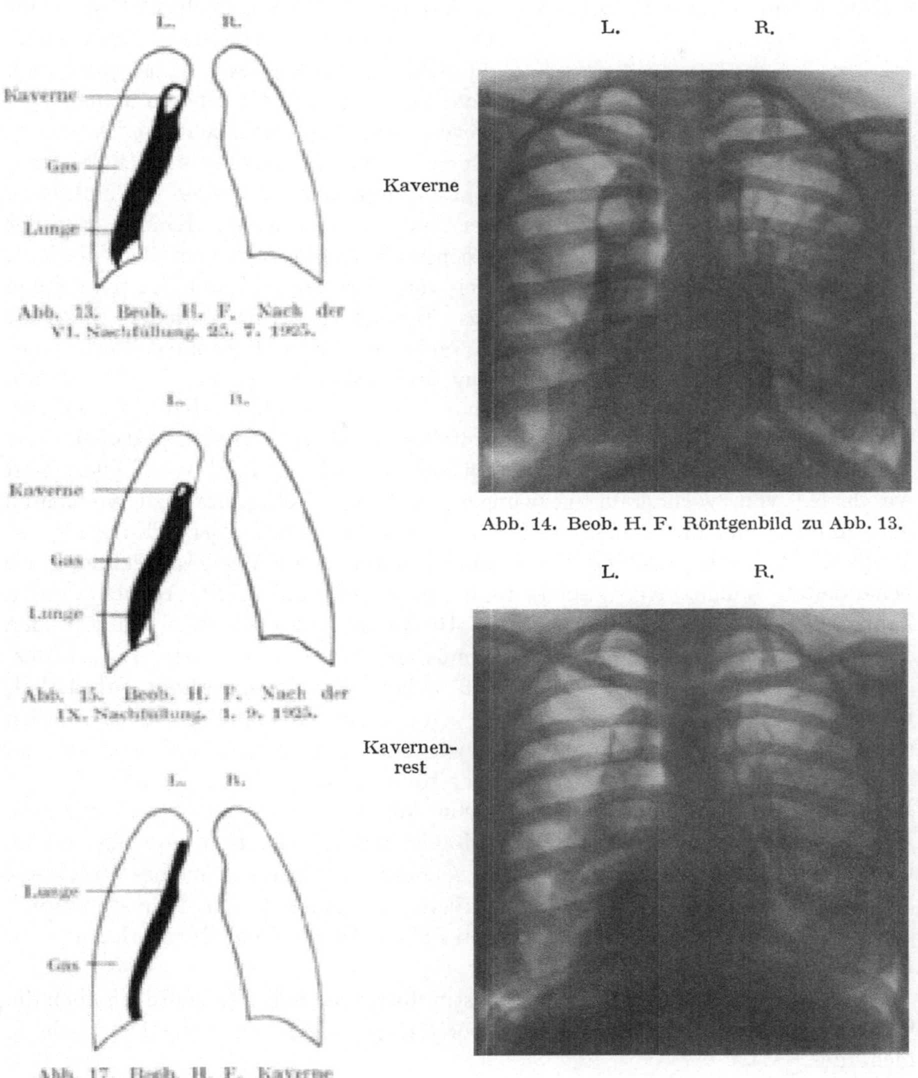

Abb. 13. Beob. H. F. Nach der VI. Nachfüllung. 25. 7. 1925.

Abb. 15. Beob. H. F. Nach der IX. Nachfüllung. 1. 9. 1925.

Abb. 17. Beob. H. F. Kaverne kollabiert. 1. 7. 1926.

Abb. 14. Beob. H. F. Röntgenbild zu Abb. 13.

Abb. 16. Beob. H. F. Röntgenbild zu Abb. 15.

gesunden restlichen Lungenpartien zusammendrückt, ohne den Hauptherd (Kaverne) zu erfassen (vgl. Abb. 18), erscheint seine Fortführung zwecklos und es ist die Plastik anzuschließen.

Erweiterte Indikation. Je mehr Erfahrungen man mit einer Methode gesammelt hat, um so größer wird die Versuchung, möglichst vielen Kranken ihre Vorteile angedeihen zu lassen. So haben wir in einer großen Anzahl von

Fällen auch bei über die Spitze hinausreichenden oder anders lokalisierten stationären Prozessen der Gegenseite den Pneumothorax angelegt und jahrelang unterhalten. Wie andere Autoren (CASSINI, NEUMAYER, SIMON, BETCHOW, WEBER u. a.) haben auch wir bei dieser erweiterten Indikation schöne Erfolge erzielt, mitunter auch Heilungen (vgl. Kapitel „Erfolge"), doch sind wir nicht in der Lage, dieses Vorgehen allgemein zu empfehlen. Nur der Erfahrene soll sich auf solch „schwankendem Boden" bewegen, und — ich möchte noch hinzufügen — nur der Kliniker und Heilstättenarzt. Unter den optimalen Verhältnissen der Heilstätte, in der der Kranke in voller Körperruhe und in seelischem Gleichgewicht, frei von den Sorgen und Anstrengungen des Berufslebens, nach jeder Hinsicht bewacht und betreut, gepflegt wird, wo er Tag und Nacht beobachtet werden kann,

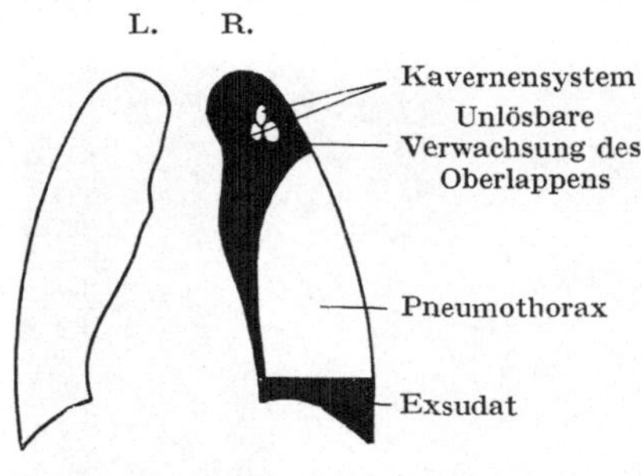

Abb. 18. Beob. E. P. Vor Thorakoplastik

soll und kann meines Erachtens die Indikation erweitert werden. Wir müssen uns nach dem Studium des Einzelfalles zunächst einmal darüber klar werden, was wir erzielen können. In einer gewissen Zahl von Fällen sind wir leider von vornherein gezwungen, auf ein Vollresultat zu verzichten und müssen uns mit einem Teilerfolg zufrieden geben. Der Idealerfolg ist gewiß die klinische Heilung des Kranken unter voller Wiederausdehnung der behandelten Lunge. Aber auch, wenn dieser Zustand nicht erreicht werden kann, ist es praktisch möglich, die Gesundheit des Kranken durch den Pneumothorax herbeizuführen. Nur müssen wir uns bei der Indikationsstellung immer vor Augen halten, daß neben dem Pneumothorax als Lokalmaßnahme die Allgemeinbehandlung nicht außer acht gelassen werden darf, da ja die Lungentuberkulose auch eine Allgemeinerkrankung ist und der Erfolg jeder Therapie von der Hebung der Widerstandskräfte des Kranken in erste Linie abhängt. Wir können nicht nur der Natur, wie G. BAER sagt, neue „anatomische Möglichkeiten" schaffen, um die natürliche Heilungstendenz zu unterstützen, sondern wir können meines Erachtens auch in scheinbar aussichtslosen Fällen den Anstoß zur „Umstimmung" geben. Deshalb bin ich in zweifelhaften Fällen dafür, einen Versuch mit dem Pneumothorax zu machen.

Aus dem gleichen Grunde des „Umstimmungsversuches" schalte ich auch die frischen, exsudativ-pneumonischen Prozesse grundsätzlich von der Methode nicht aus.

Beob. Frl. B. W., 16 J. alt, aufg. 12. 11. 1925, entl. 8. 5. 1926. — Vorwiegend exsudative Tbc. des ganzen linken Oberlappens. Febril, 45,80 kg Körpergewicht. Im Sputum reichlich Bazillen und elastische Fasern. Pneumothoraxanlegung 24. 11. 1925. Derzeit noch in Behandlung. Entfieberung und Umstimmung nach Auftreten eines Exsudates. Mit $4^{1}/_{2}$ kg Gewichtszunahme, fieberfrei, ohne Husten und Auswurf entlassen.

Trotz unausbleiblicher Mißerfolge bei der Bösartigkeit dieser Tuberkulosen erlebt man immer wieder auch schöne Erfolge, selbst Heilungen. K. E. RANKE steht auf dem gleichen Standpunkt: (nur) „wo die Erkrankung einmal zu totaler Lappenverkäsung geführt hat, ist natürlich die Anlage des Pneumothorax ein Kunstfehler."

Zum Schlusse dieses Kapitels möchte ich noch einiges über den Grad der Erkrankung sagen.

Vor etwa fünfzehn Jahren wurden bei uns in Österreich, wahrscheinlich auch in Deutschland, nur die allerschwersten Phthisen der Pneumothoraxbehandlung zugeführt. Dabei konnten selbstverständlich nur Teilerfolge erzielt werden. Und wenn einzelne Autoren aus dieser Zeit über klinische Heilungen verfügen, sind diese ganz besonders hoch zu werten. Im allgemeinen, glaube ich, wird der Pneumothorax meist zu spät ausgeführt; man soll nicht so lange zuwarten, bis Kavernensysteme von Apfelgröße vorhanden sind! Es würden dann auch die „Vollresultate" bessere werden. In der Einhaltung des richtigen Mittelweges zwischen zu „leichten" und zu „schweren" Fällen zeigt sich die Kunst der richtigen Indikationsstellung. Wir Fachärzte sind aber hiebei sehr oft auf die praktischen Ärzte und deren Mitarbeit angewiesen. Erst wenn die richtige Indikationsstellung von den praktischen Ärzten vollkommen beherrscht werden wird, werden wir in der Lage sein, zur rechten Zeit einzugreifen.

Soziale Indikation. Nach BLÜMEL kommen in Deutschland jährlich bei einer Gesamtzahl von etwa 300000 Offentuberkulösen, 60000 bis 70000 Kranke für die Pneumothoraxbehandlung in Betracht. Nach ihm müßte es gelingen, etwa ein Viertel der Todesfälle an Lungentuberkulose (für Deutschland im Jahre 1923 100000) zu vermeiden, also 25000 Menschen jährlich zu erhalten und etwa 35000 „offene" Tuberkulosen in „geschlossene" zu verwandeln und dadurch die gleiche Zahl von Infektionsquellen zu vernichten. Auf die große soziale Bedeutung des Pneumothorax weisen unter vielen anderen auch DAUS und DORNER hin. Nach BURELL starben in England im Jahre 1922 von 55000 gemeldeten Lungentuberkulösen über 42000! A. KORANYI, RIVIÈRE u. a. empfeblen den Pneumothorax namentlich dann, wenn die Kranken materiell nicht in der Lage sind, sich lange konservative Behandlung zu leisten. Die große Bedeutung der Ausschaltung seiner Ansteckungsfähigkeit und der rascheren Wiederherstellung der Arbeitsfähigkeit ist heute in der Zeit der Krise für den Angestellten besonders wichtig, da nach meinen Erfahrungen eine zu lange Heilstättenkur so gut wie immer die Vernichtung der Existenz und Erwerbslosigkeit durch Kündigung bedeutet.

Die exsudative Pleuritis. Bei der Ausblasung pleuritischer Exsudate muß die Erhaltung des Pneumothorax vom Zustand der Lunge abhängig gemacht werden, der erst nach Entfernung des Exsudates richtig beurteilt werden kann. OFFREM konnte feststellen, daß das Exsudat sich gewöhnlich auf der aktiv erkrankten Seite entwickelt.

Damit wären die hauptsächlichsten Anzeigen abgeschlossen. Gelegentlich habe ich noch mit Erfolg bei hartnäckig rezidivierender trockener Pleuritis und bei sehr schmerzhafter Pericarditis externa den Pneumothorax angelegt und durch kurze Zeit unterhalten.

Wir kommen nun zur Besprechung der

3. Gegenanzeigen

a) Begründete Gegenanzeigen

sind:

Schlechter Allgemeinzustand,

ausgedehnte beiderseitige Erkrankung,

aktiver Prozeß der „besseren" Lunge,

Alter über 50 Jahre (JAGIC, MAENDL),

schwerer Herzfehler,

inoperable Darmtuberkulose,

beiderseitige Nierentuberkulose,

echtes Emphysem (RAUTENBERG),

Verschwartung der besseren Seite,

Leichtsinn und mangelnde Intelligenz des Kranken (A. BAER, CHANDLER, DORNER u. a.).

Die Anlegung eines Pneumothorax „in ultimis" nützt dem Kranken nichts und schadet der Methode. Zeigt der Kranke einen schlechten Allgemeinzustand, besteht schwere Kachexie oder sind gar bereits kachektische Ödeme vorhanden, so ist auch bei sonst gegebener Indikation die Anlegung eines Pneumothorax nicht mehr zu versuchen. Der Kranke bringt dann nicht mehr die Reaktionsfähigkeit auf, um die große funktionelle Umstellung, die die Anlegung eines Pneumothorax nach sich zieht, zu ertragen. Hieher gehören die Fälle mit schwerer Atemnot, Abmagerung bis zum Skelett, auch bei völliger Fieberfreiheit, großer Schwäche, Zyanose des Gesichts und der Extremitäten. Es sind dies die Formen, bei denen DUMAREST von echter respiratorischer Insuffizienz spricht. In diese Gruppe sind auch die Kranken einzureihen, bei welchen die bessere Seite bereits vor Anlegung eines Pneumothorax ein so hochgradiges Emphysem aufweist, daß diese Lunge nach der Anlegung des Pneumothorax die weitere Überfunktion nicht mehr leisten kann und es dadurch zu einem Versagen der Atmung kommt (RAUTENBERG). Hat man in einem derartigen Fall den Pneumothorax versucht und treten die geschilderten Erscheinungen auf, so ist selbstverständlich die Behandlung sofort abzubrechen und der Pneumothorax durch Abpunktion mit der Wasserstrahlsaugpumpe (vgl. S. 80) möglichst rasch zu entfernen, da sonst der Kranke aus Mangel an respiratorischer Oberfläche in kurzer Zeit ersticken kann. Soll der Pneumothorax auf der linken Seite angelegt werden, so ist nach G. DEYCKE wegen der durch diesen Eingriff bedingten Herzverdrängung der Kräftezustand des Kranken besonders genau zu prüfen. „Der Eingriff darf voraussichtlich keine unmittelbare Lebensgefahr bedingen." Wir müssen uns immer dessen bewußt sein, daß der Pneumothorax nur die Unterstützung des natürlichen Heilungsprozesses in die Wege leiten kann und daß deshalb zu einem Erfolg die Reaktionsfähigkeit des Organismus unbedingt nötig ist. Ohne die letztere werden alle unsere therapeutischen Versuche vergeblich sein. Bei der Beurteilung der „besseren" Lunge ist vor allem dann jeder verdächtige Herd als Gegenanzeige zu erachten, wenn es sich um ein Kind oder um eine vorwiegend exsudative Tuberkuloseform handelt. Herde im Unterlappen sind ernster zu werten als Spitzenprozesse. Allerdings fehlt uns auch nach neueren Arbeiten von W. Curschmann und F. Fleischner jede Möglichkeit, mit Sicherheit intra vitam festzustellen, ob eine rein exsudative oder eine indurative Tuberkuloseform vorliegt. Die produktive Tuberkulose kann zeitweise klinisch „bösartigere" Erscheinungen machen als die exsudative. F. Fleischner betont, meines Erachtens mit Recht, daß wir in allen Stadien der Lungentuberkulose auch beim Erwachsenen pneumonische Veränderungen finden, die vollständig rückbildungsfähig sind. Diese Tatsache wurde bereits von einer großen Reihe von Autoren, wie Eliasberg-Neuland, Engel, Langer, Ruscher, Barchetti, Peyrer, Wimberger, Epstein, Gravinghoff, Armand-Delille, Ribadeau, Woringer u. a. (zit. bei Fleischner), berichtet. Aus exsudativen Herden können indurative werden.

Vor der Überschätzung des Röntgenbildes im Sinne von Gräff-Küpferle ist zu warnen. v. Dehn und Weinschenk (zit. bei Fleischner) konnten zeigen, daß Lungenstücke von käsiger, lobulär-pneumonischer und fibrinöser Pneumonie die Röntgenstrahlen in praktisch gleichem Maße absorbieren. Sehr richtig sagt Fleischner: „Wenn wir mittels Röntgenbildern anatomische Diagnostik am Lebenden betreiben wollen, müssen wir uns zunächst Rechenschaft geben über die Häufigkeit dieser oft flüchtigen, rückbildungsfähigen Exsudationsprozesse, die wir im Röntgenbild in keiner Weise von den käsigen, anerkanntermaßen nicht rückbildungsfähigen und bösartigen unterscheiden können."

Auch Brauer hält das Emphysem, die chronische Bronchitis und das Asthma für eine absolute Gegenanzeige. Nach ihm verlor Rautenberg zwei derartige Kranke an akut auftretender Herzschwäche. Beide Fälle waren überdies 50 Jahre alt. Ein bestehender Herzfehler wird durch die Lufteinblasung, meiner Erfahrung nach, meist ungünstig beeinflußt. Der Erfolg derselben bleibt aus und meine Kranken brachten die bei jedem Pneumothorax nötige Herzmehrarbeit nicht auf. Aus diesem Grunde rechne ich das Vitium heute zu den Gegenanzeigen. Hartnäckige Diarrhöen sind natürlich kein Beweis für das Bestehen einer Darmtuberkulose. Sie können in vielen Fällen toxisch bedingt sein und pflegen dann nach einer gelungenen Anlegung durch Entgiftung des Organismus rasch zurückzugehen. Echte Darmtuberkulose wird durch den Pneumothorax fast immer verschlimmert. Bei zweifelhafter Diagnose muß eben der Pneumothorax versucht werden. Bazillenbefunde im Stuhl haben keine Beweiskraft, eher der Nachweis von okkultem Blut, wenn keine Hämoptoe oder Nasenbluten u. dgl. vorangegangen ist. Unstillbare Diarrhöen bei Amyloidose des Darmes sind natürlich als absolute Gegenindikation aufzufassen. Meist ist dann auch in anderen Organen schon Amyloid nachweisbar und der schlechte Allgemeinzustand verbietet an und für sich jeden eingreifenden therapeutischen Versuch. Eine Verschwartung der „besseren" Seite verbietet einen Pneumothorax, weil die in ihrem Atemgeschäft behinderte Lunge nicht noch den Ausfall der anderen kompensieren kann. Wie Chandler, Ameuille, A. Baer, Kraus u. a. führt auch Dorner den Leichtsinn und die mangelnde Intelligenz der Kranken als eine Gegenanzeige an — „jugendliche, unerfahrene, leichtsinnige Leute eignen sich viel weniger zur Anlegung eines Pneumothorax als gesetzte, ruhige Naturen, denn die Behandlung verlangt ernsteste Mitarbeit der Patienten".

b) Unbegründete Gegenanzeigen

Es ist selbstverständlich, daß toxische Symptome, wie das tuberkulotoxisch geschädigte Herz, toxische Albuminurie, toxische Diarrhöen, hohes Fieber, positive Urochromogenreaktion, hohe Sinkgeschwindigkeit usw. an und für sich keine Gegenanzeigen bilden, da wir ja mit dem gut gelungenen Pneumothorax oft in der glücklichen Lage sind, alle diese Erscheinungen in der kürzesten Zeit zu beheben.

Die Kehlkopftuberkulose wurde früher als Gegenanzeige gewertet. Diese Ansicht besteht meines Erachtens nach bei jenen Fällen mit schwersten Zerstörungen und Schluckbeschwerden, bei welchen eine ausreichende Ernährung nicht mehr möglich ist, zu Recht. Damit fallen diese armen Kranken aber auch schon unter die begründete Gegenanzeige eines schlechten Allgemeinzustandes. Im Zweifelsfalle wäre der Pneumothorax immerhin zu versuchen. Heute gilt wohl allgemein die Kehlkopftuberkulose als eine sekundäre Erkrankung, deren Prognose von der des Lungenprozesses abhängig ist, und stellt daher keine Gegenanzeige dar. Brauer sah zwei Fälle recht schwerer Kehlkopftuberkulose nach erfolgreicher Thorakoplastik vernarben. Ich selbst konnte viele derartige Heilungen nach Kollapstherapie beobachten. Bei einem meiner Kranken handelte es sich um schwerste ulzeröse Zerstörung des Kehldeckels. Ähnliche Beobachtungen stammen von de Gradi, Jessen u. a. Die operable Ileocoecaltuberkulose ist nach Brauer keine Gegenanzeige, ebensowenig wie die einseitige Nierentuberkulose. Durch eine in der Anamnese erwähnte Pleuritis darf man sich nicht irreführen lassen und — ohne einen Versuch — die technische Möglichkeit des Pneumothorax ablehnen. Neben M. Weinberger, Ameuille u. a. habe ich wiederholt diesen Standpunkt vertreten. Auch bei scheinbar starrwandigen großen Kavernen kann man durch Geduld, insbesondere nach Auftreten eines Exsudates, das ich in geeigneten Fällen zu diesem Zwecke künstlich herbeigeführt habe, den Kollaps der Kaverne erzwingen (vgl. S. 80: Kapitel „Exsudat"). Bei den exsudativ-pneumonischen Tuberkuloseformen haben wir manches schöne Resultat im Sinne einer Umstimmung erzielt (vgl. S. 14). Ich könnte es nicht verantworten, wegen gelegentlicher, unausbleiblicher Mißerfolge — bei der Aussichtslosigkeit einer sonstigen Therapie — derartige arme Kranke einfach ihrem Schicksal zu überlassen. Ebensowenig bildet die Schwangerschaft eine Gegenanzeige, wie die Resultate von Bernardo, Carpi, Hansen, Unverricht und v. Voornveld beweisen. Auch große Operationen können bei bestehendem Pneumothorax ausgeführt werden. Real hat mit bestem Erfolg für Mutter und Kind bei bestehendem Pneumothorax einen Kaiserschnitt ausführen lassen, ich selbst ließ einen Kranken (Beobachtung B. am 25. 3. 1925) mit rechtsseitigem Pneumothorax wegen eitriger Appendizitis, einen anderen wegen schwerer Cholelithiasis, eine dritte Kranke wiederum an Appendizitis ohne böse Folgen in Narkose operieren. Einen im allgemeinen ablehnenden Standpunkt bezüglich des Pneumothorax während der Gravidität nimmt G. Winter ein. Er sah bei 49 Frauen trotz Pneumothorax zwanzigmal Verschlimmerung nach der Geburt eintreten. Es bleibt da wohl die Frage offen, wieviel Prozent Verschlechterungen ohne Pneumothorax eingetreten wären! Dagegen sah G. Winter bei fünf Frauen, bei welchen der Pneumothorax im Wochenbett angelegt wurde, viermal einen Stillstand, bzw. Besserung des Prozesses. Der Diabetes gilt heute in der Zeit des Insulins wohl allgemein nicht mehr als Gegenanzeige. H. ELIAS von der Klinik WENCKEBACH (Wien) berichtete über drei, E. SCHÖN-BERGER über zwei und M. ROSENBERG über einen glücklich unter Insulinbehandlung verlaufenen Fall. Ich selbst verfüge ebenfalls über eine Beobachtung C. S., bei welchem ich bei bestehendem Diabetes und rapidem Zerfall des rechten Oberlappens unter Insulinbehandlung den Pneumothorax erfolgreich anlegte, unterhielt und allmähliche Entfieberung und Wiederherstellung der Arbeitsfähigkeit erzielte.

III. Die Technik des Pneumothorax

1. Die Gasart

Über die Wahl der zu verwendenden Gasart ist früher ziemlich viel geschrieben worden. In erster Linie wurden die Autoren von dem Gedanken geleitet, ein Gas zu verwenden, das auch beim Eindringen in die Blutbahn nicht zur Embolie führen sollte. So sind die Vorschläge von G. DORNER, GRASS, ROEPKE, WIEDEMANN u. a. entstanden, die als Füllgas Kohlensäure empfahlen, wodurch die Gefahr der Gasembolie auf das möglichst geringste Maß herabgedrückt werden sollte. Andere Autoren, wie DENECKE, H. LIEBE, STÜRTZ, WÖRNER u. a.m., verwenden aus dem gleichen Grunde zur Anlegung des Pneumothorax Sauerstoff, wieder andere nehmen für die Erstanlegung Sauerstoff, für die weiteren Füllungen Stickstoff (O. AMREIN). SALVATORE DI PIETRO hat in Tierversuchen nachgewiesen, daß das Eintreten von geringen Mengen von Kohlensäure in die Blutbahn harmlos ist; nach MORAWITZ wird Kohlensäure mit 70% ihres Volumens vom Blut gebunden. Nach BRAUER wirkt aber das in die Blutbahn eingedrungene Gas rein mechanisch und führt in so kurzer Zeit zur Embolie, daß für die Resorption im Blute keine Zeit bleibt. BRAUER meint daher, daß die Gasart für die Frage der Gasembolie völlig gleichgültig ist. Er verwendet zur Nachfüllung Luft. V. BOCK hat ebenso wie F. COVA, P. HABETIN, H. POINDECKER u. a. m. bei etwa 1500 Füllungen Luft verwendet und meint, dadurch weniger Pleurareizungen gesehen zu haben. WARNECKE hat dagegen den Eindruck, daß es seit Verwendung der gewöhnlichen atmosphärischen Luft anstatt des Stickstoffes bei seinem Material häufiger zu Exsudatbildungen kam. G. MICHELS benützte in erster Linie Stickstoff und in zweiter atmosphärische Luft, welch letztere schneller resorbiert wird. ARIAS AVELLAN filtriert das verwendete Gas durch mit Jod imprägnierte Watte, auch E. GUTH und E. WEIGELD gebrauchen doppelt filtrierte atmosphärische Luft.

H. WÖRNER veröffentlichte einen Fall von Gasembolie, die bei Benützung von Sauerstoff entstanden ist. Diese Beobachtung bestätigt also die Tierversuche von BRAUER und WEBER und beweist, daß auch die Verwendung von Sauerstoff das Auftreten einer Gasembolie nicht verhindern kann.

Zufolge meiner Rundfrage bei 29 Fachärzten bezüglich der Art des von ihnen zur Einfüllung verwendeten Gases erhielt ich folgende Antworten: Vierzehn Kollegen verwenden nur Stickstoff, neun zuerst Sauerstoff, dann Stickstoff, einer nur Sauerstoff, einer zuerst Sauerstoff und dann ein Gemisch von Sauerstoff und Stickstoff und schließlich nur Stickstoff, drei Luft und einer Kohlensäure;

in der überwiegenden Mehrzahl scheinen also die Autoren den Stickstoff zur Einfüllung vorzuziehen. Wir selbst benützen ausschließlich (chemisch reinen!) Stickstoff, sowohl zur Anlegung als zur Nachfüllung, und haben uns von der Richtigkeit der Ansicht P. HABETINS, J. SORGOS u. a., daß bei Verwendung von gewöhnlicher Luft weniger Exsudate auftreten, im Laufe eines Jahres, in dem wir mit diesem Gase arbeiteten, nicht überzeugen können. Dagegen hatten wir den Eindruck, daß sich gewöhnliche Luft doch rascher resorbiere als der Stickstoff und daß häufigere, für den Kranken nicht gleichgültige Nachfüllungen notwendig werden. Der von uns verwendete Stickstoff wird im FRANKschen Apparat durch eine Sublimatlösung durchgeschickt und so keimfrei gemacht. Eine Vorwärmung des Gases halten wir für überflüssig. Die Gasembolie wird nicht durch die Gasart, sondern durch eine richtige Technik verhütet.

2. Die Methoden und deren Kritik, Instrumente und Apparate

Wir unterscheiden drei Methoden der Pneumothoraxanlegung bzw. Nachfüllung:

Die scharfe Stichmethode nach FORLANINI-SAUGMAN.
Die Schnittmethode nach BRAUER.
Die stumpfe Stichmethode nach SCHMIDT-KAUFMANN-SORGO-MAENDL.

Der Streit, ob „Stich" oder „Schnitt", scheint sich zufolge der Literatur der letzten Jahre endgültig zugunsten der Stichmethode entschieden zu haben. Anläßlich meiner Rundfrage ergab sich, daß von 29 Ärzten 25 die Stichmethode, zwei die Schnittmethode und zwei sowohl Schnitt- wie Stichmethode verwendeten. Nach einem Übersichtsreferat von A. SCHERER über 110, den künstlichen Pneumothorax betreffende Arbeiten scheinen heute die meisten Autoren mit der Stichmethode zu arbeiten. GIESEMANN berichtet (zit. nach BRAUER und SPENGLER) auf Grund des Beobachtungsmaterials des verstorbenen L. v. MURALT eingehend über „Operationszwischenfälle" und Komplikationen beim Anlegen und Nachfüllen des künstlichen Pneumothorax und kommt dabei zu folgendem Schlusse: „Nach BRAUER wurden von v. MURALT 46 Fälle operiert, nach SAUGMAN-FORLANINI 56. Kompliziert durch irgendwelche Zwischenfälle war der Verlauf bei der BRAUER-Operation 28 mal = 60,8%, bei der SAUGMAN-Operation 21 mal = = 37,5%. Hiebei ist jede Abweichung des Verlaufes von der Norm gerechnet, auch die allerleichtesten Zwischenfälle; ferner ist zu berücksichtigen, daß es sich ausschließlich um sehr vorgeschrittene, meist doppelseitige Prozesse handelt. Bei einer Betrachtung, wie sich die einzelnen Arten der Komplikationen auf die Operationsmethode verteilen, trat hinsichtlich der Gefahr eine große Verschiebung zugunsten der BRAUER-Operation ein. Sämtliche Zwischenfälle waren bei dieser leichter Natur: 15 mal subkutanes Emphysem, 7 mal leichte Ohnmachten als Operationsschock, 5 mal Komplikationen durch zu hohen Druck, 1 mal ein Todesfall, und zwar zufolge Wundinfektion, die bei strenger Asepsis als absolut vermeidbar anzusehen ist. Dagegen fallen der (scharfen! H. MAENDL) Stichmethode alle schweren Fälle zur Last: 4 mal Gasembolie, 6 mal sichere Lungenverletzung, 2 mal tiefes Emphysem, 4 mal Ohnmachten, 2 mal Pleurareflex, Komplikation durch zu hohen Druck und Pneumothorax subphrenicus nur je 1 mal. Wir müssen also nach dieser Statistik in ungefähr der Hälfte der

Fälle mit einem komplizierten Operationsverlauf rechnen, gleichgültig welche Operationsmethode angewandt wird; nur ist zu berücksichtigen, daß die (scharfe!) Stichoperation die gefährlichere gegenüber der Schnittoperation ist (GIESEMANN)." Ich kann hier GIESEMANN, wie ich weiter unten ausführen werde, keineswegs beipflichten. v. MURALT selbst gab der Stichmethode vor der Schnittmethode aus folgenden Gründen den Vorzug: 1. Sie ist für den Kranken schonender, 2. die Gefahr einer Pleurainfektion ist geringer, 3. die Gasfüllung ist genauer dosierbar, 4. man kann in einer Sitzung an verschiedenen Stellen punktieren.

Was die Frage der Gasembolie anbelangt, so war bei fünfzehn, mir anläßlich meiner Rundfrage bekanntgegebenen Fällen fünfmal die Schnitt- und zehnmal die Stichmethode verwendet worden! KUTHY hat einen Fall mit tagelang dauernder Hemiplegie und Bewußtlosigkeit gesehen, welcher Zustand unmittelbar im Anschluß an die Nachfüllung einer mit dem S c h n i t t v e r f a h r e n behandelten Patientin auftrat und erst allmählich sich zurückbildete. Daraus ergibt sich, daß auch die Schnittmethode nicht vor der Gasembolie schützt (wenn dabei scharfe spitzige Kanülen angewendet werden! H. MAENDL). SAUGMAN, LIPPMANN u. a. haben in mehren Fällen weder mit der Stich- noch mit nachfolgender Schnittmethode einen freien Pleuraspalt finden können. SAMSON teilt eine Beobachtung mit, bei der nach Versagen der Schnittmethode die Punktion zum Ziele führte (an einer anderen Stelle vorgenommen?). Wir selbst haben die Schnittmethode gelegentlich angewandt, ohne jedoch einen Vorteil gegenüber dem von uns geübten Verfahren zu sehen.

Viel wichtiger als die Frage „Stich" oder „Schnitt" erscheint mir die bisher noch gar nicht strittige weitere zu sein, ob „s c h a r f" oder „s t u m p f" operiert werden soll, d. h. ob der Stichmethode mit scharfen oder spitzen, oder mit stumpfen, vorne völlig abgerundeten Nadeln der Vorzug zu geben ist. v. MURALT war ein Anhänger der scharfen Stichmethode, ähnlich wie GIESEMANN. Er meint, daß „gelegentlich" Lungenverletzungen mit der scharfen, feinen Nadel, die aber nach den Versuchen BRAUERs so gut wie immer gesetzt werden, rascher heilen und weder Infektion der schwartigen Pleura noch Emphysem zur Folge haben. Das ist ohne weiteres zuzugeben, kann aber, meiner Ansicht nach, nicht als entscheidend gegenüber der ungeheuren Gefahr der Gasembolie, die, meines Erachtens, einzig und allein der scharfen Stichmethode anhaftet, angesehen werden. Mit Ausnahme eines einzigen Falles, den ich der Mitteilung eines Kollegen verdanke, bei dem durch einen unglücklichen Zufall, durch einen brüsken Atemzug des Kranken, mit der SALOMONschen Kanüle eine schwere Zerreißung der Lunge mit folgender Embolie eintrat, ist mir weder aus der Literatur, noch aus eigner Erfahrung oder durch jahrelange Umfrage bei Fachkollegen bekannt, daß eine Gasembolie mit der von uns geübten und weiter unten genau beschriebenen stumpfen Stichmethode aufgetreten wäre.[1] Ich befinde mich hier in Übereinstimmung mit Autoren wie F. JESSEN, E. SUESS, J. SORGO, WEIDINGER, HENIUS, KAUFMANN, SCHRÖDER u. v. a. (vgl. Kapitel

---

[1] Anm. b. d. Korr.: W. NEUMANN hat bei seinen Schülern (ungeübten Anfängern) vier Fälle von Gasembolie mit dem SALOMONschen Katheter beobachtet (persönliche Mitteilung) — es wurde „vi non arte" operiert!

„Gasembolie"). Die Forderung v. Muralts, betreffend die genügende Schulung und Erfahrung des Operateurs, muß natürlich unterstrichen werden.

Es seien nunmehr die zum Pneumothorax verwendeten Instrumente und Apparate kurz besprochen.

Wir unterscheiden scharfe, spitze und stumpfe Nadeln. Zu den mehr oder weniger spitzigen, schneidenden, scharfen Instrumenten gehören die Nadeln nach den Angaben von Forlanini, Saugman, Coley, Denecke, Courmont, Hormann, van Voornveld, Feilberg, Würtzen, Kjer Petersen u. a. m. Als stumpfe Kanülen bezeichnen wir die gerade Salomonsche und die nach Jessen gebogene Salomonsche Kanüle.

Wir verwerfen alle spitzigen und scharfen Nadeln wegen ihrer Gefährlichkeit und der Möglichkeit der Gasembolie auch in der geschulten Hand und verwenden ausschließlich die Salomonsche stumpfe Nadel mit der Gleithülse nach Schmidt (vgl. Abb. 19). Sie besteht aus einem oben geschlossenen gutabgerundeten Stahlrohr mit seitlichem Schlitz (1). Auf diesem Stahlrohr gleitet ein Dorn (2) mit Haltplatte (3), dessen Spitze schräg abgeschliffen sein muß und nicht zu lang sein darf. Der Dorn hat eine Länge von 1 bis 3 cm und muß, da er der Dicke der Thoraxwand entsprechend lang oder kurz gewählt wird, in verschiedenen Längen bereit gehalten werden. Das Wesentliche an dieser Kanüle ist, daß nur die Weichteile bis zur Pleura scharf, diese selbst aber

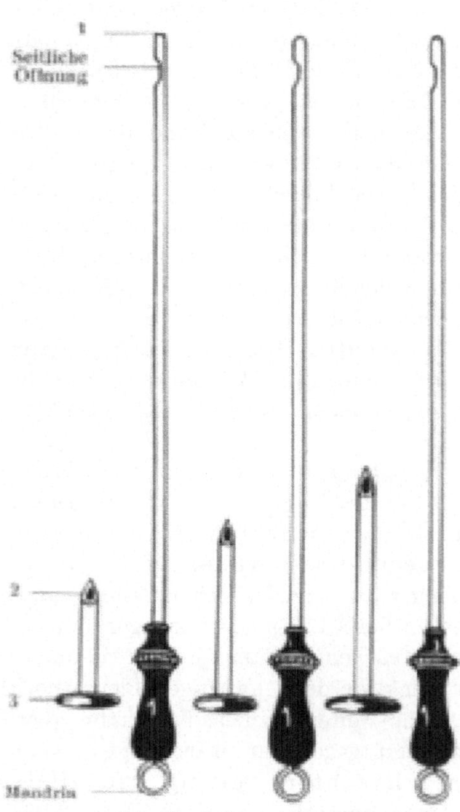

Abb. 19. Salomonsche Kanüle

s t u m p f durchstoßen wird. Das Anspießen eines Blutgefäßes ist mit der Salomonschen Kanüle unmöglich, wie mir tausendfache Erfahrung bewiesen hat.

Pneumothoraxapparate wurden angegeben von: Amandrut, Apel, Baer, Bang, Bonnamour, Brauer, Brescia, Brunthaler, Čepulič, Forlanini, Frey, Grass, Hartmann, Henius, Hofvendahl, Knopf, Kornmann, Küss, Ladebeck, Leschke, Liebe, Moritz, v. Muralt, Saugman, Schmidt, Sorgo, M. Weiss, Waller, Zobel u. v. a. Sie alle hier aufzuzählen und zu beschreiben, würde viel zu weit führen. H. Deist meint mit Recht, daß jeder Operateur mit dem ihm vertrauten Apparat am besten arbeiten wird.

Wir benützen den Frankschen Apparat. Derselbe (vgl. Abb. 20) besteht aus zwei ineinander geschmolzenen Glaszylindern, von denen der innere graduierte zur Aufnahme des Stickstoffes, der äußere zur Aufnahme der desinfizierenden

Lösung (3%ige Lysoformlösung oder Sublimatlösung) bestimmt ist. Beide Zylinder sind voneinander durch Versteifungen aus Fiberstoff getrennt. Der innere Zylinder ist oben und unten offen. Die untere Öffnung verbindet den Innenraum beider Zylinder. Die obere Öffnung durchdringt mittels des Ansatzröhrchens den äußeren Zylinder, von da führt ein Gummischlauch zum Dreiweg-

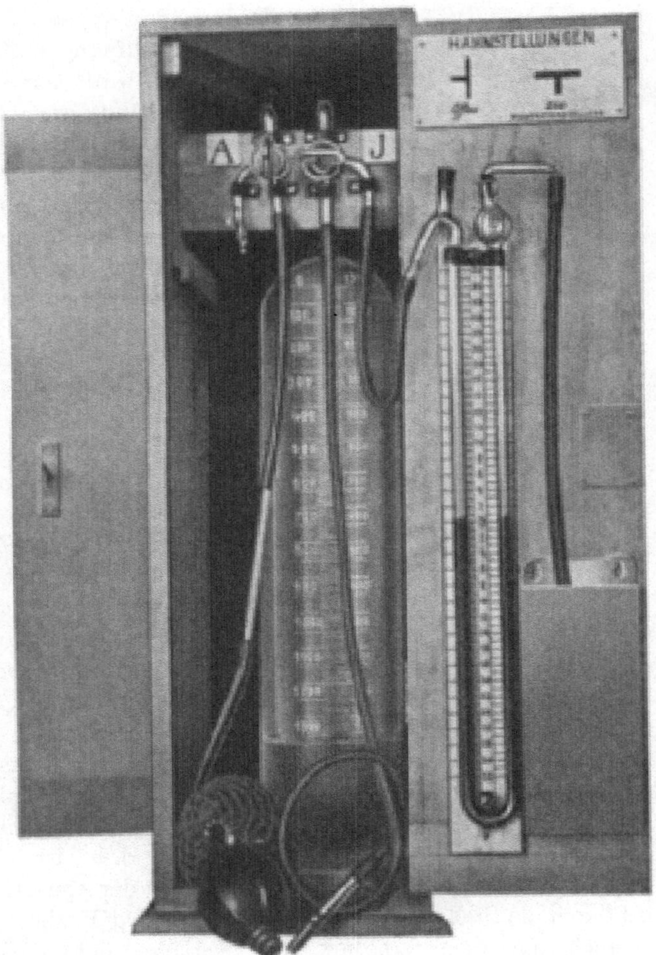

Abb. 20. Frankscher Pneumothoraxapparat

hahn des inneren Zylinders (J). Durch diesen Dreiweghahn wird einerseits die Verbindung mit dem Wassermanometer, anderseits mit dem zum SALOMON-schen Katheter führenden Schlauch hergestellt. Das Wassermanometer wird, der Deutlichkeit halber, mit irgend einem Farbstoff gefärbt und bis zur Marke O gefüllt. Der äußere Zylinder, der unten geschlossen ist und in einem Holzbett ruht, hat oben zwei Durchbohrungen. Die Durchbohrung führt mittels eines Schlauchstückes zu dem zweiten Dreiweghahn, auch der äußere Dreiweghahn (A) genannt. Durch diesen Dreiweghahn wird das eine Mal die Verbindung mit der Außenluft durch einen kurzen Gummischlauch hergestellt, das andere Mal dient er der Verbindung mit einem Gummigebläse. Dieses Gummigebläse hat sowohl die Aufgabe, die im Zwischenraum beider Zylinder befindliche desinfizierende Lösung durch die Öffnung in den inneren Zylinder zu treiben, als auch anderseits den ausströmenden Stickstoff unter größerem Drucke in den Pleuraraum einblasen zu können.

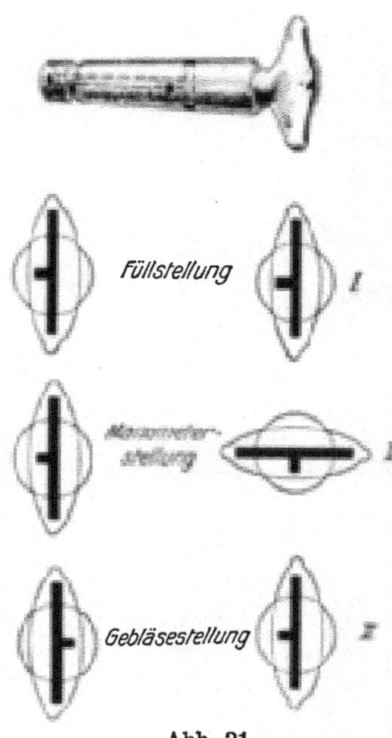

Abb. 21
Dreiweghahn und Hahnstellungen
beim Frankschen Apparat

Bei der Füllung des Apparates geht man, wie folgt, vor: Der die Öffnung im Zylinder verschließende Glasstöpsel wird herausgenommen und die beiden Dreiweghähne wie folgt gestellt: A ⊣, J ⊣, hierauf gießt man mittels eines kleinen Glastrichters die desinfizierende Flüssigkeit (3%iges Lysoform oder 1⁰/₀₀iges Sublimat) ein. Es füllen sich sukzessive beide Zylinder mit derselben. Hat das im Zwischenraum beider Glaszylinder befindliche Flüssigkeitsniveau die an der rückwärtigen Seite des äußeren Zylinders befindliche Marke erreicht, so wird bei der Stellung der Dreiweghähne A ⊣, J ⊣, der innere Zylinder, nachdem man noch zuvor die Öffnung wieder geschlossen hat, durch das in Tätigkeit gesetzte Gebläse vollständig mit der desinfizierenden Lösung gefüllt und man stellt die Dreiweghähne so: A ⊤, J ⊤; nun ist im inneren Zylinder die desinfizierende Lysoformlösung, im äußeren Zylinder Luft. Hat man das erreicht, so verbindet man das Ende des Schlauches mit dem Reduzierventil der Stickstoffbombe und bringt, wenn alles sicher schließend verbunden ist, die beiden Dreiweghähne in folgende Stellung: A ⊣, J ⊣. Hierauf öffnet man vorsichtig und langsam das Reduktions- und Hauptventil der Stickstoffbombe. Es treibt nun der ausströmende Stickstoff die im Innern befindliche Lysoformlösung im Ausmaß seines Einströmens durch die Öffnung in den Zwischenraum. Ist der innere Zylinder mit Stickstoff gefüllt, d. h. ist die Flüssigkeit im Innenzylinder bis zur Marke O verdrängt, dann ist der Apparat gebrauchsfähig und wird durch die Stellung der Dreiweghähne A⊤, J⊤ abgesperrt. Nun wird der Schlauch mit dem Salomonschen Katheter unter Einschaltung eines mit steriler Watte locker gefüllten Glaszwischenstückes verbunden. Es folgt nun der Eingriff, indem man die Hohlnadel mit dem Salomonschen Katheter so beschickt, daß das stumpfe Ende des Katheters gerade an der Spitze der Hohlnadel zum Vorschein kommt; hierauf wird die so armierte Hohlnadel in den betreffenden Interkostalraum etwas schräg nach oben vorgestoßen und sodann der Salomonsche Katheter durch etwas energischen Druck durchgeschoben, bis man an den Ausschlägen des Manometers die Gewißheit hat, in den Pleuraraum gelangt zu sein. Um das Manometer jedesmal auf den Nullpunkt einstellen zu können, entfernt man den am seitlichen Ansatzstück angebrachten Stöpsel, wartet, bis das Manometer auf Null eingestellt ist und schließt hierauf wieder. Hat man sich von dem bestehenden Druck überzeugt, so beginnt man nun, den Stickstoff langsam in den Pleuraraum einströmen zu lassen und stellt die Dreiweghähne so: A ⊣, J ⊣. Währenddem der Stickstoff in die Pleurahöhle einströmt, überzeugt man sich öfters vom herrschenden Druck durch Verbindung des Dreiweghahnes J mit dem Manometer: J ⊤.

Will man mit der Stickstoffeinblasung aufhören, so sperrt man wieder das System ab: A ⊤, J ⊤.

Es empfiehlt sich, den Apparat[1] öfters mit der Lysoformlösung durchzuwaschen und die Lösung hie und da zu erneuern.

Wir kommen nun zu einer kurzen Beschreibung der scharfen Stichmethode, die ich der Vollständigkeit halber anführe; sie ist dem von E. LÖWENSTEIN herausgegebenen „Handbuch der gesamten Tuberkulosetherapie" entnommen.

Die scharfe Stichmethode nach FORLANINI-SAUGMAN

„Durch eine Einspritzung von Morphium oder Pantopon eine Stunde vor der Operation wird die allgemeine nervöse Erregbarkeit des Kranken herabgesetzt, durch eine passende Lokalanästhesie die örtliche.

Ausführung der Operation: Der Operateur muß selbstredend peinlich aseptisch arbeiten. Ein Assistent reicht ihm Nadel, Filter und Gummistückchen, die er steril aus dem Sterilisationsgefäß entnimmt. Wenn der Operateur diese aseptisch zusammengesetzt hat, verbindet der Assistent das Filter mit dem Schlauch des Apparates. Ein Assistent oder eine Schwester übernimmt die Handhabung des Apparates; einer hat die Aufgabe, den Puls des Kranken zu beobachten und jede Veränderung desselben sofort anzukünden, während er gleichzeitig das Gesicht des Kranken beobachtet. Der Kranke wird in der früher erwähnten Weise über die Atmung und besonders über Vermeidung tiefer, schnappender Atemzüge unterrichtet und aufgefordert, sofort jede besondere Empfindung anzugeben. Wir ziehen es vor, in kniender Stellung zu operieren, weil dabei die absolute Beherrschung der Nadelführung und insbesondere das vollständig ruhige Halten der Nadel bei längerdauernden Operationen erleichtert wird. Der Hahn des mit Sauerstoff oder Kohlensäure beschickten Apparates wird geöffnet, bis der Flüssigkeitsspiegel in beiden Zylindern gleich hoch steht. Das Gas, das die Schläuche und die Nadel bis zur Spitze füllt, steht somit weder unter positivem, noch negativem Druck. Jetzt wird der Hahn des Luftbehälters geschlossen und durch leichtes Zusammenpressen des Zwischenstückes überzeugt sich der Operateur, ob sich ausgiebige Ausschläge auf dem Manometer zeigen, ein Zeichen, daß der Apparat dicht ist.

Nun kann die Operation beginnen. Die Nadel, deren Lichtung also nur mit dem Manometer in Verbindung steht, wird senkrecht durch die Haut gestochen. Gleich nach Durchdringen der Haut führen wir meistens das Stilett bis zur Spitze ein. Durch diesen, von LÖWENSTEIN angegebenen Handgriff sucht man die Lichtung der Nadel von etwa ausgestanzten Hautpartikelchen frei zu machen. Das Stilett wird nun ganz zurückgezogen, der Hahn geschlossen und nun die Nadel sehr langsam in die Tiefe geführt, während das Auge des

---

[1] Der Apparat ist bei der Firma Paul Haack, Wien IX, Garelligasse 4, zu beziehen.

Operateurs genau den Menisken des Wassermanometers folgt, die ihm überhaupt während der ganzen Operation nicht aus den Augen gehen dürfen. Mehrere Verfasser, v. MURALT, BAER, BURNAND u. a., legen auf das Gefühl beim Durchdringen der Nadelspitze durch die Faszien, Parietalpleura usw. sehr großes Gewicht. Manchmal hat man dabei eine ganz charakteristische Empfindung, andere Male dagegen nicht, weshalb ich raten möchte, diesem Umstand nicht allzu große Bedeutung beizumessen. In günstigen Fällen, d. h. in fast allen, in denen der Pleuraraum frei ist, sieht man dann, wenn die Nadel — je nach der Wandstärke des Thorax — 1 bis 1,5 bis 2 cm oder wenig mehr hineingeführt ist, daß die Wassersäule im zuführenden Ast des Manometers steigt und einen negativen Druck an der Nadelspitze anzeigt. Der negative Druck steigt unter ausgiebigen Respirationsbewegungen bis zu einer Höhe von z. B. etwa — 12 cm im Inspirium und — 8 cm im Exspirium. Wenn diese Schwankungen sich einstellen und unter ruhigen Respirationen des Patienten sich unverändert halten, kann die Nadelspitze sich nur im Pleuraspalt befinden. Man warte noch einige Sekunden ab, um zu sehen, ob die Druckschwankungen sich so halten und läßt die Druckwerte im In- und Exspirium notieren. Öffnet man jetzt den Hahn des Apparates, so wird man beobachten, wie das Gas, namentlich bei der Inspiration, schnell aus dem Apparat hineingesogen wird. So können 50 bis 100 ccm Gas ohne jede Beihilfe mit dem RICHARDSONschen Gebläse hineingehen. Dann wird aber auch bald der Zeitpunkt kommen, wo der negative Druck im Pleuraraum und der durch das Ansteigen der Flüssigkeitssäule in dem graduierten Zylinder gebildete negative Druck einander das Gleichgewicht halten, so daß die Flüssigkeit, ohne zu steigen, mit den Respirationsbewegungen ein wenig auf und ab geht. Ist das der Fall, gleicht man durch sehr sanften Druck auf das Gebläse den negativen Druck in dem Behälter teilweise aus, wonach das Ansaugen durch die Pleura sofort wieder beginnt. Wenn möglich, hält man stets den Druck in dem Apparat ein wenig negativ und, trotzdem das Einsaugen des Sauerstoffes sich fortsetzt, braucht man den Druck nicht eher zu messen, als bis man die gewünschte Gasmenge sich hat hineinsaugen lassen.

Wir geben bei der ersten Lufteingießung, je nach der Größe des Brustkorbes, gewöhnlich 250 bis 300 ccm, bei sehr großem Brustkorb in seltenen Fällen

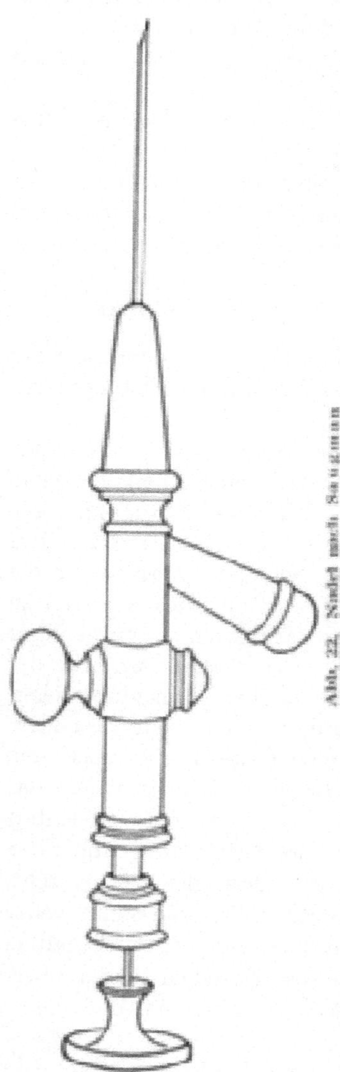

bis zu 500 ccm. Der Hahn wird jetzt geschlossen und man mißt den Druck, der gewöhnlich im Exspirium nahe dem Nullpunkt liegt, im Inspirium dagegen oft bis + 8 und + 12 steigen kann. Man stellt zuletzt durch langsames Schließen der Mitteldruckschraube des Manometers den Mitteldruck her. Die Operation ist jetzt beendet, die Nadel wird herausgezogen. Die kleine Stichwunde wird sich selbst überlassen. Man läßt den Patienten noch einen Augenblick in der Operationslage verharren, um sich durch Perkussion zu überzeugen, daß eine Luftblase im Pleuraraum ist (SAUGMAN)."

Die BRAUERsche Schnittmethode (nach BRAUER-SCHRÖDER-BLUMENFELD: Handbuch der Tuberkulose)

„Bei der Schnittmethode muß das Vorgehen ein streng aseptisches sein, da es sich dabei um die Eröffnung einer Körperhöhle handelt. Der kleine Eingriff kann am besten im Liegen, im Bett oder auch am Operationstisch ausgeführt werden. Durch Hochheben des Armes auf der Operationsseite und durch Unterlegen eines Kissens oder einer Rolle auf der anderen Seite, treten die Interkostalräume auseinander. Man geht da ein, wo nach der physikalischen Untersuchung und der Durchleuchtung keine schweren Veränderungen zu bestehen scheinen. Hat man die Wahl, so bevorzugt man die Axillarlinie (vorderer Rand des Latissimus dorsi), weil hier wenig Muskeln im Wege liegen. Eine halbe Stunde vor dem Eingriff erhält Patient 0,01 oder 0,015 Morphium oder ein Ersatzpräparat subkutan. Das Operationsfeld wird mit Benzin oder Äther gereinigt und dann mit Jodtinktur bepinselt. Ausreichendes Abdecken mit sterilen Tüchern ist erforderlich. Fünf Minuten nach ausgeführter Lokalanästhesie (Novokain-Suprareninlösung 1%ig), die bis dicht in die Nähe der Pleura durchzuführen ist, werden Haut- und Fettgewebe mittels eines 4 bis 6 cm langen Schnittes durchtrennt und jede Blutung sorgfältig gestillt. Die Muskeln werden stumpf durchtrennt und beiseite geschoben. Schmale Haken eignen sich sehr gut dazu und so gelangt man ohne weitere Blutung auf die die Interkostalmuskeln deckende Faszie. Nach scharfer Durchtrennung derselben drängt man die Interkostalmuskeln vorsichtig und in kleiner Ausdehnung stumpf auseinander, um ein Einreißen der Pleura costalis zu vermeiden und wir sehen nun die Pleura vor uns. Die Besichtigung dieser Stelle kann man sich durch Beleuchtung mit einer Stirnlampe erleichtern. Man erkennt dabei, ob die Pleura verdickt oder klar durchscheinend ist, sieht die Lungenzeichnung und die respiratorische Verschieblichkeit der Lunge. Man sprengt nun die Pleura costalis mit der SALOMONschen Kanüle. Zischt Luft ein, so befinden wir uns in einem freien Pleuraspalt. Nach Abdecken der Wunde mit sterilen Tupfern werden Manometer und Stickstoffapparat an die Kanüle angeschlossen. Das eingeschaltete Manometer zeigt große Schwankungen, bei der Inspiration Werte von — 6 bis 14 cm H_2O und bei der Exspiration Werte um Null herum. Nun läßt man langsam Stickstoff einlaufen. Bei ruhigem Verhalten des Kranken gelingt es meist (je nach der Größe des Thorax), bei dem ersten Eingriff ohne jede Nebenwirkung einen halben bis einen Liter einlaufen zu lassen. Weniger als ein halber Liter kann die Nachfüllungen erschweren. Puls und Atmung sind zu kontrollieren. Die Pulszahlen gehen meist in die Höhe. In mehreren Fällen sahen wir den Puls für kurze Zeit auf 40 bis 50 Schläge sinken, wohl infolge von Pleurareflex (Vagusreizung). Die SALOMONsche Kanüle wird nun entfernt. Eine Jod-Katgutnaht schließt die Muskeln und mehrere Seidennähte oder Klammern die Hautwunde."

Wir haben die Schnittmethode selten angewandt. Kamen wir mit der Stichmethode nicht zum Ziele, so konnten wir auch mit dem Schnittverfahren nichts erreichen. Es gibt Verwachsungen, die ein feines, aber dichtes Maschenwerk zwischen den beiden Pleurablättern bilden und genügend fest sind, um einen Pneumothorax zu vereiteln. Solche feine, maschenartige Verwachsungen lassen sich mit unseren heutigen Hilfmitteln nicht diagnostizieren. Bei einem Fall haben wir bei der Schnittmethode diese interessante Art von Verwachsungen gesehen, die in folgender Beobachtung geschildert werden soll.

Beob. P. G., 27 J. alt, aufg. 6. 11. 1924. — Kleinkavernöse, indurative Tbc. des rechten Oberlappens mit großer Neigung zu Blutungen, weshalb von mir am 10. 11. 1924 der Versuch einer Pneumothoraxanlegung nach der Stichmethode unternommen wurde. Es gelang aber weder dieses Mal noch bei einem zweiten Versuch am 18. 11. 1924, mit wiederholten Punktionen, einen freien Pleuraspalt zu finden. Beim Versuche zu palpieren, geriet die Kanüle in die Lunge, was eine leichte Hämoptyse zur Folge hatte. Da aber beim zweiten Versuche einmal das Manometer einen stärkeren negativen Ausschlag (—10 ccm H_2O) ergeben hatte, entschlossen wir uns zu einem dritten Versuch, diesmal nach der BRAUERschen Schnittmethode. Wir gingen am 25. 11. an der Stelle des zweiten Versuches nach gehöriger Lokalanästhesie mit $^1/_2$%iger Tutokainlösung ein und präparierten erst scharf, später stumpf bis zur Pleura parietalis, die sich zu unserer Überraschung als glatt und spiegelnd erwies. Die ebenfalls spiegelnde Pleura visceralis zeigte gute, trotz kräftiger Inspiration jedoch auffallend geringe Verschiebung. Nach stumpfer Durchbohrung der zarten Pleura parietalis mit der SALOMONschen Kanüle zischte keine Luft ein. Bei vorsichtiger Palpation ergab sich nun das obenerwähnte ganz zarte, spinnwebdünne Maschenwerk, das aber so dicht war, daß es durch Lösungsversuche nicht gelang, mehr als ein ganz geringes Zurücksinken der Lunge am Orte der Operation zu erzielen. Die Wunde wurde exakt vernäht. Wundheilung reaktionslos, ohne Hautemphysem.

Die stumpfe Stichmethode nach SCHMIDT-SORGO-KAUFMANN-MAENDL

Vorbereitung des Kranken. Das Wichtigste ist in diesem Zeitpunkt psychischer Zuspruch und die Aufklärung des Kranken über Zweck und Notwendigkeit der Operation, über sein Verhalten während derselben und über die Unmöglichkeit, das Gelingen der Operation vorherzusagen. SAUGMAN hat mit Recht betont, daß es ganz falsch ist, dem Kranken den Eingriff als letzten Ausweg und als absolute Notwendigkeit hinzustellen. Gelingt er dann nicht, haben wir den Kranken nutzlos psychisch geschädigt. Ich pflege in geeigneten Fällen meinen Kranken zu sagen, daß das Gelingen des Pneumothorax unter Umständen eine wesentliche Abkürzung ihrer Kurdauer bedeuten könnte, weshalb man den Versuch nicht unterlassen sollte. Den Tag vorher wird für ausgiebige Darmentleerung gesorgt, blähende Speisen werden wegen des Zwerchfellhochstandes vermieden. Meiner Erfahrung nach ist es auch wichtig, dem Kranken zu sagen, daß er bis auf den ersten kleinen Nadelstich der Anästhesie (s. w. u.) „nichts spüren werde". Während der Menses oder prämenstruell ist ohne zwingenden Grund kein Pneumothorax anzulegen. Bei ungenügender Herzarbeit soll durch zwei Wochen vor dem Eingriff eine Besserung

durch Stimulantien versucht werden, wozu wir gerne nach dem Vorschlag A. ARN-
STEINS die Kombination von Kalzium und Digitalis verwenden. Sehr ängstliche
Kranke lasse ich zuerst bei einer anderen Pneumothoraxfüllung zusehen, damit
sie sich von der Art der Operation überzeugen, von deren Größe die meisten eine
übertriebene Vorstellung haben. In einer großen Heilstätte, wie der unseren (260
Betten), in welcher oft 25 und mehr Kranke in Pneumothoraxbehandlung stehen,
haben sich die Kranken schon bei ihren Kameraden durch Umfrage von der
Schmerzlosigkeit des Eingriffes überzeugt. Eine Viertelstunde vor dem Eingriff erhält der Patient 0,03 Kodein, um den Hustenreiz zu verringern. Der
Kranke wird nun über sein Verhalten während der Pneumothoraxanlegung
unterrichtet, daß er den Husten möglichst unterdrücken solle, auf jeden Fall
aber durch ein vereinbartes Zeichen den Operateur zu verständigen habe, bevor

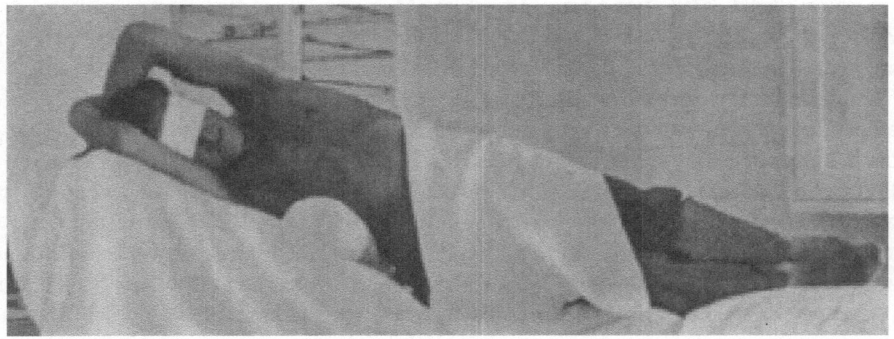

Abb. 23. Lagerung des Kranken am Operationstisch

er husten müsse (Manometer! Herausspritzen des Wassers bei Überdruck!),
auch daß tiefe, schnappende Atemzüge und Preßatmung unbedingt zu vermeiden sind.

Lagerung. Der Kranke wird auf dem Operationstisch auf die gesunde
Seite gelagert, durch Unterschieben einer Rolle wird die kranke Seite vor-
gewölbt, um die Interkostalräume möglichst gut und breit sichtbar zu machen
(vgl. Abb. 23). Bei Außerachtlassung dieser Maßregel und engen Zwischenrippenräumen kann sonst leicht der Gleitdorn der SALOMONschen Kanüle die
Rippe anspießen, das Periost schlitzen, was dem Kranken heftige Schmerzen
verursacht. Außerdem pflegt sich sofort eine Blutung einzustellen, welche die
Kanüle verlegt und dadurch das Spiel des Manometers unmöglich macht. Gelegentlich kann es auch einmal durch Verletzung der Interkostalgefäße zu einer
Blutung nach innen kommen, wie ich das in einem Fall gesehen habe (vgl. S. 83).
Der Arm der kranken Seite wird über den Kopf gelegt. Der Kopf selbst liegt
flach, so daß die Stelle der Operation den höchsten Punkt darstellt. Die Beine
werden leicht gebeugt gehalten. Eine Assistenz steht am Kopfende des Tisches
und überwacht den Puls, eine zweite, unbedingt verläßliche Hilfsperson
übernimmt die Bedienung des Apparates. Vor Abschluß der Einblasung lassen
wir den Kranken prinzipiell vorsichtig aus der Seiten- in die Rückenlage legen.
Erfahrungsgemäß sind die Manometerausschläge, bzw. der intrathorakale Druck

in der Rückenlage und im Sitzen um ein Beträchtliches größer als in der Seitenlage, ein Umstand, auf den auch U. Sella hinweist und dessen Beachtung besonders bei den Fällen wichtig ist, bei welchen auf der besseren Seite der Verdacht eines noch labilen Prozesses besteht, für den das Vermeiden eines zu hohen Druckes Bedeutung hat.

Wahl der Einstichstelle. (Die Diagnose und Pathologie der Verwachsungen.) Der Ort der Wahl ist der vierte bis sechste Interkostalraum in der mittleren bis vorderen Axillarlinie, doch ist die Operationsstelle von den folgenden Erwägungen abhängig zu machen:

1. Die Stelle ist so zu wählen, daß die Vermutung für einen nicht verwachsenen Pleuraspalt spricht.

2. Die Lunge soll dort möglichst gesund, bzw. frei von schweren Läsionen sein (v. Muralt).

Man wird also vor dem Durchleuchtungsschirm die Beweglichkeit des Zwerchfelles, perkutorisch die Verschieblichkeit der unteren Lungengrenzen zu prüfen haben. Dämpfungsbezirke, Stellen, über welchen dem Ohre nahe klingendes oder gar kavernöses Rasseln hörbar ist, sind für die Anlegung eines Pneumothorax nicht geeignet (vgl. S. 48). Wichtig ist, meiner Erfahrung nach, die direkte Perkussion, mit der wir auch ein geringeres Resistenzgefühl feststellen und damit auf flächenhafte Verwachsungen schließen können und endlich die Palpation der Interkostalräume durch Eingehen mit den Fingerkuppen. Enge Interkostalräume sprechen für, breite gegen Verwachsungen an der betreffenden Stelle. In jüngster Zeit hat Sorgo ein Symptom angegeben, bei dessen Nachprüfung ich noch keine genügenden Erfahrungen sammeln konnte. Sorgo glaubt aus der Hautbeschaffenheit in bezug auf ihre Sukkulenz und ihre Abhebbarkeit von der Unterlage Schlüsse auf das Vorhandensein von Verwachsungen ziehen zu können. F. Kovács hat diese Angaben Sorgos nachgeprüft und bestätigen können (persönliche Mitteilung). Besonders bei der Erstoperation wird man Thoraxstellen, die mit dicken Muskelschichten bedeckt sind und bei Frauen die Mammagegend möglichst vermeiden. Soll ein linksseitiger Pneumothorax angelegt werden, so muß man sich über die Lage des Herzens und der großen Gefäße, am besten mittels Durchleuchtung, genau orientieren. Fälle mit sehr starkem „Rétrécissement thoracique" müssen diesbezüglich besonders sorgfältig untersucht werden.

Alle die oben angeführten Mittel zur Orientierung über das Bestehen eines Pleuraspaltes sind zwar notwendig, aber ganz und gar unverläßlich. Ameuille hat, wie viele andere, ebenfalls die Erfahrung gemacht, daß wir kein einziges zuverlässiges Mittel besitzen, um über das Bestehen oder Fehlen von Verwachsungen Aufschluß zu erlangen. Er hat ebenso wie ich, Fälle mit sicher vorangegangenen exsudativen Rippenfellentzündungen, mit Fixation des Zwerchfellwinkels, Verziehung des Mittelfelles nach der kranken Seite hin usw. gesehen, bei welchen der Pneumothorax glatt gelang. Entscheidend ist immer nur der Versuch, der bei sonstiger, etwa gar vitaler Indikation nicht unterlassen werden darf. Die erfahrenen Pneumothoraxtherapeuten werden mir beipflichten, daß man bei diesem Beginnen immer wieder — nach beiden Richtungen hin — Überraschungen erlebt.

Auch eine bedeutende Abflachung und Einziehung einer Thoraxhälfte gibt nicht immer einen verläßlichen Anhaltspunkt für das Bestehen von Pleuraschwarten, wie dies M. WEINBERGER an Hand einer Krankengeschichte erörterte.

Nach BRAUER hat ein geringer Luftgehalt der Lunge, zufolge ausgedehnter, derber Infiltrationen eine Herabsetzung ihrer Elastizität und Beweglichkeit zufolge; eine derart starre Lunge kann dann das Bestehen von Verwachsungen vortäuschen. WINDRATH berichtet ebenfalls von einem Fall, in welchem der Pneumothorax auch bei ausgedehnten pleuritischen Verwachsungen möglich war und meint, daß es gerade letztere sind, die nach Gelingen eine ideale Lokalisation und damit einen vollen Erfolg bedingen. War man in der Lage, auch nur die kleinste Gasblase zwischen die Pleurablätter zu bringen, so wirke diese wie ein nachgiebiger Keil, welcher sich bei langsamen Drucksteigerungen zwischen die Pleurablätter schiebt und ihre Verwachsungen zur Lösung bringt. Voraussetzung für ein solches günstiges Ergebnis ist allerdings ein „vernünftiger" Patient und ein Operieren „non vi, sed arte". Nach A. WALDERS sicher richtigen Erfahrungen tritt der größte Teil der Pleuritiden klinisch gar nicht in Erscheinung. Die Pathologie der Verwachsungen hat L. ASCHOFF in einer für den Pneumothoraxoperateur sehr lesenswerten und wichtigen Broschüre abgehandelt. Nach ihm ist die saugende Wirkung (Aspiration), welche bei den Atmungsbewegungen des Zwerchfelles in dem Spaltraum zwischen Zwerchfell und Organoberfläche ausgeübt wird, die Ursache, daß dorthin infektiöse Stoffe verschleppt werden und zu flächenhaft ausgebreiteten Exsudationsprozessen führen können. Bezüglich der Verwachsungen zwischen Lunge und Brustwand unterscheidet ASCHOFF die flächenhafte Spitzenverwachsung (flächenhafte Spitzengeschoßverwachsung) oder, falls die Verwachsung bis etwa zur fünften Rippe reicht, die flächenhafte Obergeschoßverwachsung. Besonders stark pflegen die Verwachsungen paravertebral zu sein. Außer den Spitzen- und Obergeschoßverwachsungen unterscheidet ASCHOFF noch die Lungenzwerchfellverwachsungen und endlich als dritte Gruppe die flächenhaften Lappengrenzverwachsungen, besonders häufig rechts an der Grenze zwischen Ober- und Mittellappen. Die strangartigen Verwachsungen finden sich nach GRAEFES und auch meiner Erfahrung besonders häufig in der Nähe von Kavernen. Durch die andauernde Arbeit der Lunge wird die Dehnung dieser Verwachsungen veranlaßt, durch Zerrungsatrophie können derartige Stränge zum Schwinden gebracht werden, wie ich dies öfter beobachtet habe. Der Pleuraraum kann durch basale ringförmige Verwachsungen in zwei Abschnitte, das eigentliche Kavum und den Sinus, zerlegt werden. Es gibt Fälle, wo der Lungenunterlappen flächenhaft verwachsen und der Sinus ganz frei ist (vgl. Abb. 24), ebenso wie Fälle vorkommen, wo der Sinus bis zum basalen Lungenrand völlig verödet sein kann, während die Lungen selbst in den übrigen Abschnitten ganz frei beweglich sind. Bei der Exsudatverteilung in der Pleurahöhle sind nach ASCHOFF drei Ursachen zu unterscheiden, nämlich Aspiration, Retention und Deszension. ROSENBACH weist darauf hin, daß infolge der leichteren Zusammendrückbarkeit der unteren Lungenabschnitte die flüssigen Bestandteile des Exsudates sich in der Tiefe des Brustraumes sammeln, die geronnenen Massen hingegen über der Lungenspitze liegen bleiben und dadurch dort zu besonders festen Verwachsungen führen. Syrmington fand (nach C. Gerhardt) an Durchschnitten durch drei gefrorene Leichen Pleuritiskranker die Vorder- und Seitenflächen der Lunge frei, hinten bestand von oben bis unten ein Exsudat in gleicher Mächtigkeit, die komplementären Räume waren nicht erfüllt. Wahrscheinlich ist nach Aschoff der Druck, mit dem die Wandungen des Sinus aneinander gepreßt werden, größer als der Druck im Cavum pleurae, dadurch könnten diese Beobachtungen ihre Erklärung finden. Diese Angaben L. Aschoffs kann ich aus meiner klinischen Erfahrung vollkommen bestätigen. Es gelang häufig, eine sogenannte „Winkelblase" anzulegen, während die „flächenhafte Obergeschoßverwachsung" die Ablösung der übrigen Lunge verhinderte. Nur hie und da ist es, ähnlich wie in dem von Windrath mitgeteilten Falle, möglich, durch Geduld die oberen Lungenpartien „abzuhebeln" (vgl. S. 138.) Häufig bin ich auch dann noch durch Einstich am Rücken zum Ziele gekommen, wenn vorne und seitlich ein freier Pleuraspalt nicht zu finden war. Nach meinen Erfahrungen verwächst oft im Laufe der Behandlung der vordere seitliche Lungenanteil, vielleicht als Ort der Wahl der Einstiche, durch die bei jeder

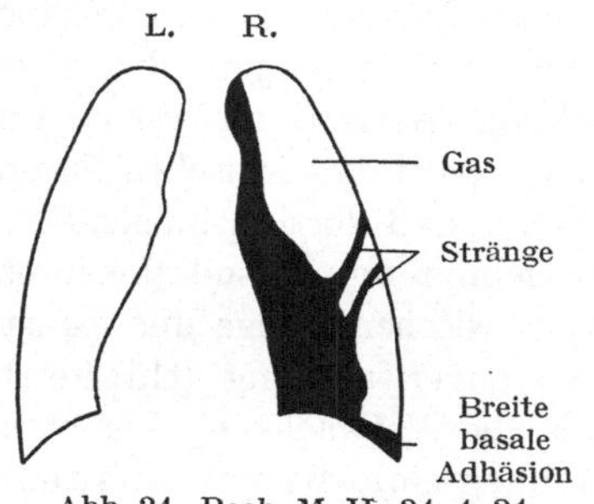

Abb. 24. Beob. M. H. 24. 4. 24.
Nach den ersten Füllungen

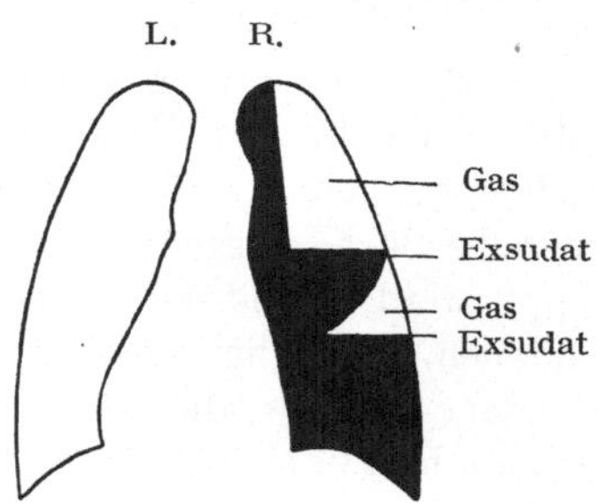

Abb. 25. Beob. M. H. 20. 11. 24.
Etagenexsudat

Nachfüllung immer wieder gesetzten mechanischen Pleurareize früher als rückwärts und es ist ein technischer Fehler, den Pneumothorax als undurchführbar aufzugeben, bevor man nicht noch den Einstich am Rücken versucht hat. Ähnlich wie Ameuille, Weinberger u. a. habe auch ich bei einzelnen Kranken, welche zweifellos exsudative Pleuritiden überstanden hatten, noch genügend freien Pleuraraum gefunden, um einen wirksamen Pneumothorax anlegen und durchführen zu können.

Beob. Frau M. H., 29 J. alt, aufg. 17. 11. 1923, entl. 10. 5. 1924. — Wiederaufgenommen 15. 11. 1924, entl. 14. 3. 1925. Einweisung durch Prim. Professor Dr. J. Donath. — 1915 rechtsseitige Spitzentuberkulose. Dezember 1922 schwere exsudative Pleuritis der rechten Seite, die bis Februar 1923 anhielt. Seither schlechtes Allgemeinbefinden, dauernd febril bis 39,2°, häufig Blutspuren im Auswurf usw. — Stat. praes.: Thoraxdämpfung rechts mit nach unten an Zahl zunehmenden klein- bis großblasigen feuchten, basalwärts laut klingenden Rasselgeräuschen. Im Auswurf reichlich Bazillen. Puls 130, sehr labil. Große Körperschwäche, S. G. 18/23 mm. Am 22. 11. 1923 erster Pneumothoraxversuch in der mittleren Axillarlinie, der mißlingt. Am 24. 11. zweiter frustraler Versuch in der hinteren Axillarlinie. Ein dritter Versuch am Rücken in der Höhe des Angulus ergibt gute negative Manometerausschläge. Es gelingt glatt, 600 ccm N einzulassen. Der Pneumothorax kann vom 24. 11. 1923 bis Juni 1925, also durch neunzehn Monate, ohne Besonderheiten unter Ausbildung eines Etagenexsudates unterhalten werden! (Vgl. Abb. 24 und 25.) Letzte S. G. normal. Die Kranke ist seit zwei Jahren klinisch geheilt und sehr leistungsfähig. Körpergewicht um 10 kg gehoben.

Epikrise: Trotz zweifellos vorausgegangener exsudativer Pleuritis gelingt es nach mehrfachen vergeblichen Versuchen, durch Einstich am Rücken einen Pneumothorax anzulegen und ihn durch 19 Monate mit bestem klinischem Erfolge zu unterhalten.

Desinfektion des Operationsfeldes. Zu derselben verwenden wir Benzin, Alkohol und Jodanstrich, der nach dem Eingriff wieder zum Teil entfernt wird, um lästige Ekzeme zu vermeiden. Die Jodtinktur wird überdies noch verdünnt und die Operationsstelle regelrecht mit sterilen Tüchern abgedeckt.

Anästhesie. Wir führen den Eingriff sowohl bei der Anlegung wie bei jeder Nachfüllung prinzipiell in Lokalanästhesie mit $\frac{1}{2}$ bis 1%iger Novokain-Adrenalin- oder $\frac{1}{4}$%iger Tutokainlösung aus und legen auf eine gute Anästhesie großen Wert, um dem Kranken möglichst jeden Schmerz zu ersparen. Die von anderer Seite geübte Vereisung der Punktionsstelle mit Chloräthyl u. dgl. verwerfen wir, da mit dieser Methode nur die Haut, nicht aber die tieferen Schichten unempfindlich gemacht werden können und durch die Vereisung speziell bei der Anlegung das feinere Tastgefühl, auf das wir weiter unten zu sprechen kommen werden, erschwert, wenn nicht aufgehoben wird. Bei kleinen Kindern, die unruhig sind, kann eine leichte oberflächliche Narkose in Anwendung kommen. Es sind mir mehrere Fälle bekannt, die sich nach der Entlassung aus der Anstalt einer anderwärts versuchten ambulatorischen Weiterbehandlung entzogen, weil eine schlechte oder — noch öfter — gar keine Anästhesie durchgeführt wurde. Ein solches Vorgehen kann natürlich infolge zu frühen Abbruches der Behandlung den ganzen, oft mühsam genug erzielten Erfolg in Frage stellen.

Nach Palpation des betreffenden Interkostalraumes wird die zwischen Daumen und Zeigefinger der linken Hand gut gespannte Haut mit feinster Injektionskanüle angehakt und sodann mit leisen drehenden Bewegungen in die Haut eingegangen. Es werden nun einige Tropfen der Lösung injiziert, wodurch — bei richtiger Ausführung — das Entstehen der bekannten anämischen Quaddel erfolgt. Nun wird eine stärkere Kanüle genommen und in die Quaddel senkrecht zum Interkostalraum eingestochen; unter fortwährendem Druck auf den Kolben der Spritze werden alle Schichten des Interkostalraumes bis zur Pleura langsam infiltriert; auch beim sachten Herausziehen der Spritze wird ebenfalls ununterbrochen Lösung injiziert. Wir achten genau auf die Stellung der Nadel, weil sie uns für die später einzuführende SALOMONsche Kanüle die Richtung und den Weg weist. Erreicht man die Pleura parietalis, so wird gewöhnlich, besonders wenn die Novokainlösung nicht mehr warm genug ist, Hustenreiz ausgelöst. Dieses kleine Ereignis halten wir vor einer Pneumothoraxanlegung für ein gutes Omen, da es für das Freisein des Pleuraspaltes an dieser Stelle spricht. Während der Injektion muß der Patient ruhig liegen, damit die Nadel nicht abbricht, was leicht vorkommen kann. Nach Beendigung der Anästhesie, zu der wir 5 bis 10 ccm Lösung verwenden, je nach der Stärke der Novokainlösung und Empfindlichkeit des Kranken und je nach der Breite des Interkostalraumes (je enger derselbe ist, desto sorgfältiger wird anästhesiert, weil sich bei engen Interkosträumen das Anstreifen an den Rippen mit relativ dicker SALOMONscher Kanüle nicht vermeiden läßt, Periostverletzungen aber bei schlechter Anästhesie außerordentlich schmerzhaft sind), wird einige Minuten zugewartet. Diese Zeit benützt man, um die SALOMONsche Kanüle (bei Anlegungen ganz kurzer Gleitdorn!) auszuwählen, den ausgekochten Schlauch durch Ausmelken von störenden Wassertropfen zu befreien usw.

Ausführung der Operation. Ich glaube, daß das von uns verwendete Instrumentarium und die Methodik des Eingriffes der von SCHMIDT und K. KAUFMANN angegebenen sehr ähnlich ist. Sie unterscheidet sich nach den letzten Arbeiten SCHRÖDERS bei der Erstanlegung dadurch von der von uns geübten, daß SCHRÖDER-KAUFMANN einen Troikart und eine Leitungskanüle benützen, im übrigen aber, was das Wesentliche ist, die Pleura, so wie wir, stumpf mit der SALOMONschen Kanüle durchstoßen. Dagegen verwendet SCHRÖDER bei den Nachfüllungen scharfe Nadeln (BRAUER), während wir mit dem gleichen Instrumentarium, gleichgültig, ob es sich um eine Erstanlegung oder um eine Nachfüllung handelt, arbeiten. SCHRÖDER betont, daß er bei 300 Erstanlegungen niemals auch nur die Andeutung einer Gasembolie beobachtet hat,

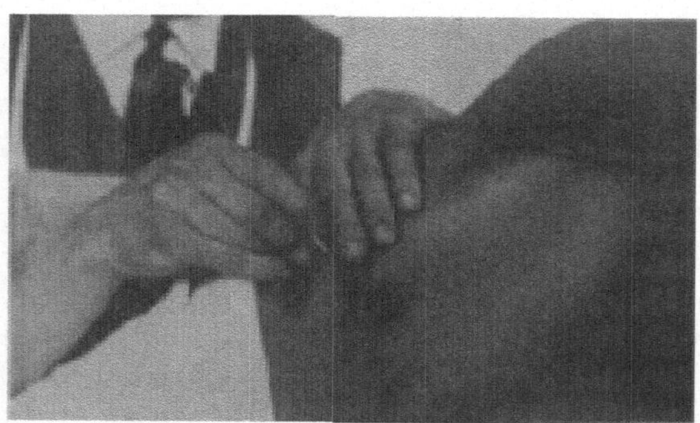

während er bei einer Nachfüllung (scharfe Nadel!) eine solche erlebte. Auch diese Tatsache bestärkt mich in meiner Ansicht von der Notwendigkeit der ausschließlichen Anwendung stumpfer Kanülen. KAUFMANN schilderte sein Verfahren im Jahre 1913, meines Wissens hat J. SORGO dasselbe schon 1911 angewendet. Es wird nun der Schlauch der SALOMON-Nadel am

Abb. 26. Handhaltung bei Anlegung des Pneumothorax

FRANKschen Apparat befestigt, durch kurzes Durchströmenlassen von Gas werden etwaige Wasserreste entfernt und dadurch auch die freie Durchgängigkeit des ganzen Instrumentariums nochmals geprüft, eine Vorsichtsmaßregel, deren Unterlassung niemals erfolgen sollte. Der Kranke wird nochmals instruiert, den Hustenreiz möglichst zu unterdrücken, jedenfalls aber vor dem Husten das vereinbarte Zeichen zu geben. Der Dorn der Kanüle, der entsprechend der Dicke der Haut-Fett-Muskelschicht verschieden lang oder kurz, bei Erstanlegung aber immer ganz kurz (zirka 1 cm) gewählt wird, wird auf leichtes Gleiten geprüft und das ganze Instrument derart zwischen Daumen und Zeigefinger der rechten Hand (Schreibfederhaltung! Vgl. Abb. 26) fixiert, daß die Öffnung des Hohldornes von dem stumpfen Ende der Kanüle gerade ausgefüllt wird. Letzteres ist wichtig, um das Ausstanzen von Hautpartikelchen zu vermeiden. Von Bedeutung ist ferner, daß die Spitze des Gleitdornes stets kurz, aber scharf geschliffen ist. Mittel- und Zeigefinger der linken Hand fixieren den gewählten Interkostalraum und spannen die Haut der Einstichstelle. Nun wird mit langsamen, bohrenden Bewegungen Dorn und Kanüle eingestochen. Glaubt man in der Nähe der Fascia endothoracica zu sein, wird mit der linken Hand das Schild des Hohlraumes fixiert und die SALOMONsche Kanüle langsam, mit leichtem Druck vorgestoßen. Das stumpfe Durchstoßen der Pleura parietalis bedarf einer gewissen Kraftanstrengung, zu der man als Anfänger nicht gleich den Mut aufbringt und verursacht besonders bei verdickter Pleura ein ganz charakteristisches, oft laut hörbares, dumpf klappendes Geräusch. Während der ganzen Zeit muß der Operateur das Wassermanometer im Auge behalten. Große negative Ausschläge (z. B. — 16, — 4 cm H_2O), die auch im Atemstillstand negativ bleiben, beweisen mit Sicherheit, daß die Spitze der Kanüle im freien Pleuraraum steckt (vgl. Abb. 27). Bei großer persönlicher Erfahrung kann man auch bei vorsichtigem „Palpieren" mit der stumpfen Kanüle mit ziemlicher Sicherheit — allerdings nicht immer — sagen, in welchem Medium man sich befindet. Die vorliegende, leicht retrahierte Lunge gibt einen mit keinem anderen Organ so leicht zu verwechselnden elastischen Widerstand, den ich mit „Ballongefühl" bezeichnen möchte. Steckt die Kanüle in der Lunge, so hat man bei (vorsichtigster!) Palpation das von mir so bezeichnete „Schwammgefühl". Auch die Tiefe, bis zu welcher die Kanüle vorgedrungen ist und nicht zuletzt ihre mehr oder weniger freie seitliche Beweglichkeit sind dem Erfahrenen wichtige Anhaltspunkte. Das wichtigste Kriterium, das unbedingt entscheidend und für das weitere Vorgehen bestimmend sein muß, bleibt aber die Beobachtung des Manometers.

Nach Peters hat Saugman im Jahre 1904 im Gegensatz zu Forlanini, der bis 1910 davon nichts wissen wollte, das Wassermanometer als unerläßliche Vorbedingung für die Verwendung der Stichmethode bezeichnet. Es sind Wasser-, Quecksilber- und Ölmanometer, letztere besonders bei den Franzosen, in Gebrauch. Lubojacki verwendet ein Alkoholmanometer, Berthier ein Ölmanometer mit einem Durchmesser von 7 mm, das mit Oleum ricini und 10%igem Chloroformzusatz gefüllt wird. Wir arbeiten ausschließlich mit dem Wassermanometer. Dasselbe besitzt eine modifizierte Zentimeterskala (vgl. S. 23, Abb. 20), wobei jeder Teilstrich dem Doppelten seines tatsächlichen Wertes entspricht, um das Verdoppeln der[1] abgelesenen Werte zu ersparen. Der Nullpunkt des Manometers muß durch Lüften des Stöpsels und durch Nachgießen der Flüssigkeit sorgfältig eingestellt sein. Das Wasser selbst ist mit irgend einer Flüssigkeit (Methylenblau, Eosin o. dgl.) gefärbt, um die Ablesung zu erleichtern. Die Einführung des Wassermanometers ist das bleibende Verdienst Saugmans, der dadurch die ganze Technik sehr erleichtert und das Gefahrenmoment bedeutend verringert hat. Von der richtigen Ablesung und Deutung des Manometers hängt das Leben des Patienten ab. Es muß daher der Operateur während des ganzen Eingriffes, sowohl bei der Erstanlegung, wie bei jeder Nachfüllung, das Manometer ununterbrochen beobachten. Eine gute Orientierung über die Bedeutung der Manometerausschläge gibt die weiter unten angeführte, von mir etwas modifizierte Tabelle von Königer, die dem Handbuch der Tbc. von Brauer, Schröder und Blumenfeld entnommen ist.

Wie bereits zum Teil oben geschildert, haben wir uns durch ein kurzes Öffnen des Gashahnes vor Eingehen in den Thorax von der Durchgängigkeit und Dichtigkeit des ganzen Systems und bei geschlossenem Hahn (Manometerstellung) durch Drücken auf den Kanülenschlauch von dem freien Spiel des Manometers überzeugt. Während des langsamen Vorstoßens der Kanüle

---

[1] Anm. b. d. Korr.: Einseitig!

Tabelle 1. Manometertabelle (nach KÖNIGER, etwas modifiziert)

Lage der Nadelöffnung	Druck		Atemschwankungen	
	vor	nach	vor	nach
	der Einfüllung		der Einfüllung	
außerhalb der Fascia endothoracica	kein Ausschlag	—	kein Ausschlag	—
in unmittelbarer Nähe der Pleura oder in pleuritischen Schwarten	schwach negativ	rasch ansteigend	sehr klein	rasch abnehmend
im teilweise freien Pleuraspalt	deutlich negativ	mäßig ansteigend	mittelgroß	mäßig schnell abnehmend
im ganz freien Pleuraspalt	stark negativ (beim Anhalten des Atems ebenso)	langsam ansteigend	groß, um einen negativen Mittelwert	langsam abnehmend, um einen negativen Mittelwert
in dem Luftraum der Lunge	um 0 als Mittellage (beim Anhalten des Atems 0)	—	groß, um 0 als Mittelwert	unverändert um 0 als Mittelwert
in der Peritonealhöhle	nicht negativ	—	inspiratorisch positiv, exspiratorisch negativ	—
in einem Blutgefäß oder im Exsudat	kontinuierliches rasches Ansteigen	—	—	—

sieht man oft schon in der Nähe der Pleura parietalis, bevor diese selbst durchstoßen ist, leichte, negative Ausschläge auftreten. Nach dem Durchstoßen der Pleura costalis muß das Manometer bei freiem Pleuraspalt sofort ausgiebige, negative Ausschläge zeigen, z. B. —14, —4, —7, —2 usw. (vgl. Abb. 27). Es kommt ziemlich häufig vor, daß der Meniskus des Manometers einen kräftigen negativen Ausschlag, z. B. — 10 zeigt und dann stehen bleibt. Der Grund hiefür ist, daß entweder die vorliegende Pleura pulmonalis ventilartig die Kanülenöffnung verschließt oder daß sich ein Flüssigkeitstropfen in der Kanüle befindet. Im ersteren Fall genügt oft ein leichtes Zurückziehen der Kanüle, um das Spiel des Manometers wieder herzustellen, im zweiten Fall (Flüssigkeitstropfen, der entweder durch Wasser oder durch Blut oder am häufigsten durch die Anästhesierungsflüssigkeit entstanden sein kann) nimmt man bei sorgfältiger Fixierung des Dornes (der bei mageren Kranken nicht zu weit vorgestoßen werden darf, um die Lunge nicht zu verletzen) die Kanüle mit der rechten Hand heraus, verschließt die Dornöffnung mit dem Zeigefinger der linken Hand oder mit dem feuchten Tupfer, um das eventuelle Einzischen von Luft zu verhüten und prüft nun neuerlich, außerhalb des Thorax über dem sterilen Tuch, die Durchgängigkeit der SALOMONschen Kanüle durch kurzes Öffnen des Gashahnes.

Gewöhnlich handelt es sich, wie gesagt, um einen Tropfen der Anästhesierungsflüssigkeit, nach dessen Entfernung die Kanüle wiederum in den Thorax eingeführt wird. War jedoch Blut in der Kanüle, so würde ich dem Anfänger
empfehlen, die Operation an dieser Stelle abzubrechen und einen neuen Einstich
an einer anderen Stelle zu versuchen, da der Blutstropfen möglicherweise doch
aus einem Lungen- oder Adhäsionsgefäß stammen kann. Ist ein einwandfreier,
negativer Ausschlag erreicht, der auch beim Anhalten der Atmung des
Kranken unverändert negativ fortbesteht, so kann der Gashahn
geöffnet werden. Es können jetzt verschiedene Möglichkeiten eintreten:

1. Es handelt sich um einen vollständig freien Pleuraspalt. Das Gas
wird ziemlich rasch einströmen, der Kranke
hat keine Beschwerden. Bei normalen Verhältnissen, d. h. wenn es aus anderen Gründen (labile andere Seite, Herz usw.) nicht
geboten erscheint, weniger Gas einzulassen,
legen wir ein Depot von etwa 400 ccm Stickstoff an und schließen dann den Manometer-
hahn. Der gefundene Druck wird, ebenso wie
schon vorher der Anfangsdruck notiert, z. B.
Manometer: Anfangsdruck — 10—6 cm H$_2$O.
Spontan eingesogen 400 ccm N, Enddruck
— 6—4 cm H$_2$O usw. Nach jedesmaligem
Öffnen und Schließen des Gashahnes müssen
die Manometerwerte abgelesen und aufge-
schrieben werden. Befindet sich der Patient
wohl, klagt er nicht etwa über Druckgefühl
auf der Brust oder Kurzatmigkeit u. dgl., so
wird der Hahn des Apparates auf die Gebläse-
stellung (vgl. Abb. 21) umgelegt und es wird
nun von 100 zu 100 ccm mit Hilfe des Gummi-
gebläses weiter Gas eingeblasen. Dies wird,

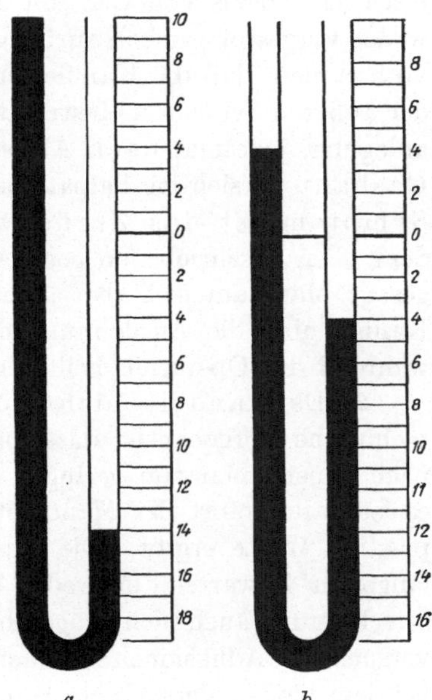

Abb. 27. Manometer bei freiem Pleuraspalt
a Inspiration; *b* Exspiration

ebenso wie die Bedienung der Hähne des Apparates, von einem verläßlich geschulten Assistenten besorgt. Bei freiem Pleuraspalt und beweglichem Mediastinum bleibt der Druck (beim Erwachsenen) bis zu etwa 800 ccm Gas negativ,
um sich allmählich dem Nulldruck zu nähern. Wir vermeiden einen positiven
Enddruck, z. B.: + 4 + 8 cm H$_2$O und begnügen uns mit einem Nulldruck,
z. B. — 4 + 4 cm H$_2$O oder — 2 + 2 als Enddruck. Diese Angaben gelten für
den gewöhnlichen therapeutischen Pneumothorax.

Ganz anders gehen wir vor, wenn es sich um die Erzielung einer möglichst
guten und rasch vollständigen Kompression, z. B. bei einer schweren
Lungenblutung, handelt. Da gilt es vor allem, die bestehende Lebensgefahr
zu beseitigen, alle anderen Fragen sind von sekundärer Bedeutung und man wird
gut tun, bis zu einem positiven Enddruck zu gehen. Ein Schematisieren muß
vermieden werden: Das Vorgehen des Operateurs muß in jedem
einzelnen Falle der Individualität des Kranken und des Prozesses
angepaßt werden. Ist das Mediastinum sehr beweglich, so werden sich nur

sehr schwer oder nur nach Einblasung sehr großer Gasmengen (über 1000 ccm N) oder überhaupt nicht positive Manometerdruckendwerte erzielen lassen. Der Arzt soll auch während der Gaseinblasung durch Beobachtung der Punktionsstelle und häufige Palpationsversuche darauf achten, ob kein Hautemphysem auftritt. Um ein solches zu verhüten, dichten wir den feinen Spalt zwischen Kanüle und Dorn mit einem feuchten Tupfer ab. Dieser verhindert das Zurückströmen von Gas zwischen Dorn und Kanüle, falls letztere nicht genau anpaßt. Das Entstehen eines tiefen Emphysems gibt sich gewöhnlich durch ziemlich heftige Schmerzen und das Auftreten von Schluckbeschwerden kund. Während des Einströmens von Gas soll die Kanüle absolut ruhig gehalten, insbesondere weder vorgestoßen noch zurückgezogen werden, sonst kann es unter Umständen vorkommen, daß die Kanüle aus der Pleura herausrutscht und das Gas in eine der äußeren Schichten einströmt. Wir machen daher, insbesondere bei der Erstanlegung, jedesmal nach Ablesen des Manometers nur bei geschlossenem Gashahn vorsichtige Palpationsversuche mit der Kanüle. Ein sehr wichtiges Symptom ist das Zurückweichen der Lunge. Daß man die Lunge an dem oben beschriebenen sogenannten „Ballongefühl" erkennt, habe ich schon gesagt. Man kann sich aber auch durch vorsichtige seitliche Bewegungen der Kanüle über die Ausdehnung des in Bildung begriffenen Pneumothorax noch während der Operation beiläufig orientieren.

2. Es handelt sich um einen abgesackten Pleuraraum. Das technische Vorgehen ist dasselbe wie im Falle 1., nur bemerkt man, daß schon nach Einströmen von geringen Gasmengen der Patient über Schmerzen klagt; es ist dann sofort der Manometerdruck zu prüfen, der gewöhnlich auch schon positive Werte ergibt. Die Ausschläge bleiben nun in ihrer Höhe, auch bei längerem Zuwarten, entweder vollständig unverändert; dann ist es ziemlich zwecklos und auch nicht ungefährlich, durch Anwendung des Gebläses Dehnungsversuche der Adhäsionen zu machen, zwecklos vor allem auch deshalb, weil schon bei dem bloßen Versuch ein Hautemphysem entstehen würde. Oder aber — und das ist natürlich der günstigere Fall — die positiven Ausschläge sind nur durch Preßatmung des Patienten bedingt; hört dieselbe nach Zuspruch auf, so fallen wieder die Werte oder, dritte Möglichkeit, die Ausschläge sind für ganz kurze Zeit stark positiv, um allmählich abzusinken. Letzteres ist für den Umstand charakteristisch, daß sich das Gas doch langsam einen Weg im Pleuraspalt bahnt und daß noch nachgiebige flächenhafte Verklebungen und Adhäsionen allmählich gelöst werden. Bei einem derartigen Manometerspiel ist man berechtigt, die Gaseinblasung fortzusetzen, trotzdem der Patient über Schmerzen klagt und es ist häufig noch möglich, einen großen wirksamen Pneumothorax zu erzielen. Man wird in diesem Falle besonders vorsichtig sein: Nach ganz geringen Gasmengen (50 bis 100 ccm jedesmal) das Manometer immer wieder befragen und erst nach dem Absinken der hohen positiven Werte neuerlich Gas einlassen. Hiebei ist es besonders wichtig, nach Emphysem zu fahnden, da die Möglichkeit des sogenannten Schwartenemphysems bei solchen Fällen leicht gegeben ist. Nach F. JESSEN kann man bei Kranken, deren Pleura mit dem Perikard verwachsen ist, am Manometer Herzpulsschwankungen beobachten. Auch ich habe das mehrere Male gesehen. Das eben geschilderte Vorgehen entspricht dem normalen Vorgehen bei trockenem Pneumothorax.

3. Etwas anders verhält sich die Technik der Pneumothoraxanlegung bei bestehender Pleuritis exsudativa. Hier ist zunächst darauf zu achten, daß man nach Ablassen einer genügend großen Menge Exsudat oberhalb desselben mit der Kanüle eingeht, wozu die genaue klinische oder radiologische Bestimmung der oberen Exsudatgrenze notwendig ist. Wir verwenden auch hier zum Ablassen des Ergusses eine SALOMONsche Kanüle mit zwei Hähnen und die Wasserstrahlsaugpumpe (vgl. S. 79, Abb. 43). Es wird sich empfehlen, den Kranken nicht im Liegen, sondern in halbsitzender Stellung zu operieren. Bezüglich des Verhaltens des Manometers ist es nun wichtig zu wissen, daß bei bestehendem Exsudat im Pleuraraum oft schon geringe Gasmengen genügen, um einen positiven Manometerdruck zu erzielen, eine Tatsache, die diagnostische Bedeutung hat (vgl. S. 69). Durch Aspiration von Flüssigkeit in die Kanüle wird dieselbe sehr häufig verstopft und das Spiel des Manometers hintangehalten. Es wird daher ein häufiges Durchblasen derselben (außerhalb des Thorax, wobei die Leitkanüle — der Dorn — in situ belassen wird) und die Entfernung der Exsudattropfen aus der Kanüle notwendig sein.

Bisher haben wir das Verhalten des Manometers im gänzlich oder teilweise freien Pleuraspalt besprochen; daran schließt sich:

4. Die Kanüle befindet sich noch außerhalb der Pleura: α) In der Haut-Muskel-Fettschicht. Das Manometer wird dann keinen Ausschlag zeigen. β) Noch außerhalb der Pleura costalis, aber in deren unmittelbarer Nähe — das Manometer wird, wie schon oben gesagt, ganz kleine Ausschläge geben, die nicht dazu berechtigen, den Gashahn zu öffnen.

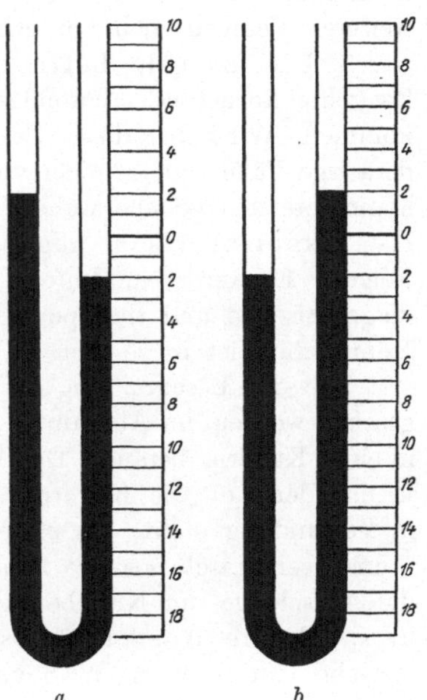

Abb. 28. Manometerwerte ± ⊖, wenn die Kanüle sich in der Lunge befindet

a Inspiration; b Exspiration

5. Die Kanüle befindet sich in der Lunge. Auf das von mir genannte „Schwammgefühl" habe ich bereits oben hingewiesen. Ferner fehlt die seitliche Beweglichkeit der Kanüle sowie das „Ballongefühl" und endlich zeigt das Manometer kleine Ausschläge um Null herum (vgl. Abb. 28). Der Gashahn darf hier auf keinen Fall geöffnet werden. Man kann versuchen, durch langsames Zurückziehen der Kanüle doch noch einen freien Pleuraspalt zu finden. Palpationsversuche sind nur mit äußerster Vorsicht zulässig, um größere Gewebszerreißungen zu verhüten. Ist man nicht sicher, ob man in der Lunge ist, so wenden wir die Parfümprobe an, die, wie ich glaube, von v. MURALT eingeführt wurde und uns oft gute Dienste geleistet hat. Sie besteht darin, daß man in den mit dem Thorax verbundenen Zuführungsschlauch der Nadel — vom Kranken unbemerkt — am besten einen Tropfen Schwefeläther eingießt, ohne den Gashahn zu öffnen. Ist die Kanüle nun in der Lunge, so mischt sich der Äther der Exspirationsluft bei und der Patient gibt spontan einen „eigentümlichen

Geschmack im Munde" an. In solchen Fällen heißt es „fort mit der Kanüle" und neuerliches Eingehen an einer anderen Stelle.

6. Die Kanüle befindet sich in einem Blutgefäß. Dies ist ein recht gefährliches Ereignis, das sich sehr charakteristisch durch Fehlen der Manometerausschläge und durch kontinuierliches, rasches Ansteigen der Wassersäule des Manometers zu erkennen gibt. Auch in diesem Falle muß die Kanüle sofort entfernt und darf an dieser Stelle kein weiterer Versuch mehr unternommen werden.

7. Die Kanüle befindet sich in der Bauchhöhle. Das kann bei Zwerchfellhochstand (besonders bei vorausgeschickter Phrenikotomie) vorkommen. Wir haben dieses Ereignis zwar niemals beobachtet, doch sind mehrere derartige Fälle, zuletzt einer von O. AMREIN veröffentlicht (vgl. „Fehler"). Die Manometerschläge sind wohl vorhanden, aber paradox: Inspiratorisch positiv, exspiratorisch negativ. Gewöhnlich hat dieser Zufall keine bösen Folgen. Es werden ja Lufteinblasungen in die Bauchhöhle in neuerer Zeit zu diagnostischen und therapeutischen Zwecken recht häufig vorgenommen. Das Röntgenbild ist in solchen Fällen sehr charakteristisch.

Von der Beschreibung anderer seltener Fälle kann in diesem Kapitel abgesehen werden, im Abschnitt „Fehler" ist ein Fall erwähnt, wo sich die Kanüle in einer Kaverne befand.[1] Das Manometer wird sich dann verschieden verhalten, je nachdem, ob die Kaverne abgeschlossen ist oder mit dem Bronchialbaum in Verbindung steht. Im ersteren Falle werden wir je nach Größe des Hohlraumes sehr rasch positive Druckwerte erhalten, im letzteren Falle werden sich die Ausschläge um Null bewegen und beim Anhalten des Atems überhaupt keine Ausschläge sichtbar sein. Eine gute klinische und radiologische Untersuchung muß vor derartigen Zufällen schützen. Die wichtigste Forderung in der ganzen Manometertechnik enthält folgender Satz, der meiner Ansicht nach nicht oft genug wiederholt werden kann. „Niemals den Gashahn öffnen, bevor nicht ausgiebige und rein negative Manometerschwankungen bestehen, deren Niveau auch bei Atemstillstand negativ bleibt." Dieser Satz gilt für den Beginn jeder Pneumothoraxfüllung, sowohl für die Anlegung, wie auch für die Nachfüllung.

Kompressions- oder Entspannungspneumothorax? In den letzten Jahren ist insbesondere durch die Veröffentlichungen von I. GWERDER, WOLFF-EISNER, L. KOGAN, SCHWARZ, BARD, A. BERNOU, DE MASTINI, A. VEILLON, WEBER, V. NIEDERHÄUSERN, J. W. SAMSON, M. P. DESTRÈS u. a. eine lebhafte Diskussion über die Frage entstanden, ob man den idealen Effekt des Pneumothorax durch möglichst vollständige Kompression der Lunge anstreben soll, oder ob eine Entspannung der Lunge genügt. Ich glaube, daß diese Frage in jedem einzelnen Fall individuell zu beantworten ist und von dem Zustand des Kranken, dem der Kaverne und insbesondere von der Art und Weise, wie der Patient auf die eingeleitete Pneumothoraxbehandlung reagiert, abhängig gemacht werden muß. Von vorneherein ist zuzugeben, daß bei den seltenen Indikationen, z. B. wenn es sich darum handelt, eine schwere Blutung aus einer Kaverne zum Stillstand zu bringen, die Kompression angewendet werden muß,

---

[1] Vgl. S. 48.

ohne Rücksicht auf etwaige Folgen von seiten des Herzens oder der anderen Lunge, da es sich zunächst nur darum handelt, den Kranken der drohenden Lebensgefahr zu entreißen. Steht aber einmal die Blutung endgültig, so ist auch in diesem Falle zu überlegen, ob es notwendig ist, den Kompressionspneumothorax fortzuführen oder ob nicht die einfache Entspannung mit geringen Gasmengen und geringen Druckwerten genügt. Abgesehen von der Lungenblutung, wird es meiner Ansicht nach immer besser sein, mit vorsichtiger Dosierung und dem Entspannungspneumothorax (GWERDER) zu beginnen. Nur auf diese Weise gelingt es, unter Führung sorgfältiger Notizen und unter ständiger klinischer und radiologischer Beobachtung des Kranken das Optimum der Dosierung und des Intervalles zu finden, bei welchem man dann zu verbleiben hat und von dem man ohne wirklich zwingende Gründe nicht abgehen sollte. Natürlich kann es auch bei Durchführung einer „Entspannungsbehandlung" aus verschiedenen Gründen notwendig werden, die Dosierung zu steigern und unter Umständen bis zu einem Kompressionspneumothorax zu vermehren, wenn anders der gewünschte klinische Erfolg sich nicht einstellen sollte. Es ist selbstverständlich, daß bei Durchführung der Behandlung und bei Entscheidung dieser besonderen Frage der Gesamtzustand des Kranken und nicht nur der der Lungen berücksichtigt werden muß. Auch ich habe eine ganze Reihe von Kranken beobachtet, die größere Gasmengen anscheinend ganz gut vertrugen, indem ein günstiger Einfluß auf die Temperatur, auf Husten und Auswurf, Nachtschweiße usw. zu verzeichnen war und der Prozeß in der anderen Lunge stationär blieb. Trotzdem magerten die Kranken ab, waren nicht leistungsfähig, klagten öfter über Herzklopfen und es konnte trotz ausgesprochener Überernährung keine Gewichtsvermehrung erzielt werden. Deshalb wurden bei den weiteren Nachfüllungen geringere Gasmengen und niedrigere Druckwerte gewählt — ein Vorgehen, das einen sichtbar wohltätigen Einfluß auf den Allgemeinzustand der Kranken hatte. Ich möchte hier wiederholen: In jedem einzelnen Falle Vermeidung schematischen Vorgehens, strengste Individualisierung und nicht nur Beobachtung „der Lungen", sondern des kranken Menschen.

Wann muß nachgefüllt werden? Zur Entscheidung dieser Frage ist nicht nur die häufige regelmäßige Kontrolle des Röntgenbildes, sondern auch die klinische Beobachtung und Untersuchung des Kranken nötig. Die Aufstellung eines Schemas ist bei der Verschiedenheit jedes einzelnen Falles unmöglich und schädlich. Wenn irgendwo, so muß bei der Dosierung und der Wahl der Intervalle streng individuell vorgegangen werden. Vor allem müssen wir uns den Zweck des angelegten Pneumothorax vor Augen halten. Es ist natürlich scharf zu unterscheiden, ob eine Kompression (z. B. wegen einer Blutung) oder eine Entspannung erstrebt und unterhalten werden soll. Aber auch hiebei gibt es wieder Abstufungen und Unterschiede, so daß eigentlich kein Fall dem anderen gleicht. In der richtigen Dosierung zeigt sich der Erfahrene, von ihr hängt meist das Schicksal des Pneumothorax und damit des Kranken ab. Ich kann also nur einige allgemeine Richtlinien geben. Nachgefüllt muß werden, wenn der gewünschte Zustand der Lunge, sei es nun Kompression oder Entspannung, wieder schwindet. War der Pneumothorax komplett, so spricht aus der Tiefe wieder hörbares Atemgeräusch für die Notwendigkeit einer

Füllung. Man soll aber, wie K. E. Ranke sehr richtig betont, nicht warten, bis toxische Symptome, wie Fieber, Nachtschweiße und Herdsymptome, (z. B. vermehrter Husten und Auswurf oder neuerlich Rasselgeräusche) auftreten. Man soll immer trachten, den einmal ruhiggestellten Herd auch in Ruhe zu belassen. Damit ist keine Ruhestellung in absolutem „physiologischem" Sinne gemeint. Wir sehen ja auch bei „idealem" Kollaps der Lunge am Schirmbild noch gewisse respiratorische Bewegungen. Aber die klinische Ruhigstellung des Herdes ist das Wichtige. Bei jedem einzelnen Fall muß durch vorsichtiges Vorgehen genau so wie bei der Bestimmung des Druckwertes auch das Optimum des Intervalles festgestellt werden. Die Resorptionszeit des eingeführten Gases ist meines Erachtens nach verschieden je nach der Gasart. Zufolge meiner Erfahrung wird Sauerstoff oder Luft wesentlich rascher resorbiert als der von uns verwendete Stickstoff. Von wesentlicher Bedeutung ist ferner der Zustand des Rippenfelles. Ist dasselbe wenig verändert, so findet die Aufsaugung besonders im Beginne der Pneumothoraxbehandlung sehr rasch statt. Forlanini ist der Ansicht, daß eine gesunde Pleura bis 100 ccm Stickstoff in 24 Stunden resorbiert; ich halte diese Ziffer bei ganz frischen Pneumothoraces für zu niedrig. Dumarest meint, daß die mittlere Resorptionsgeschwindigkeit 1 bis 1½ l im Monat beträgt. Sie hängt im wesentlichen ab vom Fieber, von der Bewegung des Kranken und vom Husten, drei Momente, die die Resorptionsgeschwindigkeit beschleunigen. Ferner steht sie in Beziehung zum Zustand der Pleura. Im Beginne ihrer Erkrankung ist die Resorptionsfähigkeit der entzündlich veränderten Pleura für Gas sehr herabgesetzt, sie kommt in dem Grade, als die Entzündungserscheinungen der Pleura verschwinden, mehr weniger wieder. Im allgemeinen erfolgt die Aufsaugung zu Beginn des Pneumothorax rascher, als wenn er bereits längere Zeit besteht, und endlich ist sie im besonderen abhängig von dem angewandten intrapleuralen Druck. Dumarest fand bei einem alten Pneumothorax mit verdickter Pleura, daß der bei einer Nachfüllung erzielte Druck von + 14 cm am nächsten Tag 9,5 cm, am übernächsten Tag 7 cm und zwei Tage später nur mehr 5 cm betrug; nach fünf Tagen erreichte der Manometerdruck die Ziffer, die bei dieser Patientin gewöhnlich nach fünfzehntägigem Intervall bestand. Auch die Menses scheinen, wie ich an anderer Stelle noch besonders erwähne, im Sinne einer rascheren Resorption eine Rolle zu spielen. Bei körperlicher Arbeit, auch geringen Grades, sind häufigere Nachfüllungen als bei Körperruhe nötig. Auch die Thoraxverhältnisse, seine Größe, die Beweglichkeit des Mittelfelles, die Art des Hustens, des Temperamentes, die Fieberbewegung usw. dürften hier von Bedeutung sein. Bei der Anlegung eines sonst normalen und kompletten Pneumothorax ist für den Zeitpunkt der ersten Nachfüllung die Menge des erstmals eingeführten Gases maßgebend; gewöhnlich muß nach drei bis vier Tagen neuerlich operiert werden. Oft pflegt der mehr weniger gesunde Teil der Lunge (meist der Unterlappen) sich rascher auszudehnen als die oberen Partien. Unter allen Umständen soll eine Berührung des viszeralen mit dem parietalen Pleurablatt verhütet werden, um Verklebungen und Verwachsungen zu vermeiden. Es ist unglaublich, in wie kurzer Zeit solche eintreten können. Insbesondere dann, wenn ein Reizzustand der Pleura mit oder ohne Exsudatbildung besteht oder vermutet werden kann, ist lieber zu früh als zu spät nachzufüllen.

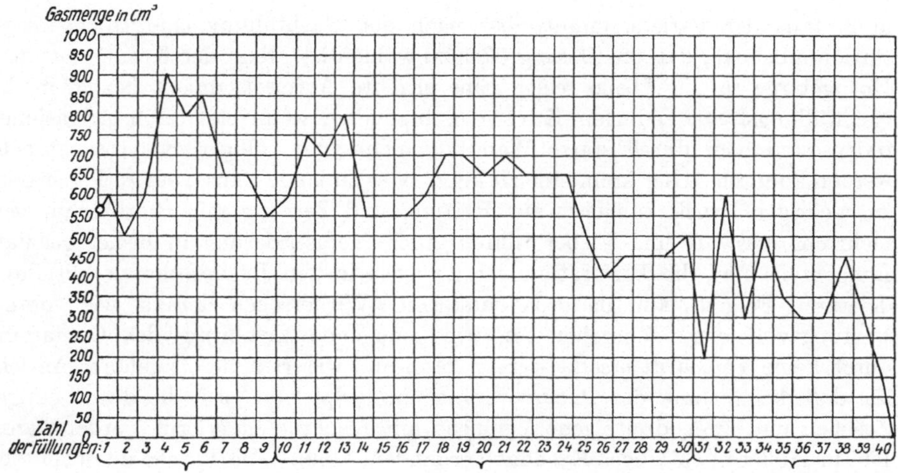

I. Bildungsperiode   II. Unterhaltungsperiode   III. Auflassungsperiode

Abb. 29. Füllungskurve. Beob. Fr. E. St.

○ Anlegung des Pneumothorax

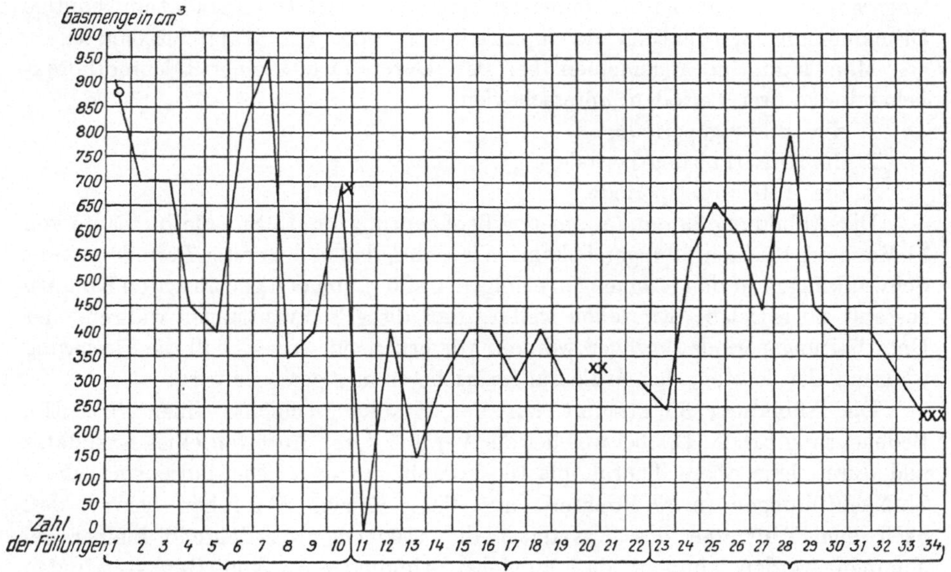

I. Bildungsperiode   II. Unterhaltungsperiode   III. Auflassungsperiode

Abb. 30. Füllungskurve. Beob. Frl. A. D.

○ Anlegung des Pneumothorax; × Auftreten eines Exsudates; × × Obere Thorakoplastik;
× × × Auflassung des Pneumothorax nach absichtlichem Vollaufenlassen

Aus diesem Grunde ist also die anfangs häufige Röntgenkontrolle notwendig und durch unsere klinischen Methoden unersetzlich. Schon dieser Satz beweist die immer wieder zu betonende Forderung, einen Pneumothorax in den ersten Monaten bei Aufenthalt in der Klinik oder besser in der Heilstätte durchzuführen. Auch ein eventueller Ortswechsel ist zu berücksichtigen; es bedarf keiner weiteren Begründung, daß eine geringere Gasmenge gegeben werden

muß, falls der Patient unmittelbar nach der Nachfüllung eine Hochgebirgs-
station aufsucht; daß die Dosis größer zu wählen ist, wenn der Kranke aus dem
Hochgebirge in die Ebene reist. Eine erhöhte Aufmerksamkeit bezüglich der
Nachfüllungsfrage bedürfen Kavernen, besonders wenn sie durch Adhäsionen
fixiert sind oder durch starre Wandung nicht zum völligen Kollaps gebracht
werden konnten. Hier kann eine zu kurze oder zu lange Pause, ein zu hoher oder
zu niedriger Druck zunächst zur Reizung und Zerrung mit Reizhusten, vermehrtem Auswurf und Fieber führen, auch Metastasierung in bisher gesunde
Lungenteile und die Perforation der Kaverne in den Pneumothorax mit ihren
deletären Folgen kann dadurch entstehen. Wir ersehen daraus, wie verant-
wortungsvoll unser Vorgehen ist, wie genügende Erfahrung des Operateurs
durch keine Vorschrift ersetzt werden kann und wie irrig die oft gehörte Ansicht
ist, daß die Technik des Pneumothorax eine „Spielerei" sei, die durch einiges
Zusehen und zwei, drei eigene Versuche mit Leichtigkeit erlernt werden kann!
Ist ein größeres, ständiges Exsudat vorhanden, können die Pausen zwischen den
Füllungen sehr lange werden. In meiner Beobachtung H. A. R. genügten vier
Füllungen im Jahr. Auch bei der Kombination des Pneumothorax mit Plastik
oder Phrenikotomie haben wir im allgemeinen ebenso wie A. V. Frisch u. a.
längere Intervalle einschalten können. Bei frisch einsetzendem Exsudat sind häufige
Druckmessungen, eventuell Gasabpunktionen nötig (vgl. Kapitel Exsudat).

Man kann im allgemeinen bei der Durchführung einer Pneumothoraxbehandlung drei Perioden unterscheiden:

    1. die Bildungsperiode,

    2. die Unterhaltungsperiode,

    3. die Auflassungsperiode.

Die Abbildung 29 entstammt der Beobachtung Fr. E. St., die im Laufe von
31 Monaten 40 Nachfüllungen bekam. Wir sehen, daß in der ersten Periode gewisse
Schwankungen in den Gasmengen erfolgen mußten, um den gewünschten Kollaps-
zustand zu erzielen; wir sehen weiter, daß diese Schwankungen während der
Unterhaltungsperiode geringer werden, wir erkennen weiter, daß die Dosierung
während der letzten, der Auflassungsperiode immer geringer wird.

Die Abbildung 30 stammt aus der Krankengeschichte einer Patientin,
Beobachtung Frl. A. D,, bei welcher der Verlauf durch Aufteten eines Exsudates
und durch eine obere Thorakoplastik kompliziert war. Die Patientin bekam
31 Nachfüllungen in 30 Monaten; aus dieser Kurve geht schön hervor, daß
nach dem Auftreten des Exsudates die Gasmengen bedeutend kleiner genommen werden können, daß zunächst Abpunktionen von Gas stattfinden
müssen. Nach der Plastik wurde der Pneumothorax eine Zeitlang wieder
trocken, weshalb größere Mengen eingefüllt werden können. Nach der 29. Füllung
wiederum stärkere Exsudatbildung.

Vermeidbare Fehler. 1. Allgemeine. Zunächst einmal ist es, wie oben
erwähnt, ein psychologischer Fehler, dem Kranken zu sagen, daß der vorzu-
nehmende Eingriff für ihn eine unbedingte Notwendigkeit ist, „ohne welchen
er nicht gesund werden kann". Wie schon früher erwähnt, wissen wir
ja nicht, ob der Eingriff gelingen wird oder nicht. Glaubt nun der Kranke, daß
sein Leben oder seine Gesundung einzig und allein vom Gelingen des Pneumothorax abhängig ist und mißlingt die Anlegung, so haben wir ganz nutzlos

eine schwere psychische Schädigung des Kranken verschuldet, die unter Umständen zu langdauernden Depressionszuständen führen kann. Ein Fehler ist es, wenn wir mit Rücksicht auf eine vorhergegangene Pleuritis die Anlegung des Pneumothorax als aussichtslos ablehnen. Einige meiner schönsten Erfolge konnten bei solchen Kranken erzielt werden, bei welchen von einer ganzen Reihe von Ärzten der Eingriff, wegen der scheinbaren Unmöglichkeit des Gelingens, abgelehnt worden war. Entscheidend ist immer nur der Versuch. Es ist daher meiner Ansicht nach auch ein Fehler, dem Kranken zu einem weitaus größeren Eingriff (Plastik usw.) zu raten, bevor nicht der Versuch des Pneumothorax unternommen wurde. Außer bei vitaler Indikation, wie Lungenblutung usw., ist es ein Fehler, den Pneumothorax ohne genügende Vorbeobachtung des Kranken auszuführen. Nur eine solche unterrichtet uns über den Kräftezustand des Kranken, über das Verhalten der „besseren" Lunge, über die Herztätigkeit und über die für den Eingriff noch genügende respiratorische Oberfläche (vgl. die „respiratorische Insuffizienz" BRAUERS, DUMARESTS, RANKES). Es ist bekannt, wie verschieden die Befunde bei wiederholter Untersuchung ausfallen können und ich habe es nicht nur einmal erlebt, daß über der ganzen Lunge hörbares Rasseln sich schließlich zum großen Teil als harmloser Begleitkatarrh entpuppte, wodurch der bei der Erstuntersuchung in Aussicht genommene Pneumothorax unterlassen werden konnte. Damit sind wir mit den Fehlern der Indikationsstellung nur andeutungsweise fertig. Es ist aber hier nicht meine Absicht, nochmals die Fehlanzeigen und Fehlgegenanzeigen des künstlichen Pneumothorax anzuführen. Ich glaube mit vielen Fachärzten übereinzustimmen, wenn ich die folgenden Forderungen aufstelle:

a) Die Anlegung des Pneumothorax gehört in die Klinik oder Heilstätte und in die Hand des Facharztes.

b) Der Kranke soll klinisch, nicht ambulatorisch vorbeobachtet und ebenso die ersten vier Monate behandelt werden.

c) Die Durchführung der Behandlung gehört womöglich immer in eine Hand. Es ist unglaublich, wieviel dadurch gesündigt wird, daß der Kranke wiederholt den Operateur wechseln muß. Damit soll nicht gesagt sein, daß nicht ausnahmsweise der praktische Arzt, der technisch genügend geschult ist, die Nachfüllungen übernehmen sollte. Aber er wird gut tun, das stete Einvernehmen, den steten Kontakt mit dem zuweisenden Facharzt, der die Anlegung durchgeführt und den Kranken vorher genau gekannt hat, zu wahren. Ich könnte aus meiner Erfahrung genug traurige Fälle erzählen, bei welchen der glänzende Anfangserfolg durch nutzloses Experimentieren, durch Unkenntnis, technische Fehler, mangelnde Durchbehandlung des Kranken usw. unwiederbringlich verloren gegangen ist. Ich für meine Person habe die Lehre daraus gezogen, möglichst jeden meiner Fälle selbst bis zum Abschluß durchzubehandeln oder wenigstens mitzubehandeln. Nur auf diese Weise ist es möglich, seine Kranken jederzeit in Evidenz zu halten und den richtigen Zeitpunkt für die Auflassung des Pneumothorax zu bestimmen.

Ich kann mich der Meinung von manchen Autoren nicht anschließen, die den praktischen Ärzten angelegentlich empfehlen, sich mit der Pneumothoraxtherapie zu beschäftigen. Gewiß, eine glatte Anlegung oder eine glatte Nachfüllung vorzunehmen, ist leicht und für den manuell Geschickten rasch zu erlernen. Ganz anders aber verhält es sich mit den komplizierten Fällen. Für diese ist eine große Summe von Erfahrung und eine Beherrschung der Technik, wie sie vereint nur durch mehrjähriges Fachstudium und an einem großen Material erworben werden kann, nötig. Die Gefahren der Therapie in ungeschulter Hand sind große, insbesondere bei der scharfen Methode.

Ein Beispiel zur Illustration des Gesagten:

Vor einiger Zeit nahm ein damals sehr junger Kollege, dessen Ausbildung darin bestand, daß er kurze Zeit der Sprechstundenassistent eines beschäftigten Facharztes war, in einer Privatwohnung eine Nachfüllung bei einer Kranken vor. Er glaubte, negative Schwankungen am Manometer feststellen zu können und öffnete den Gashahn. Die Patientin verfiel in schwere Krämpfe, wurde sterbend in das nächste Krankenhaus gebracht, wo nach wenigen Stunden der Tod infolge Gasembolie eintrat.

Zunächst einmal müssen wir uns darüber klar sein, daß der Pneumothorax die Eröffnung einer großen Körperhöhle bedeutet und daher nur im Notfall im Krankenbett, sonst aber im Operationssaal, in welchem alle Bedingungen der Asepsis gegeben sind, vorgenommen werden darf. Ferner dürfen wir nicht vergessen, daß aus hier nicht näher zu erörternden Gründen der Pneumothorax eine unter Umständen lebensgefährliche Operation darstellt, welche deshalb nur von sachgemäßer Hand ausgeführt werden darf. Es würde gewiß keinem jungen und mangelhaft ausgebildeten Arzt einfallen, in der Privatwohnung einer Patientin selbständig einen Bauchschnitt vorzunehmen, und die — meist scharfe — Pneumothoraxnadel ist in der Hand des Ungeübten unter Umständen gefährlicher als das Messer.

v. VOORNVELD erzählt von einem Kollegen, der ihm mitteilte, er habe die Pneumothoraxtherapie aufgegeben, weil er bei zwölf Patienten drei Todesfälle durch Gasembolie erlebte! O. ZIEGLER sagt: ,,Die Pneumothoraxbehandlung ist eine schwierige Methode und gehört nur in die Hand des Erfahrenen. Sie sollte nie ambulant und immer in einer Anstalt eingeleitet und nicht zu früh ambulant fortgesetzt werden." Auch A. BAER, BRAUER, H. KRAUS u. v. a. fordern für den Eingriff selbst und die erste Zeit nach demselben unbedingt den Aufenthalt in einer Krankenanstalt. v. EISELSBERG (zit. nach A. BAER und H. KRAUS) warnt davor, die Anlegung des Pneumothorax in der Wohnung des Patienten vorzunehmen.

H. ULRICI erwähnt einen Fall, bei dem er, irregeführt durch einen röntgenologisch festgestellten komplizierenden Tumor, wegen Lungenblutung einen Kompressionspneumothorax auf der falschen Seite anlegte. Der Eingriff führte infolge vermehrter Durchblutung der ohnedies blutenden Lunge zur Verstärkung der Hämoptoe. Im Anschluß an diese Mitteilung macht der Autor mit Recht darauf aufmerksam, daß in solchen Fällen, bei welchen die blutende Seite nicht mit Sicherheit zu konstatieren ist, anfangs nur ein Entspannungspneumothorax, aber nicht gleich ein Kompressionspneumothorax angelegt werden darf.

S. STERLING berichtet über einen Kranken, bei dem die assistierende Schwester die falsche Thoraxseite desinfizierte und mit Jodanstrich versah, wodurch tatsächlich der Pneumothorax auf der falschen Seite angelegt wurde.

2. Zu häufige Nachfüllungen, zu hoher Druck. Anwendung zu hoher Druckwerte ist ein Kunstfehler. Verwachsungen dürfen nur allmählich mit größter Vorsicht gedehnt werden. Häufig genügt der Druck der gesetzten Gasblase allein, um langsam die anscheinend fest verwachsenen Pleurablätter

von einander abzuheben, wie man am Röntgenschirm beobachten kann (vgl. S. 138, Abb. 84). In einer Sitzung ein derartiges Resultat mit Gewalt erzwingen zu wollen, ist fehlerhaft und es kann durch Einreißen der Lunge zur Luftembolie und zum Perforationspneumothorax kommen. Besser ist es, in jeder Sitzung den Enddruck um einige Zentimeter Wasser zu steigern, bei genauester Allgemeinbeobachtung des Kranken. VOORNVELD hat darauf hingewiesen, daß durch diese Methode die Verwachsungen langsam gedehnt werden und die Gefäße in den Strängen durch Zerrungsatrophie Zeit haben, zu thrombosieren. „Man sollte immer bedenken, daß jede Verwachsungslösung die Möglichkeit von Gefäßverletzungen mit sich bringt und daß jedes verletzte Blutgefäß, welches mit Gas in Berührung kommt, eine Lebensgefahr für den Patienten bedeutet." Auch JESSEN warnt davor, Adhäsionen durchzureißen. „Zu leicht sitzt dicht unter ihnen an der Lunge ein infizierter Hohlraum und es tritt dann

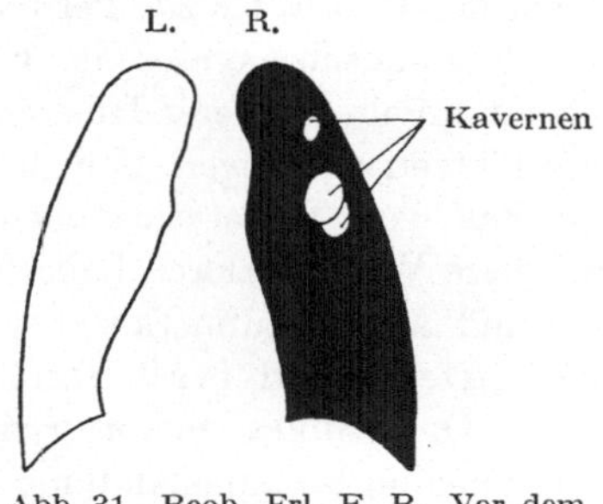

Abb. 31. Beob. Frl. E. B. Vor dem Pneumothorax

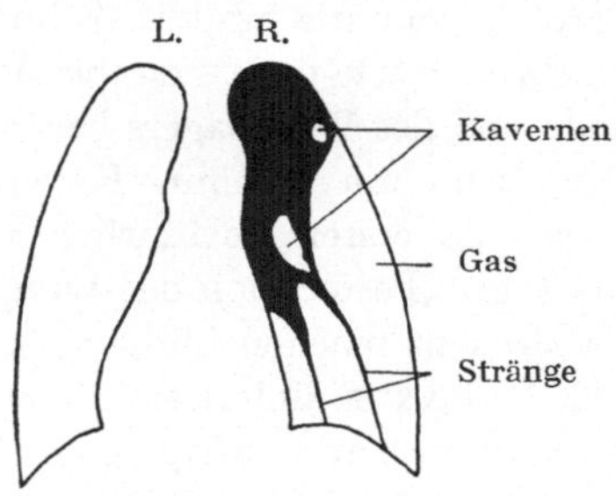

Abb. 32. Beob. Frl. E. B. Nach dem Pneumothorax. Wand der un eren Kaverne ausgezogen!

das schreckliche Bild des natürlichen Pneumothorax, eventuell mit ausgedehntestem subkutanem Emphysem auf, von dem nur der septische Tod dem Patienten Erlösung bringt."

Wir wissen auch aus den Erfahrungen am Sektionstisch und aus der radiologischen Kontrolle, wie häufig gerade dem Sitze von Kavernen mehr weniger derbe pleurale Adhäsionen entsprechen. Durch die Pneumothoraxanlegung werden diese Verwachsungen nur selten glatt gelöst, meist kommt es zur Dehnung in Form eines mehr minder starken, runden oder bandförmigen Stranges. Aus den Erfahrungen der Thorakoskopie ist uns ferner bekannt, daß gewöhnlich viel mehr solche Stränge bestehen, als man nach dem Ergebnis der Röntgendurchleuchtung annehmen könnte. Es ist nun das Verdienst JESSENS, VOORNVELDS u. a., die Gefahren des Abreißens solcher Stränge besonders eindringlich betont zu haben. Einmal kann es zu Blutungen, zu Embolien in den Stranggefäßen kommen und dann ist das Ausreißen von Lungengewebe, die Eröffnung von Kavernen dadurch möglich. Ich lasse von einem meiner Fälle zwei Skizzen, ähnlich den VOORNVELDschen, folgen (vgl. Abb. 32). Natürlich kann ein Strang auch längere Zeit nach der Einfüllung irgendwann, durch Husten, Nießen oder Pressen (Stuhlentleerung) bersten. WÜRTZEN und KJER-PETERSEN berichten von einem Kranken, bei welchem das Manometer während der Füllung einen plötzlichen Abfall von 58 cm (!) auf 13 cm (Wasser?) zeigte und der Kranke gleichzeitig spürte, wie ihm das Gas durch die Nase ausströmte. Durch den hohen Druck war eine Kommunikation mit

der Lunge entstanden (Abriß eines Stranges? Einreißen einer Kaverne?).
Nach K. E. Ranke „führt die Überdosierung bei totalem Pneumothorax
oder zarter Pleura zu gefährlichen Überblähungen, zur zu starken Verlagerung
der Trachea und des Herzens und damit zu einer unnötigen und schädlichen
Einengung der Atmungsfähigkeit der gegenseitigen Lunge und einer beträcht-
lichen Erschwerung der Zirkulation." Wird nach F. Jessen der Pneumothorax
auf einmal zu groß angelegt oder wird in ihm der Druck so stark gesteigert, daß
die andere Lunge in ihren Atmungsexkursionen behindert wird, so kann eine
bestehende geringe Tuberkulose der anderen Lungenseite progredient werden.

3. Zu große Pausen zwischen den Nachfüllungen, Unterdosierung. Bei vorwiegend exsudativ-pneumonischen Prozessen ist es ein
besonders schwerer Fehler, zu große Pausen zwischen den einzelnen Nachfüllungen eintreten zu lassen. Gerade hier ist die Gefahr einer Lungenperforation
eine große, wenn die infiltrierte Lunge, bei welcher der Prozeß bis zur Peripherie
vorgeschritten ist, durch rasche Aufsaugung des Pneumothoraxgases der Kompression und des Widerlagers beraubt wird, wobei dann ein stärkerer Hustenstoß
genügen kann, um die dünne Kavernenwand zum Platzen zu bringen. Ich glaube,
daß ich den ersten ausführlich beschriebenen Fall von Perforationspneumothorax (vgl. „Perforation der Lunge" S. 86) auf diese Weise verloren habe. Auf
dieses Moment machen übrigens schon Cantani und Arena aufmerksam.[1]

K. E. Ranke äußert sich über diesen Punkt: „Der Herd muß dauernd
demarkiert und ruhig gestellt bleiben." O. Amrein meint richtig,
daß es die ausschlaggebende Kunst in der Pneumothoraxbehandlung sei,
in jedem Falle den optimalen Druck zu finden. M. Bayle rechnet zu den
technischen Fehlern die Anwendung von Überdruck und Aussaat in die gesunde
Lunge, das „Anstechen des Herzbeutels (!) und des Zwerchfelles".

4. Falsche Manometerablesung. Die tödlichen Luftembolien sind,
wie H. Königer sehr richtig bemerkt, nicht dem Stichverfahren als solchem
allein zur Last zu legen, sondern meist der ungenügenden Beobachtung des
Manometers. Wenn man die immerhin zahlreich genug mitgeteilten Fälle von
Gasembolie kritisch durchsieht, wird man sehr häufig als Ursache des fatalen
Ereignisses mangelhafte Manometerbeobachtung feststellen können.

5. Einblasung in eine Kaverne oder in die Lunge. Rénon,
Gerandel und Desbouit haben einen Fall veröffentlicht, bei welchem 11 Einblasungen in eine Kaverne, die mit einem Bronchus in Verbindung stand,
vorgenommen wurden. Dieses Mißgeschick hatten die Autoren bei einer 25jähr.
Patientin, bei der, wie ihr Arzt angab, schon vorher vom September 1912 bis
November 1912 ein künstlicher Pneumothorax unterhalten worden war. Als
Patientin Mitte Februar 1913 in die Beobachtung Rénons kam, konstatierte
dieser eine ausgedehnte Kaverne im linken Oberlappen, reichliches Rasseln auf
der ganzen linken Seite und radiologisch ausgesprochene Verschattung mit
einigen hellen Flecken in der Axillargegend. Der Lungenbefund war
rechts anscheinend normal, der Allgemeinzustand der Patientin schlecht. Man
versuchte an diesem im Röntgenbild hellen Flecken (!) einen Pneumothorax anzulegen in der Hoffnung, von dort aus die Pleurablätter auseinander-

---

[1] Anm. b. d. Korr.: Vgl. H. Maendl: „Unterdosierung bei künstlichem
Pneumothorax", Wr. klin. W., J. 1927, Nr. 8, S. 250.

lösen zu können. Die erste Einblasung „gelang" am 8. Mai 1913. Von da ab wurden bis zum Tode der Patienten (26. Juli 1913) noch 11 Insufflationen gemacht. Sehr erstaunt waren die Autoren, als sich bei der Autopsie herausstellte, daß sämtliche Insufflationen in die Kaverne gemacht worden waren. Mangelnde Röntgenkontrolle wäre heute ein Kunstfehler.

Ungewöhnlich ist der Fall von MORY, der bei Anlegung eines Pneumothorax mit der (spitzigen!) Nadel in eine Kaverne geriet, von da aus den ausgestülpten Pleurasack der gesunden Seite durchbohrte und so einen Pneumothorax der Gegenseite erzielte, der den Erstickungstod des Kranken zur Folge hatte. SEDLMAYER beobachtete wenige Stunden nach dem vergeblichen Versuch einer Anlegung das Auftreten eines ausgedehnten Hautemphysems und Spontanpneumothorax durch Anstechen der Lunge. Der Pneumothorax konnte nunmehr erhalten werden. Auch SAUGMAN hat über derartige Fälle berichtet. Der Kuriosität halber sei hier der Fall von BOCK erwähnt, der einen Kollegen betrifft, der mangels ärztlicher Hilfe sich selbst einen linksseitigen Pneumothorax mit dem Apparat nach LESCHKE mit bestem Erfolg nachgefüllt hatte. Das Anstechen der Lunge kann, abgesehen von der Gasembolie, wie im vorstehenden berichtet wurde, von anderen bösen Folgen begleitet sein. O. AMREIN verlor einen Kranken an Bronchopneumonie, die er auf eine Stichverletzung zurückführt. Merkwürdigerweise sieht man aber auch gute Beeinflussungen. Ich habe zwei Fälle in Erinnerung, bei welchen bei vergeblichen Versuchen, den Pneumothorax anzulegen, die Lunge angestochen wurde, worauf ein ganz auffallender Umschwung des Krankheitsbildes zu verzeichnen war. (Post hoc? Propter hoc?) Auch VERCELLI hat nach mehrfachen Nadeleinstichen in die Lunge Sinken des Fiebers, auffällige Besserung des Allgemeinzustandes, Verschwinden der Bazillen aus dem Auswurf und Zurückgehen der katarrhalischen Erscheinungen beobachtet. Er glaubt, diese Vorgänge durch Autoserumwirkung im Anschluß an die Punktionsverletzungen der Lunge erklären zu können. Ähnliche Erfahrungen hat G. SCHRÖDER beschrieben. Eine Deutung dieser Beobachtung kann ich nicht geben.

6. Einblasung in die Bauchhöhle. Einigemale wurden auch Fälle beschrieben, bei denen (wohl bei Zwerchfellhochstand) irrtümlich statt in den Thorax in die Bauchhöhle Gas eingeblasen wurde. H. LIEBE berichtet über zwei Kranke, bei welchen trotz Operation an der früheren Stichstelle Stickstoff zwischen Zwerchfell und Leber eingelassen wurde, einmal nach Pleuritis mit großem Exsudat. Das Gas wurde ohne Schaden aufgesaugt. Im Falle O. AMREINS entstand der Irrtum durch einen außerordentlich starken Zwerchfellhochstand nach vorangegangener Phrenikotomie. Ähnliche Beobachtungen haben BRAUER, ZINK, SCHUR und PLASCHKES u. a. mitgeteilt. Schädigungen durch das Pneumoperitoneum waren nicht zu verzeichnen.

7. Die Thoraxwandfistel. Diese gehört zu den „Fehlern der Technik", die sich nicht immer vermeiden lassen. Es soll hier nicht von den Fisteln die Rede sein, die einem „Empyema necessitatis" ihre Entstehung verdanken. Dagegen kommt es doch hie und da nach Entleerung von Exsudaten, besonders wenn sie zellreich und trübe geworden sind, zu einer Stichkanalinfektion trotz der angewandten Vorsichtsmaßregeln, wie Jodtinktureinspritzung beim Heraus-

ziehen des Instrumentes, Lagerung auf die andere Seite für die nächsten Tage usw. Ich habe im ganzen vier derartige Fälle beobachtet. In dem einen, der bereits mit der Fistel zur Aufnahme gelangte, dürfte die angewachsene Lunge, als man nach einem Exsudat suchte, angestochen worden sein. Infektiöses Material a u s d e r L u n g e hat dann den Stichkanal infiziert. Die anderen drei Kranken bekamen ihre Fistel nach wiederholten Exsudatpunktionen, die wegen Dickflüssigkeit mit ziemlich starken Kanülen vorgenommen werden mußten. Alle Fisteln heilten unter Sonnenbehandlung in wenigen Wochen wieder zu. Das Vorstehende gilt für nicht mischinfizierte, wenn auch eitrige Pneumothoraxergüsse. Anders steht die Sache bei echten, heißen, mischinfizierten Empyemen; hier ist die Gefahr eines Durchbruches an der Stelle von Punktionsnarben eine große. Deshalb ziehe ich auch bei derartigen Fällen die Eröffnung des Empyems durch Rippenresektion, eventuell nach vorhergegangener Thorakoplastik (wenn es der Kräftezustand des Kranken gestattet) vor.

8. Die Lungenfistel durch Perforation eines Exsudates in die Lunge haben BAER und BRUNNER dann beobachtet, wenn große Exsudate ohne rechtzeitige Abpunktion und Kontrolle sich selbst überlassen wurden. Ich selbst habe dieses Ereignis nie gesehen.

IV. Komplikationen und Zwischenfälle

1. Die postoperative Lungenblutung

Für Arzt und Kranken gleich unangenehm sind die — meist geringfügigen — Lungenblutungen, die unmittelbar nach oder während der Operation auftreten. Sie sind zunächst durch Anstechen der Pneumothoraxlunge bedingt und hören meist von selbst auf. Allerdings entwickeln sich manchmal im Anschluß an derartige Verletzungen Bronchopneumonien, die zum Tode führen können, wie der von O. AMREIN mitgeteilte Fall beweist. Weitaus unangenehmer sind die meist größeren Blutungen, die im Anschluß an die Pneumothoraxfüllung entstehen, ohne daß die Pneumothoraxlunge angestochen worden wäre. Sie können entweder von derselben Seite stammen, indem bei ungleichmäßiger Kompression der Pneumothoraxlunge die isolierte Hyperämie einer Lungenpartie die Blutung auslöst (z. B. eine Kaverne mit starrer Wand, die nicht komprimierbar ist) oder aber, sie können von der anderen Lunge ihren Ausgang nehmen. In letzterem Falle bleibt nichts anderes übrig, als die Pneumothoraxtherapie abzubrechen und das Gas abzusaugen. MOLLE und NAB berichten über einen Kranken, bei welchem bei bestehendem Pneumothorax eine tödliche Lungenblutung aus der anderen Seite auftrat. A. BAER und H. KRAUS beobachteten bei einem Kranken kurz nach der Operation eine Lungenblutung, die vorher niemals aufgetreten war. Dieselbe kam nach weiterer Einfüllung von Stickstoff unter hohem Druck zum Stillstand. FAGIUOLI sah in mehreren Fällen, wo er höhere endopleurale Druckwerte anwandte, Blutungen aus der komprimierten und der nichtkomprimierten Lunge, die nach Erniedrigung des Druckes wieder verschwanden. SAUGMAN hatte unter 104 Patienten elfmal Blutungen durch Stichverletzung bei der Einfüllung, ohne daß schädliche Folgen eingetreten wären, WOLFF-EISNER unter 42 Fällen mit zirka

370 Einfüllungen achtmal bei sieben Patienten. Auch hier kam es zu keiner Schädigung.

F. Jessen machte die Beobachtung, daß bei zu Kavernenblutungen Neigenden ein Pneumothorax geradezu eine unstillbare Blutung hervorrufen kann. „Dies kommt offenbar dann zustande, wenn eine Kaverne mit relativ starren Wänden nicht ganz komprimiert wird. Dann bedingt der Pneumothorax eine vermehrte Stauung und ein Abknicken von Gefäßen. In diesen Fällen ist zunächst der Pneumothoraxdruck ganz niedrig, womöglich negativ zu gestalten und die Stauungsblutung mit Digitalis zu bekämpfen." Jessen hat von dieser Therapie sehr gute Erfolge gesehen und die Pneumothoraxbehandlung dann glücklich weiterführen können. Heisler und Tomor fürchten die Blutung aus der anderen Lunge infolge Erhöhung des Druckes im Pulmonalkreislauf. J. Sorgo schätzt diese Gefahr nicht hoch ein, macht aber auch darauf aufmerksam, daß der Pneumothorax eine bestehende Blutung dann verstärken kann, wenn die blutende Stelle (Kaverne) z. B. wegen Adhäsionen nicht komprimierbar ist und durch den Pneumothorax eine lokale Drucksteigerung an der Blutungsstelle hervorgerufen wird. Er erwähnt einen Fall seiner Beobachtung, bei welchem der Kranke aus einer nicht kompressibeln Spitzenkaverne nach jeder Nachfüllung blutete. Ich habe ähnliche Fälle gesehen.

Blutungen durch Anstechen der Lunge habe ich bei frustralen Anlegungsversuchen in mehreren Fällen beobachtet. Sie bestanden im Auswerfen von einigen blutig gefärbten Sputumballen und hörten nach kurzer Zeit unter Einwirkung intravenöser Kalziumtherapie oder von selbst auf. Eine Schädigung des Kranken oder ernstere Folgen habe ich dabei nie gesehen. Natürlich muß mit „leichter Hand" operiert werden, sonst können auch mit der Salomonschen Kanüle Lungenzerreißungen vorkommen (vgl. S. 21).

2. Die Gasembolie

Entstehung

Bei den durch Stich ausgeführten Pneumothoraxoperationen bilden nach Brauer und Spengler die Lungenvenen die Eintrittspforte für das Übertreten von Gas durch die Lunge in die arterielle Bahn des großen Kreislaufes. Direkt in die Arterien kann Luft wegen des hier bestehenden zu großen Druckes kaum gelangen. Dagegen wird sie von einer durch die Nadel eröffneten und durch umgebende Infiltration offen gehaltenen Lungenvene oft spontan aspiriert. Diese Aspiration kann erfolgen:

1. Aus dem zuführenden Schlauch oder

2. direkt von außen bei dem Versuch, die „Punktionsnadel mit dem Mandrin zu reinigen". Ferner besteht

3. ohne Zweifel die Möglichkeit der Aspiration von Alveolarluft, die aus dem durch die Punktionsnadel oder durch zu hohen Druck zerrissenen Lungengewebe austritt.

Brauer konnte diesen Vorgang bei Lungengangränoperationen einwandfrei feststellen; Becker bestätigte die Diagnose durch sofort vorgenommene Untersuchung des Augenhintergrundes. Außer durch Aspiration kommt natürlich die Luftembolie zustande:

4*

4. durch direktes Einpressen von Gas in die Lungenvenen.

A. ALBERT und jüngst F. JUNKER beobachteten bei dem Versuch, einen künstlichen Pneumothorax anzulegen, das Auftreten eines Mühlengeräusches am Herzen, das durch drei Tage andauerte. Es handelte sich also um eine Luftembolie in das Herz. (Der Ausgang war günstig.) Gestützt auf die Ergebnisse der zahlreichen älteren und neueren experimentellen Forschungen und Beobachtungen auf dem Gebiete der Luftembolie, kommt ALBERT zu dem Schluß, daß eine gewisse Anzahl der bisher beobachteten Zufälle bei Pneumothoraxanlegung einer Embolie ins rechte Herz ihre Entstehung verdankt. Nach der Anordnung der thorakalen und pulmonalen Venen, unter denen, besonders bei vorhandenen Pleuraverwachsungen, Anastomosen bestehen, kann Embolie ins rechte und ins linke Herz erfolgen. Aller Wahrscheinlichkeit nach entstand in dem Falle von ALBERT beim Pneumothoraxversuch durch Anspießen einer gesunden Stelle der Lunge ein Spontanpneumothorax. Aus diesem erfolgte Luftansaugung in eine ebenfalls eröffnete subpleurale Thoraxvene und ins rechte Herz. Für die Ansaugung aus einem Luftreservoir spricht die dreitägige Dauer des Mühlengeräusches. Welche Gasart bei der Pneumothoraxtherapie zur Anwendung kommt, ist für die Gefahr der Luftembolie nach BRAUER und SPENGLER gänzlich gleichgültig. Das Gas schädigt lokal nicht durch seine Art, sondern rein mechanisch durch die mehr oder weniger lang andauernde Unterbrechung der Zirkulation. Gasembolien wurden naturgemäß sowohl bei Erstpunktionen als auch bei Nachfüllungen beobachtet. Bei den letzteren sollten sie heute mit Sicherheit zu vermeiden sein und, wie ich hinzufügen möchte, auch bei den Erstpunktionen! Nach BRAUER und SPENGLER ist die Schuld bei allen, anläßlich von Nachfüllungen vorgekommenen Gasembolien zu suchen, „in unterlassener oder ungenügender Röntgen- und Manometerkontrolle, sowie in der Benützung einer Punktionsnadel, die nicht mit einem Mandrin versehen war" und ich möchte ergänzen: In der Verwendung der scharfen und spitzigen Nadeln!

Diagnose

Nach BRAUER und SPENGLER ruft eine Gasembolie folgende Erscheinungen hervor: „Von flüchtigem Unwohlsein, vorübergehender Blindheit, kurze Zeit anhaltenden Paresen, leichten Krämpfen, kann es bis zu echten epileptischen Anfällen kommen. Es kann der Tod in einem dieser Anfälle eintreten, es kann sogar ohne jeden Vorboten plötzlicher Tod erfolgen. Die Sektion wird in vielen Fällen weder makroskopisch noch mikroskopisch irgendwelche Aufklärungen geben können. Gasblasen wird man in den Gefäßen nur dann finden, wenn der Patient ganz plötzlich kollabiert und gestorben ist; schlägt das Herz noch mehrere Minuten, so wird man im allgemeinen nicht darauf rechnen können, noch Gasblasen in den Gefäßen zu finden." SPIELMEYER fand nach experimenteller Gasembolie bei Hunden und Affen kleinste herdförmige Nervenzellendegenerationen in der Hirnrinde. Nach den Versuchen von BRAUER und WEWER genügt bereits ein Bläschen von 0,2 ccm Gas, wenn es nur zufällig in lebenswichtige Partien des Zentralnervensystems eindringt, um schwere Herdsymptome zur Folge zu haben. Bei Gasembolie in den Netzhautgefäßen (WEWER) zeigt das Bild des

Augenhintergrundes „die Papille ganz weiß und silberglänzende Stellen in den Gefäßen".

Wolff-Eisner sah folgenden Fall: „Bei einer schweren kavernösen Phthise werden bei Ersteinfüllung 90 ccm N langsam in etwa zehn Minuten in die Pleurahöhle eingeleitet (Manometerablesung ?). Nach einigen Minuten biegt die Pat. plötzlich stark die Wirbelsäule, verdreht die Augen, atmet auffallend tief, Schweiß tritt auf, sie redet verwirrt, zeigt athetotische Bewegungen der Finger, zeitweise ist das Bewußtsein verloren. Nach Wiederkehr des Bewußtseins zeigt sich weinerliche Stimmung, es wird 0,01 g Morphium gegeben. Nach 2 bis 3 Stunden treten Erbrechen und unerträgliche Kopfschmerzen auf; nach 10 Stunden starke Kopfschmerzen, Beklopfen des Kopfes besonders rechts schmerzhaft, Nackensteifigkeit usw. Für 24 Stunden tritt vollkommene Amaurose auf, motorische Kraft des linken Beines und der linken Hand abgeschwächt."

Derselbe Autor verzeichnet eine weitere Beobachtung, bei der sich an die Krämpfe und Atmungsstörungen vorübergehende Blindheit und Paresen der rechten Körperhälfte anschlossen, es hat sich also sicher um Embolie gehandelt. Nachträglich ließ sich aber feststellen, daß ähnliche, wenn auch leichtere Zufälle, schon früher eingetreten waren und sich auch später noch ohne Einfüllung wiederholten. Nach Wolff-Eisner haben wir es hier mit Embolien zu tun, aber mit keinen Gasembolien, sondern mit solchen, die durch Loslösung von Thromben aus Lungengefäßen entstanden sind. „Bei einer ulzerösen Phthise sind alle Vorbedingungen für derartige Thrombosierungen gegeben, und es ist wahrscheinlich, daß eine Reihe von Zufällen bei der Pneumothoraxoperation nicht auf Luftembolie, sondern auf Loslösung von Thromben zurückzuführen sind." Ich halte diese vor langer Zeit geäußerte Ansicht Wolff-Eisners aus dem Grunde für sehr unwahrscheinlich, weil ich genügend ulzeröse Phthisen mit Pneumothorax behandelt habe, ohne einen derartigen Zufall zu erleben und weil auch in der Literatur meines Wissens kein weiterer Fall beschrieben ist. Cordier und Vincent berichten über einen Fall mit komplettem Pneumothorax, bei welchem es anläßlich der dreizehnten Nachfüllung zu einer tödlichen Gasembolie kam. Die Sektion ergab das mehrfache Anspießen der Lunge durch die Pneumothoraxnadel. Jessen hält wie L. Spengler u. v. a. alle die bisher beschriebenen Fälle von „Pleuraschock" für Gasembolien und bezeichnet als ihre Ursache die scharfe Nadel. Er sah tödliche Luftembolie dadurch, daß er mit einer Anästhesierungsspritzennadel ohne jede Gaszufuhr ein Kavernenwandgefäß verletzte, in das Luft aus der Kaverne eindrang. Das gleiche berichtet Begtrup-Hansen.

Häufigkeit

O. Amrein hat bis jetzt bei seinem großen Material nur zweimal eine Luftembolie erlebt, in dem einen Fall handelte es sich um Adhäsionen nach Exsudat. Die spitzige Nadel war kaum eingedrungen, durch die Pleura costalis und in den vermeintlichen Pleuraraum gelangt, als — ohne daß noch Gas eingeführt worden wäre — Ohnmacht, Pupillenstarre, Pulslosigkeit, Konvulsionen auftraten. Nach großen Kampferdosen Erholung nach einigen Stunden. Bei der zweiten Beobachtung, einem jungen Mann, der schon über ein dutzendmal nachgefüllt worden war, bot sich wohl auch durch Berührung einer Adhäsion bei spontaner tiefer Inspiration und Aspiration von etwas Luft aus dem Schlauch (ohne Öffnen des Gashahnes) ein noch aufregenderes Bild dar: Konvulsionen, Pupillenstarre, Pulslosigkeit, Lähmung der ganzen rechten Seite und Marmorierung der halben Körperseite und der rechten Extremitäten, vorübergehende Bewußtlosigkeit. Auch dieser Patient erholte sich nach einigen Stunden nach großen Kampferdosen, hatte eine leichte Amnesie, noch zwei Tage lang Schmerzen und Rötung im rechten Auge, an dem ophthalmoskopisch leichte Stauung nachweisbar war. Gerade die angeführten Marmorierungsflecke und Halbseitenlähmung sind für Luftembolie typisch. BURREL verzeichnet unter 467 Pneumothoraxanlagepunktionen fünfmal Erscheinungen von Pleuraschock oder Gasembolie, einmal mit tödlichem Ausgang, einmal Ohnmacht und Pulslosigkeit für wenige Minuten, dreimal vorübergehendes Ohmachtsgefübl; unter 5157 Nachfüllungen neunmal vorübergehendes Ohnmachtsgefühl, einmal Ohnmacht und fast völlige Pulslosigkeit für einige Minuten; einmal zwangen schwere Störungen im Verlaufe der dritten, vierten und fünften Nachfüllung zur Aufgabe der Behandlung. Einmal sah BURREL im dritten Behandlungsjahr wenige Minuten nach einer Nachfüllung Schwindelgefühl, Parästhesien auf einer Seite und Amaurose für zehn Minuten ohne Verlust des Bewußtseins. Von diesem letzten Fall abgesehen, glaubt dieser Autor mit Sicherheit, nicht für alle beobachteten Störungen embolische Vorgänge verantwortlich machen zu dürfen. Die Häufigkeit der Gasembolie wird stark überschätzt. H. DEIST hatte bei 102 Fällen vier Luftembolien, davon eine tödliche, SIEBERT bei 171 Neuanlegungen und 1254 Nachfüllungen zwei Embolien mit tödlichem Ausgang. RICKMANN erlebte bei 105 Fällen keine Embolie. Ich selbst verfüge, außer meinem eigenen Material, über das meiner Rundfrage mit 1400 Neuanlegungen mit schätzungsweise 15000 Nachfüllungen. Bei den Fällen aus der Rundfrage wurden fünfzehnmal, d. i. 0,1%, Gasembolie beobachtet, kein einziger tödlicher Ausgang. Bei 12000 Einblasungen oder Versuchen sahen R. W. MATSON und M. BISAILLON neunzehnmal Gasembolie, davon zweimal mit letalem Ausgang (zirka 0,2%). Sonstige Veröffentlichungen über Gasembolie stammen von ARCELIN, BALVAY, JESSEN, LYONNET, MAYER, SILLIG, SUNDBERG, SCHMIDT, STARGARDT, v. VOORNVELD, ZINK u. a. m.

Da mir eigene Erfahrungen fehlen, will ich eine Krankengeschichte von FREUND ausführlich bringen, die mit lobenswerter Aufrichtigkeit publiziert worden ist.

A. FREUND beschreibt einen Fall von Luftembolie, wie folgt:

„Bei dem ersten Patienten (Journ. Nr. 2548/22), einem 38jährigen Händler, welcher nach dreitägiger Beobachtungszeit aus dem Krankenhaus Buckow nach dem Krankenhaus Hasenheide verlegt wurde, bestand klinisch und röntgenologisch eine ausgedehnte Tuberkulose der ganzen linken Seite von ausgesprochen progredientem Charakter mit mehreren nachweisbaren Einschmelzungsherden. Die rechte Seite war nicht vollkommen frei, rechts hinten oben war das Exspirium sehr verschärft und verlängert, in der Nachbarschaft des rechten Hilus war feinblasiges Knistern zu hören, röntgenologisch war in dieser Gegend eine weiche, fleckige und streifige Zeichnung sichtbar. Trotzdem wurde, weil der ständig hoch fiebernde und sehr elend aussehende Patient sonst mit Sicherheit verloren gewesen wäre, beschlossen, den Versuch einer Pneumothoraxanlegung auf der linken Seite zu machen. — 11. 1.: Nach Novokainanästhesierung wird mit der DENECKESCHEN Nadel links im sechsten Interkostalraum in der vorderen Axillarlinie eingegangen. Es treten nur minimale Manometerausschläge[1] auf. Daher wird die Nadel wieder entfernt

---

[1] Im Original nicht gesperrt.

und im achten Interkostalraum etwas mehr nach hinten eingeführt. Die Manometerausschläge sind auch hier gering, aber immerhin etwas deutlicher und schwanken um 0 herum.[1] Es werden mit dem LESCHKEschen Apparat langsam 150 ccm Luft eingelassen. Ausschläge nach wie vor sehr gering (—1, +1). Abbruch der Einfüllung. Einige Stunden später ist ein mäßiges Hautemphysem aufgetreten, welches vom linken Rippenbogen bis zum Halse emporreicht. — 14. 1.: Die Röntgendurchleuchtung zeigt einen kleinen randständigen Pneumothorax links unten. Es wird deshalb an der alten Stelle langsam 300 ccm Luft eingelassen. Enddruck +4, +6. Die Temperatur ist seit dem Tage der Erstanlegung nur über 1° zurückgegangen und erreicht am Abend 38°. Das Hautemphysem ist zum größten Teil resorbiert. — 18. 1.: Nochmalige Nachfüllung von 400 ccm Luft. — 30. 1.: Da die kleine randständige Luftblase allseitig von festen Pleuraadhäsionen umgeben ist und keine Neigung zeigt, sich zu vergrößern, die Temperatur zudem wieder angestiegen ist und der Prozeß nunmehr auch auf der rechten Seite klinisch und röntgenologisch an Ausdehnung zugenommen hat, wird nach zweimaligen kleinen Nachfüllungen die Pneumothoraxbehandlung abgebrochen und werden weitere Nachfüllungen nicht mehr vorgenommen. — 15. 2.: Patient hat in der letzten Zeit mit Rücksicht auf die nach der Erstanlegung eingetretene Temperatursenkung mehrfach den Wunsch geäußert, die Lufteinfüllungen, bei denen er sich so wohl gefühlt habe, möchten wieder aufgenommen werden. Da er trotz Abratens ärztlicherseits auf seinem Wunsch besteht, wird heute die Wiederanlegung des Pneumothorax versucht. Es wird mit DENECKESCHER Nadel in unmittelbarer Nähe der alten Einstichstelle eingegangen. Es treten keinerlei manometrische Ausschläge auf, dagegen äußert der Patient lebhafte Schmerzen. Da diese stärker werden, wird die Nadel entfernt, ohne daß Luft eingelassen worden ist und auf die Wiederanlegung verzichtet. Der Patient ist sehr blaß, dicke Schweißtropfen stehen auf seiner Stirn. Er klagt über Schmerzen im rechten Arm, kann den Arm jedoch bewegen; der Händedruck ist kräftig. 1 bis $1^1/_2$ Stunden später ist eine Lähmung des rechten Armes und des rechten Beines sowie eine Sprachstörung aufgetreten. Der Fazialis ist frei. Patellarreflex, Achillessehnenreflex, Sehnen- und Periostreflexe der oberen Extremität sind auf der rechten Seite gesteigert. Es besteht Patellar- und Fußklonus rechts. Sensibilität bis auf Parästhesien in den Fingerspitzen der rechten Hand o. B. Pupillen gleich weit, reagieren prompt auf Lichteinfall und Konvergenz. Augenbewegung frei. — Diagnose: Luftembolie im Gehirn. — 16. 2.: Patellar- und Fußklonus sowie Reflexsteigerung rechts. Deutliche Pupillendifferenz, rechte Pupille enger als die linke, lichtstarr. Während der Visite treten klonische Zuckungen isoliert in der rechten Hand auf, die dann auf den rechten Arm, das rechte Bein und später auf den linken Arm und das linke Bein übergreifen (JACKSONSCHE Rindenepilepsie). Die Nachtschwester gibt an, derartige Anfälle mehrfach auch während der Nacht beobachtet zu haben. — 19. 2.: Anfälle nicht wieder aufgetreten. Pupillen gleich weit, reagieren prompt auf Lichteinfall und Konvergenz. Die Lähmung des rechten Armes und Beines ist vollkommen zurückgegangen. Motorische Kraft beiderseits gleich. Patient kann gehen, auch sämtliche feinere Bewegungen mit den Fingern ausführen. Es besteht noch eine geringe Sprachstörung. — 25. 2.: Auch die Sprachstörung ist nunmehr restlos behoben. Der Kranke ist zwei Monate später seiner Tbc. erlegen. Die Obduktion zeigte außer einer ausgedehnten doppelseitigen Lungentuberkulose (zumeist lobuläre käsige Pneumonien mit multiplen Kavernen) eine chronische adhäsive Pleuritis mit vollkommener Verwachsung der Pleurablätter. Von der durch die Pneumothoraxnadel verursachten Verletzung war naturgemäß nichts mehr zu sehen.

Epikrise: Bei einem Patienten, bei welchem der Versuch der Anlegung eines künstlichen Pneumothorax infolge ausgedehnter Verwachsungen nur zu einer kleinen randständigen, also unwirksamen Luftblase geführt hatte und infolgedessen abgebrochen wurde, wird auf dessen Wunsch nach einigen Wochen ein zweiter Anlegungsversuch gemacht. Bei diesem Versuch entsteht, ohne daß Luft eingelassen worden ist, eine typische Luftembolie in Form einer rechtsseitigen Hemiplegie mit Krämpfen vom JACKSON-Typus. Nach zehn Tagen sind die zerebralen Störungen vollkommen behoben."

Kritische Bemerkung zu dieser Krankengeschichte:

In diesem Fall wurde der Fehler begangen, den Gashahn zu öffnen, ohne deutliche, negative Manometerausschläge. Daß es nicht sofort bei der Anlage zur Embolie gekommen ist, ist ein Zufall — die Bedingungen dafür waren gegeben. Die Embolie bei der „Nachfüllung" erklären sich zwanglos durch das Anspießen eines Gefäßes mit der spitzen, scharfen Nadel und Ansaugung von Luft aus der Lunge selbst durch Eröffnung von Alveolen.

Therapie

Die Therapie der Gasembolie ist ziemlich machtlos. Nach einigen Autoren ist künstliche Atmung zu vermeiden, damit nicht noch mehr Luft in den Kreislauf eingesaugt wird. Man lagert den Kranken mit dem Kopfe tief, ein Aderlaß von 500 ccm (JESSEN), subkutane Adrenalininjektionen, elektrische Reizung des Nervus phrenicus können versucht werden, daneben Anregung der Herzaktion. A. v. FRISCH hat seinen Fall durch künstliche Atmung, die sechs Stunden lang fortgesetzt wurde, retten können. F. JESSEN empfiehlt den Aderlaß, von der Vorstellung ausgehend, daß etwaige im venösen Kreislauf vorhandene Gasblasen damit herausbefördert werden könnten, solche im arteriellen Teil befindliche durch das Absinken des Druckes im venösen Teil rascher durch das Kapillargebiet durchgedrückt werden. Er berichtet über vier Fälle, bei welchen er dadurch die nach Gasembolie bereits vollständig bewußtlosen Kranken retten konnte. NEUMANN empfiehlt venöse Injektion von 0,5 bis 1 ccm Adrenalin. M. GÄHWYLER empfiehlt Flexion im Hüftgelenk und rasche Aufrichtung des Oberkörpers aus der Horizontalen als rettenden Handgriff auf Grund seiner Erfahrungen bei sechs Fällen von Luftembolie.

Verhütung

Die Gasembolie ist mit Recht die gefürchtetste Komplikation der Pneumothoraxtherapie. Ich glaube, daß ihre Vermeidung eine Frage der Technik ist. Wenigstens sind alle[1]) mir persönlich bekannten Fälle und die meisten in der Literatur zitierten, durch Verwendung einer spitzen, scharfen oder halbscharfen Nadel, nach wem diese auch immer heißen mag, zustandegekommen. Wenn K. HENIUS sagt, daß er nur bei seinen ersten Fällen einmal eine Luftembolie erlebt hat, „als er noch mit einer spitzen, dünnen Nadel arbeitete", daß er aber mit seiner späteren Methodik, die anscheinend genau meiner eigenen entspricht, keine Gasembolie mehr erlebt hat, so ist das sicher kein Zufall. Aus diesem Grunde muß es immer wieder betont werden, daß ich das Arbeiten mit spitzigen Kanülen für durchaus verfehlt halte und ich befinde mich dabei in voller Übereinstimmung mit Autoren wie HENIUS, KAUFMANN, SCHRÖDER, J. SORGO, WEIDINGER u. v. a. SORGO, der ebenfalls ausschließlich mit der stumpfen Stichmethode und der SALOMONschen Kanüle arbeitet, sagt: „Ich glaube nicht, daß es ein Zufall ist, daß ich in den vielen Jahren, seit ich dieses Heilverfahren übe, in Hunderten von Fällen noch nie ein übles Erlebnis gehabt habe, Todesfälle nach dem Eingriff, wohl meist durch Luftembolie bedingt, nur

---

[1]) Anm. b. d. Korr.: Vgl. die Fußnote auf S. 21.

aus der Literatur kenne." An anderer Stelle führt derselbe Autor aus: „Jedenfalls habe ich die durch keinen ungünstigen Zwischenfall während vieler Jahre getrübte Erfahrung für mich, wenn ich den ausschließlichen Gebrauch des Salomonschen Katheters bei Erstanlegung und bei Nachfüllungen empfehle, und vor allen spitzeren Instrumenten warne." Die Verwendung von spitzigen Instrumenten hat meiner Ansicht nach gar nichts für sich. Der Vorwurf, welcher der stumpfen Salomonschen Kanüle z. B. von W. Neumann gemacht wird, daß durch sie größere Öffnungen in der Pleura gesetzt werden und daß es dadurch häufiger zu Hautemphysemen kommt, ist meiner Ansicht nach mit Rücksicht auf die Geringfügigkeit dieser Komplikation im Vergleich zur Lebensgefahr der Gasembolie nicht stichhältig. Gewiß kann auch mit der Salomonschen Kanüle eine adhärente, infiltrierte Lunge angestochen werden und ist mir dies wiederholt passiert. Schädliche Folgen habe ich außer kleinen, geringfügigen Hämoptysen als Folgeerscheinungen niemals beobachtet. Auch ich halte es für keinen Zufall, daß ich heute nach mehr als zehnjähriger Erfahrung, bei etwa 600 Pneumothoraxanlegungen mit etwa 10000 Nachfüllungen, niemals selbst oder mit meinen Assistenten eine Gasembolie erlebt habe. Auch einen „Pleuraschock" habe ich noch nicht gesehen. Zunächst möchte ich mit Brauer, Schläpfer und anderen annehmen, daß die meisten Fälle, die unter der Flagge „Pleuraschock" segeln, tatsächlich Gasembolien sind. Nachdem aber Brauer u. a. die Möglichkeit des Pleuraschocks experimentell nachgewiesen haben, so glaube ich mit Brauer, daß sich ein solcher durch eine gute Novokainanästhesie, die bis zur Pleura durchgeführt wird, vermeiden läßt.

Natürlich kann die Gasembolie auch ohne Rücksicht auf das verwendete Instrument dann auftreten, wenn durch Anwendung von hohen Druckwerten Adhäsionen abreißen und Blutgefäße eröffnet werden. Das sind aber wiederum technische Fehler, die sich vermeiden lassen und die außerdem, wenn mit Salomonschem Katheter und Wassermanometer gearbeitet wird, kaum vorkommen werden. Bei unserer Methode genügt oft schon ein leicht positiver Druck von einigen Zentimeter Wasser, um ein Haut- oder tiefes Emphysem und damit die Druckentlastung der Pleurahöhle herbeizuführen. Auch van Voornveld meint, daß bei richtiger Technik die Gefahr der Embolie sehr gering ist. „Wenn man die Fälle von mehr oder weniger plötzlichem Tode nach Pneumothoraxbehandlung liest, die in löblicher, ehrlicher Weise von verschiedenen Autoren beschrieben wurden, oder wenn man von Fällen hört, die nicht beschrieben wurden, dann kommt man doch zu der Überzeugung, daß oft mit nicht genügender Sachkenntnis und Vorsicht operiert wird und daß eine Anzahl von Todesfällen hätte vermieden werden können." (Voornveld.)

Die Salomonsche Kanüle ist an ihrem freien Ende abgerundet. Ich verdanke meinem Lehrer J. Sorgo die meiner Ansicht nach schwer zu widerlegende Auffassung, daß jede spitzige, scharfe Nadel in der Lage ist, ein Gefäß anzuspießen und somit zu eröffnen, was mit der starken Salomonschen Kanüle ganz unmöglich scheint. Selbst beim Anstechen der Lunge wird ein Gefäß der runden stumpfen Kanüle ausweichen können, was bei der spitzigen Nadel unwahrscheinlich ist. Der Nachteil der Salomonschen Kanüle liegt nur in der Schwierigkeit, schwartige Pleuren zu durchstoßen. wozu es oft wirklicher Kraftanstrengung bedarf.

3. Die Emphyseme (vgl. Abb. 33)

Das Hautemphysem

ist eine harmlose Erscheinung, die bei unserer Methode mit der stumpfen und starken Kanüle nicht zu selten beobachtet wird. Es entsteht durch das Zurückströmen des in die Pleurahöhle eingeführten Gases durch die gesetzte Öffnung in die oberhalb der Fascia endothoracica gelegenen Schichten der Muskulatur, bzw. der Haut. Die Diagnose ist sehr leicht. Man kann entweder mit dem aufgesetzten Stethoskop oder noch einfacher durch Palpieren mit der Hand deutliches Knistern hören und hat das Gefühl, ein mehr minder stark gebhähtes Luftkissen zu betasten. Das Hautemphysem entwickelt sich bei inkomplettem Pneumothorax oft schon während der Operation, besonders bei Anwendung von positiven Druckwerten. Häufig entsteht es auch nach Abschluß der Einblasung, wenn bei plötzlicher Steigerung des intrapleuralen Druckes infolge eines Hustenstoßes durch die gesetzte kleine Pleurawunde Gas unter Druck ausgepreßt wird. Bis zu einem gewissen Grade kann sein Auftreten durch Anwendung eines Kompressionsverbandes nach Abschluß der Einblasung verhindert werden. Von A. ŠERCER und R. PEIČIC wurde ein universelles, tiefes und Hautemphysem im Anschluß an ein Mediastinalemphysem beschrieben, das sich über den ganzen Körper, auch über den Kopf erstreckte.

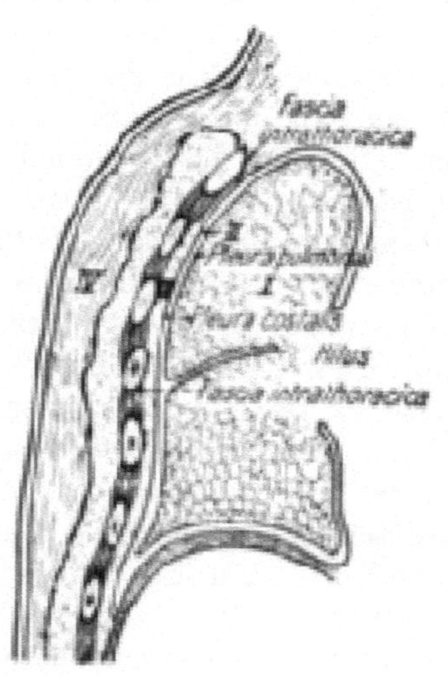

Abb. 33. Die verschiedenen Formen des Emphysems. (Nach B r a u e r - S c h r ö d e r - B l u m e n f e l d, Handbuch der Tuberkulose) *I* Interstitielles Emphysem der Lungensepta, führt zum echten Mediastinalemphysem; *II* Schwartenemphysem = Schwartenpneumothorax; *III* Tiefes Emphysem; *IV* Hautemphysem.

„Der ganze Körper, mit Ausnahme der Nase, der Lippen, des Scheitels, der Handflächen und der Fußsohlen ist mächtig aufgetrieben. Das Gesicht zyanotisch, die Venen am Hals und in den Schläfengruben prall gefüllt, die Augenlider derart aufgeblasen, daß die Augen vollkommen verdeckt sind, so daß der Patient, um sehen zu können, mit beiden Händen die Lider auseinanderziehen muß. Der Mund kann nur auf etwa 2 cm geöffnet werden. Die mächtige Auftreibung des Gesichtes geht ohne Unterbrechung auf Hals und Rumpf über. Am Rücken und auf der Brust ist der Luftpolster mindestens fünf Finger dick. Die Extremitäten sind zu plumpen, unförmigen Wülsten umgestaltet. Sogar die Dorsalflächen der Finger und Zehen sind polsterartig aufgetrieben und auch hier ist, wie über dem ganzen übrigen Körper das charakteristische Knistern nachzuweisen."

Offenbar hat es sich bei diesem Falle um eine K o m b i n a t i o n v o n H a u t -, t i e f e m u n d M e d i a s t i n a l e m p h y s e m gehandelt, welch letzteres bei der Obduktion nachgewiesen werden konnte. Der Fall dürfte in der Literatur vereinzelt dastehen. Meist ist die Ausdehnung des Hautemphysems auf die betreffende Thoraxhälfte beschränkt, doch habe ich auch Fälle gesehen, bei welchen sich das Emphysem über die obere Extremität bis zum Handgelenk und über den ganzen Thorax ausgebreitet hat. In den letzten sechs Jahren, seit wir mit kleinen Gasmengen und sehr geringen Druckwerten arbeiten, haben wir das Hautemphysem viel seltener beobachtet als früher.

Das tiefe Emphysem

In dem Spalt zwischen Pleura costalis und Fascia endothoracica kann von der Öffnung in der Pleura aus sich ein „tiefes" Emphysem entwickeln, das nach vorne bis zum Sternum und unter ihm aufwärts bis zum Jugulum fortschreiten kann und dann am Halse wieder zum Vorschein kommt. Dasselbe gibt Anlaß zu Schluckbeschwerden stärkeren oder schwächeren Grades und wurde von mir einige Male gesehen. Auch diese Komplikation ist harmlos, verursacht aber manchmal ziemlich heftige Schmerzen.

Das Schwartenemphysem

Das sogenannte Schwartenemphysem entsteht, wie schon der Name sagt, wenn Gas in eine Schwarte zwischen der Pleura costalis und der Pleura pulmonalis unter Druck eingepreßt wird. Das Schwartenemphysem ist also eigentlich ein richtiger Pneumothorax, der aber nur in den seltensten Fällen zu einem therapeutischen Effekt führen wird.

Das Mediastinalemphysem

Es entsteht durch Gas- oder Lufteintritt ins Mediastinum von einer Tracheal-, Bronchial- oder Lungenverletzung aus und kann lebensbedrohliche Erscheinungen verursachen. Als Therapie hat TIEGEL eine Inzision im Jugulum und Ansaugen der Luft mit BIERscher Saugglocke empfohlen. Ich selbst habe diese Komplikation nie gesehen. H. SCHUR und S. PLASCHKES berichten über einen Todesfall in direktem Anschluß an die Pneumothoraxbehandlung bei einem Kranken mit schwerer beiderseitiger Phthise, besonders der rechten Lunge, bei dem der Pneumothorax von anderer Seite angelegt worden war. Es war in diesem Falle nur möglich gewesen, einen kleinen, abgesackten Pneumothorax zu erzielen. Im Anschluß an den Pneumothorax trat immer mehr zunehmende Dyspnoe und Tachykardie auf und es kam zum Exitus letalis. Bei der Obduktion fand sich ein mediastinales und extraperikardiales Emphysem. F. KACH beobachtete nach Anlegung eines linksseitigen künstlichen Pneumothorax mit dem DENECKEschen Apparat im Verlauf der zweiten Auffüllung unter Verschlechterung des Zustandes der Patientin das Auftreten einer großen Luftblase im Mediastinum. Die Ursache glaubt er darin sehen zu müssen, daß an der von NITSCH beschriebenen schwachen Stelle des Mediastinums dieses, vielleicht begünstigt durch tuberkulöse Veränderungen am Hilus und an der Pleura mediastinalis, einriß. JESSEN erlebte bei einer Erstanlegung nach FORLANINI das Auftreten eines Mediastinalemphysems, an dem der Patient erstickte. SAUERBRUCH empfiehlt, den Thorax in der Unterdruckkammer zu öffnen, die Lungenwunde aufzusuchen und zu vernähen. Er beschreibt, wie der ständig wachsende Druck in der Pleurahöhle bei Spannungspneumothorax schließlich die Luft auf dem Wege des geringsten Widerstandes in das lockere Zellgewebe des Mediastinums eindringen läßt. Von hier gelangt sie dann in das präviszerale Bindegewebe des Halses, tritt am Jugulum zuerst als Hautemphysem in Erscheinung und kann sich dann über die Körperoberfläche verbreiten. Das Hautemphysem ist dabei gefahrlos und dient sogar als Sicherheitsventil für den

Spannungspneumothorax. Die Gefahr besteht darin, daß das Mittelfell enorm, oft ballonartig aufgetrieben, die Atmungstätigkeit der gesunden Lunge dadurch sehr behindert, das Herz aus seiner Lage gedrängt wird und vor allem die Gefäße abgeknickt werden, wodurch es zu einer hochgradigen Störung des Kreislaufes kommt. So sah SAUERBRUCH bei der Operation eines solchen Falles von Mediastinalemphysem die Vena cava inferior kleinkinderarmgroß und die Vena azygos daumendick gestaut. Weitere Fälle hat F. FLEISCHNER beschrieben.

In ganz ähnlichen Fällen wurde nun nach A. DEETJEN von HUNTER schon 1762, LEAKE 1762 und ALEXANDER RUSSEL 1767, Heilung durch einfache, tiefe Inzision an der Stelle des stärksten Hautemphysems und Herausstreichen der Luft aus dem Gewebe herbeigeführt. Die Luft stürzte dabei ebenso „laut und stürmisch" heraus, wie SAUERBRUCH das in seiner Unterdruckkammer bemerkte und durch die Wirkung des Unterdrucks erklärte. Die Dyspnoe ging dabei vollständig zurück und die Patienten genasen. In zwei Fällen handelte es sich um Hautemphysem ohne äußere Wunde. Jedenfalls sollte man vor einer eingreifenderen Operation diese einfache Methode in jedem Fall von bedrohlichem Mediastinalemphysem mit gleichzeitigem Hautemphysem versuchen. Vielleicht aber schaffen wir auch dadurch Kranken Erleichterung, bei denen ein Hautemphysem fehlt, wo aber durch das Röntgenbild ein ausgedehntes Mediastinalemphysem festzustellen ist. Man könnte nach DEETJEN dann die Eröffnung des Präviszeralspaltes am Halse am besten durch einen Schnitt wie zur unteren Tracheotomie erreichen, könnte auch vielleicht über dieser Wunde die BIERsche Saugglocke aufsetzen. Wichtig wäre dabei möglichste Ausschaltung angestrengter Inspirationen durch Narkotika.

4. Die Überblähung und Verlagerung des Mediastinums

Die Überblähung des Mediastinums ist wohl eine der am häufigsten zu beobachtenden Komplikationen bei der Pneumothoraxbehandlung (vgl. Beob. F. W., S. 111, Abb. 54). Nach GARRÈ und QUINKE verläuft der Nervus vagus unter der Pleura mediastinalis. Bei starker Verdrängung des Mediastinums kann es daher durch Zerrung des Vagus zu Kollaps und zur Bradykardie kommen. Die Stellung des Mediastinums ist für die Funktion der anderen Lunge von wesentlicher Bedeutung und abhängig von dem Druck, der auf ihm lastet. Wenn der Druck in beiden Pleuren der gleiche ist, wird es seine Lage nicht ändern; ist der Druck auf der Pneumothoraxseite größer als auf der gesunden, so muß sich eine dünne, nachgiebige Mediastinalplatte konvex nach der gesunden Seite hin vorwölben und damit die inspiratorische Ausdehnung der anderen Lunge mehr oder weniger beeinträchtigen. Der Grad dieser Beschränkung wird direkt von der Größe des Druckes abhängig sein (GARRÈ-QUINKE). Nach NITSCH hat das Mediastinum zwei schwache Stellen, die sich bei einseitigem Pleuradruck ausbauchen. Die erste liegt vorne unter dem oberen Sternum in der Höhe des Ansatzes der zweiten bis vierten Rippe, die zweite hinten vor der Wirbelsäule zwischen Aorta und Speiseröhre. Praktisch folgt aus dem Gesagten, daß eine starke Verdrängung des Mediastinums möglichst zu vermeiden ist und man nur dann mit höheren Druckwerten arbeiten darf, wenn das Mediastinum starr und unnach-

giebig geworden ist, wie man es meist nach dem Auftreten einer Pneumothoraxpleuritis findet. Dumarest und Brette unterscheiden: 1. Verdrängung des
Herzens, 2. Verdrängung des ganzen Mittelfelles, 3. Verdrängung eines Teiles
desselben: Die Mediastinalhernie (Brauer). Bei der letzteren handelte es
sich meist um jugendliche Kranke. Diese „Hernie" wurde häufiger bei linksseitigem Pneumothorax beobachtet (Eber). Nach v. Muralt retrahiert sich die
einmal mobilisierte Mediastinalstelle nicht elastisch und behält schon bei ganz
kleiner Druckdifferenz ihre Verlagerung bei. „Erträgt die gute Lunge aber die
Überblähung gut, so hat diese an und für sich keine nachteiligen Folgen und
bedarf keiner weiteren Behandlung." Hochgradige Verdrängung des Mediastinums kann, wie K. Krause an der Hand von drei Fällen mitgeteilt hat, diagnostische Fehlschlüsse bedingen. Die Verlagerung der Trachea führte zur
falschen Diagnose einer Kaverne und ist dieser Irrtum dadurch leicht aufzu-
klären, daß man durch Kontrastbrei die stets mit der Luftröhre zusammen-
hängende Speiseröhre vor dem Röntgenschirm sichtbar macht. Über drei instruktive Fälle von Überblähung des Mediastinums berichtete auch F. Fleischner. Binder u. v. a. empfehlen, von einem positiven Druck bei der Einfüllung
abzusehen, um einen Druck auf das Herz, die großen Gefäße und das Mediastinum zu vermeiden. Ist Exsudat vorhanden, so kann dasselbe in die Mediastinalhernie einfließen. Ein zu bewegliches Mediastinum kann die Durchführung
der Pneumothoraxbehandlung in Frage stellen. Dies zeigt folgende

Beob. G. L., 26 Jahre alt, aufg. 17. 12. 1923, entl. 14. 4. 1924. — Im November 1923
Anlegung des Pneumothorax mit 600 ccm N; es folgten drei Nachfüllungen zu 800, 1000
und 900 ccm N v o r der Aufnahme bei uns. Die Kranke nahm in dieser Zeit an Körpergewicht 4 kg ab. N a c h j e d e r N a c h f ü l l u n g h u s t e t e d i e P a t. m e h r. Die Aufnahmsuntersuchung ergibt eine kavernöse Tbc. des linken Oberlappens, mit kuppenförmiger Adhäsion desselben bei bestehendem unvollständigem Pneumothorax und
guter Kompression des Unterlappens. W e s e n t l i c h e V e r s c h i e b u n g d e s H e r z e n s
u n d M e d i a s t i n u m s n a c h r e c h t s. Der Röntgenbefund bestätigt die klinische
Diagnose. Am 20. 12. 1923 wird bei uns die (im ganzen vierte) Nachfüllung vorgenommen; bei einem Anfangsdruck von —8 —3 cm H_2O und bei einem Enddruck
von —1 +1 cm H_2O werden 450 ccm N eingelassen. Nach der Nachfüllung besteht
v e r m e h r t e A t e m n o t u n d s c h w e r e Z y a n o s e trotz der geringen Gasmenge und
des angewandten ± Nulldruckes. Am 1. 1. 1924 wird die fünfte Nachfüllung mit
600 ccm N bei einem Enddruck von —2 + 2 cm H_2O mit dem gleichen Erfolg versucht. Die Pat. erholt sich nicht und nimmt weiter an Körpergewicht ab. Der Pneumothorax wird nicht weiter fortgesetzt, worauf sich die Pat. sofort zu erholen beginnt
und in den letzten Wochen ihres Aufenthaltes 4,50 kg zunimmt.

Epikrise: Bei einem außerhalb der Anstalt angelegten Pneumothorax
besteht eine kuppenförmige Adhäsion des hauptsächlich erkrankten Oberlappens und ein außerordentlich verschiebliches Mediastinum. Auch bei sorgfältiger Vermeidung von positiven Druckwerten wird immer wieder eine der-
artig bedeutende Mediastinalverschiebung erzielt, daß die Zirkulation und die
Respiration der Kranken ernstlich gefährdet erscheint, weshalb nichts anderes
übrig bleibt, als den Pneumothorax aufzulassen.

Aber nicht nur in der Bildungs- und Unterhaltungsperiode,
sondern insbesondere in der Auflassungsperiode beobachten wir häufig
schwere Mediastinalverschiebungen. Während aber die ersteren gegen die gesunde Lunge hin erfolgen, kommt es bei letzteren durch Schrumpfungs-

vorgänge und Ansaugung zur Verschiebung in die Pneumothoraxseite. Auch diese Mediastinalverlagerungen können schwere Herzbeschwerden auslösen. Ist der Pneumothorax noch unterhalten, so ist die einzige Therapie dieser „Herzbeschwerden" eine Nachfüllung und Ausgleich der negativen Druckwerke; unter Umständen kommt die Phrenikusexhairese in Betracht.

5. Herz- und Kreislaufstörungen

Bei der Durchführung der Pneumothoraxtherapie ist das Herz genau zu beobachten. Ich stimme dabei mit den Autoren überein, die der Ansicht sind, daß man die Therapie bei Kranken, die das 45. bis 50. Lebensjahr überschritten haben, nicht mehr durchführen sollte. Ein jugendliches, kräftiges und gesundes Herz hält gar manches aus. Verlagerung des Herzens auf die andere Seite, Verdrehung und Abknickung der großen Gefäße wird, wenn diese Erscheinungen nicht zu rasch aufeinander erfolgen, merkwürdig gut vertragen. Ganz anders aber ist es bei den Herzen älterer Personen und solchen, die durch einen, wenn auch kompensierten Klappenfehler oder aber durch vorausgegangenes, lange andauerndes Fieber toxisch geschädigt sind. Da muß man in der Dosierung außerordentlich vorsichtig sein, denn manchmal kommt es zu derart schweren Erscheinungen, die wie Lungenödem aussehen, bei unstillbarem Reizhusten und massenhaftem Auswerfen von schaumigem Sputum, daß nichts übrig bleibt, als den eingeschlagenen Weg aufzugeben (vgl. die Krankengeschichten w. u.). Ich habe auch den Eindruck, daß es für das Herz nicht gleichgültig ist, welche Lunge, ob die rechte oder die linke, durch den Pneumothorax ausgeschaltet wird. Abgesehen von den rein mechanischen Folgezuständen, wie z. B. in dem einen weiter unten geschilderten Fall, Beob. M. G., scheint die Belastung des Herzens bei einem rechtsseitigen Pneumothorax eine größere zu sein als bei einem linksseitigen. Die gewöhnlichen Herzmittel, wie Digitalis, Strophanthin usw., versagen recht oft gerade bei den toxisch geschädigten Herzen. Nach dem Vorschlag A. Arnsteins und E. Guths habe ich in den letzten Jahren Versuche mit gleichzeitigen oralen Gaben von Kalzium und Digitalis gemacht und glaube, Günstiges gesehen zu haben. Die Dosierung ist folgende: Viermal täglich ein Eßlöffel einer 10%igen wäßrigen Lösung von Calcium chloratum crystallisatum (Merck) kombiniert mit dreimal täglich fünfzehn Tropfen Digipurat durch acht Tage hindurch. Das Kalzium kann auch intravenös gegeben werden. Wenn die gewünschte Herzwirkung nicht schon früher eintritt, wird die Digitalis nach acht Tagen fortgelassen, während das Kalzium prinzipiell durch längere Zeit weitergegeben wird.

O. Amrein rät, bei Anlegung eines linksseitigen Pneumothorax vorsichtig zu sein und anfänglich große Druckwerte zu vermeiden, um die Verlagerung des Herzens und der Gefäße nicht zu brüskieren. C. Carlström fand bei der Sektion eines Falles, bei dem ein vollständiger rechtsseitiger Pneumothorax nur durch zwei Monate bestanden hatte, eine beträchtliche Hypertrophie des rechten Ventrikels. Ein ähnlicher Fall wurde von Waller beobachtet. Nach den Tierversuchen von Bruns, Ch. Yoon u. a. wird das Herz zuerst dilatiert, dann hypertrophiert die rechte Kammer und es erfolgt eine Stauung des Venensystems, besonders in der Pfortader. Cantani und Arena konnten dagegen nur ausnahmsweise eine Vergrößerung des rechten Herzens feststellen. Durch das Tiefertreten des Zwerchfelles wird nach K. HITZENBERGER (Klinik WENCKEBACH) dem Herzen seine Unterlage entzogen, es liegt während seiner Arbeit nicht mehr bequem, sondern „hängt gleichsam frei an der Trachea und Fascia colli, wo es durch die Aorta befestigt ist". Dabei erfährt das Herz noch eine Verdrehung mit der Spitze nach vorne und zur Mittellinie. Dadurch allein entstehen schon nicht unbedeutende Schwierigkeiten für die Herztätigkeit. „In der Verlagerung des Herzens haben wir auch die Ursachen subjektiver Beschwerden des Kranken zu suchen. Es dürfte sich dabei wohl um eine Zerrung der Herznerven handeln. Der Tiefstand des Zwerchfelles bedingt Störungen des Rückflusses des venösen Blutes aus dem Bauchraum. Es treten die Symptome der arteriellen Anämie auf: baldige Ermüdung, Schwindelgefühl, blasse turgorlose Haut, bleiches Gesicht, kleiner frequenter Puls."

Graf SPEE hat nach A. DEETJEN darauf hingewiesen, daß bei rechtsseitigem Pneumothorax ein verminderter Seitenzug an dem relativ schlaffen Ventrikel durch Wegfall der Lungenspannung gefährlicher sei als ein solcher bei linksseitigem an der starken Herzmuskulatur, die duch Blutfüllung immer wieder mechanisch gesteift wird, während rechts bei Ansaugung des Venenblutes die Kammerwand angesaugt wird, sobald der Lungenzug fortfällt.

DUMAREST und BRETTE erwähnen einen Fall von plötzlichem Herztod im Anschluß an den Pneumothorax. Es handelte sich um einen 34jährigen Kranken mit einer alten indurativen Tuberkulose des r e c h t e n Oberlappens und akuter exsudativer Pleuritis derselben Seite. Am Herzen auffallend leise Töne, der Puls gut gespannt, regelmäßig, keine Tachykardie, ziemliche Dyspnöe. Nach Entleerung von 350 ccm serösen Exsudats werden 600 ccm Stickstoff mit einem Mitteldruck von $\pm$ 0 eingeblasen. Der Pneumothorax ist inkomplett, die Dyspnöe hat nachgelassen, das Fieber ist gefallen. Am vierten Tage steht der Patient entgegen der ärztlichen Anordnung auf, fällt um und ist tot. Die Autoren erklären sich diesen Fall als plötzlichen Herztod infolge einer Schwächung des Herzmuskels. Klinisch pflegt die Hypertrophie des rechten Ventrikels anfangs keine Erscheinungen zu machen, außer wenn das Herz schon vor Anlegung des Pneumothorax weniger widerstandsfähig war, in welchem Falle die Dilatation des rechten Ventrikels sehr rasch erfolgen kann. Die Hauptsymptome der Hypertrophie der rechten Herzkammer sind nach N. JAGIĆ, abgesehen vom Röntgenbefund, „eine abnorme pulsatorische Hebung des unteren Sternums, Verbreiterung der Herzdämpfung nach rechts, die Treppenform der absoluten Herzdämpfung (JAGIĆ) bei Zwerchfelltiefstand, die fühlbare starke Pulsation des rechten Ventrikels unter dem linken Rippenbogen, knapp neben dem Processus xiphoideus und die Akzentuation des zweiten Pulmonaltones im zweiten und dritten Interkostalraum links neben dem Sternum (der akzentuierte zweite Pulmonalton klingt tief und dumpf)". L. HOFBAUER (Klinik WENCKEBACH) berichtet über zwei zur Sektion gekommene Fälle von künstlichem Pneumothorax, bei welchem sich eine mächtige Hypertrophie und Dilatation der rechten Herzkammer fand. Er macht für das Entstehen derselben nicht nur die Ausschaltung der einen Lunge verantwortlich, sondern den Umstand, daß auch die gesunde Lunge durch das Nachlassen der elastischen Spannung in gewissem Maße leidet, wodurch der Kreislauf noch weiterhin erschwert wird.

Auch E. Suess glaubt, daß die langdauernde Einengung des Lungenkreislaufes und die verringerte ansaugende Wirkung der Inspiration besonders beim rechtsseitigen Pneumothorax die Herzarbeit beeinträchtigen, macht aber darauf aufmerksam, daß der ausgedehnte Lungenprozeß an sich schon häufig zur Hypertrophie der rechten Herzkammer führen kann. Dumarest und Brette berichten über eine ihrer Kranken, bei welcher am fünfzehnten Tage nach Anlegung des Pneumothorax schwerste Atemnot, begleitet von Unregelmäßigkeiten des Pulses und Ödemen der unteren Extremitäten, auftrat. Der Pneumothorax wurde abgebrochen und die Kranke von der hochgelegenen Heilstätte in die Ebene hinuntergesandt. Sie starb kurze Zeit später. Dieselben Autoren erwähnen einen weiteren Fall von Herztod bei einem sehr fetten Kranken, bei dem von Anfang an schwere Dyspnöe bestand, die nach Auftreten eines Exsudates beträchtlich zunahm. Es trat Herzerweiterung und Leberschwellung auf und der Patient kam plötzlich fünfzehn Tage später ad exitum. Dumarest betont deshalb die Wichtigkeit der ständigen Herzüberwachung im Verlaufe der Pneumothoraxbehandlung besonders bei fetten Individuen. Er macht ferner auf die bei der Pneumothoraxbehandlung hie und da auftretende Verarmung des Blutes an Sauerstoff aufmerksam, die sich durch Ohnmachtsanfälle, auffallend niedrige Temperaturen, Unregelmäßigkeit der Herztätigkeit und starke Abmagerung kennzeichnet. Derartige Symptome erfordern ein rasches Verkleinern der Gasmengen oder völliges Auflassen des Pneumothorax. In vereinzelten Fällen machen sich nach v. Muralt im Verlaufe der Pneumothoraxbehandlung Geräusche am Herzen bemerkbar. Ich habe solche niemals finden können. Hochgradige Herzverlagerungen können nach v. Muralt auch Ungleichheit der beiden Radialpulse zur Folge haben. „Wird z. B. der Arcus aortae durch eine extreme Rechtsstellung des Herzens gestreckt, so ist es begreiflich, daß sich die Pulswelle direkter nach dem linken Arm als nach dem rechten fortpflanzt."

Diese Beobachtung v. Muralts kann ich aus eigener Erfahrung bestätigen.

Beob. M. G., 22 J. alt, aufg. 28. 3. 1923, entl. 17. 2. 1924. — Wegen einer kleinknotigen, rasch progredienten Tuberkulose der linken Lunge Anlegung des Pneumothorax am 12. 4. 1923. Die Kranke hat ein sehr bewegliches Mediastinum. Es kommt zu einer ziemlich starken Verlagerung des Herzens nach rechts. Nach der 15. Nachfüllung, die am 5. 11. 1923 stattfindet, wobei 450 ccm N bei einem Enddruck von $-1 + 1\,H_2O$ aufgefüllt werden, tritt starke Atemnot auf bei einer Pulsfrequenz von 90. Der Puls ist inäqual und zwar ist der Radialispuls rechts besser zu fühlen als links. Mit zunehmender Aufsaugung des eingefüllten Stickstoffes hört die Pulsungleichheit wieder auf. Es scheint mir keinem Zweifel zu unterliegen, daß in diesem Falle eine Abknickung der großen Gefäße stattgefunden hat. Die Streckung der Aorta kann hier nicht die Ursache gewesen sein, weil ja der Puls besser an der rechten als an der linken Radialis zu fühlen war.

Auch die Zeit der Unterhaltung des Pneumothorax spielt bezüglich der Herzfrage eine wesentliche Rolle. Das Herz kann der größeren Belastung durch lange Zeit gut gewachsen sein, wenn aber der Pneumothorax, wie es manche Autoren vorschlagen, durch fünf und mehr Jahre unterhalten wird, kann es schließlich einmal versagen. Es ist also notwendig, bei der Bestimmung, wie lange der Pneumothorax unterhalten werden soll, nicht nur die Lunge, sondern auch den ganzen Menschen, insbesondere aber das Herz zu berücksichtigen.

Daß auch einmal bei einem kompensierten Vitium der Pneumothorax zu einem vollen Erfolg führen kann, beweist folgende Beobachtung:

Beob. F. V., 28 J. alt, aufg. 2. 10. 1922, entl. 28. 2. 1923. — Wegen offener, indurativer, kavernöser Tuberkulose der rechten Lunge wird am 10. 10. 1922 rechts der Pneumothorax angelegt und nach elfmonatlicher Dauer am 5. 9. 1923 aufgelassen. Mitralinsuffizienz. Die Nachuntersuchung am 8. 1. 1927 ergibt völliges Wohlbefinden, das Sputum ist frei von Bazillen und elastischen Fasern, Pat. hat seit der Pneumothoraxanlegung 16 kg an Körpergewicht zugenommen. Die Auskultation ergibt das Fehlen von Nebengeräuschen. Pat. versieht seit seiner Entlassung aus der Anstalt ohne Unterbrechung seinen Dienst als Bankbeamter.

Manche Herzen hingegen vertragen auch ganz geringe Verschiebungen nicht und kann ihr Verhalten zum Auflassen des Pneumothorax zwingen.

6. Magen- und Darmbeschwerden

Diese sind bei Lungenkranken mit und ohne Pneumothorax bekanntlich sehr häufig und können nebst anderen Momenten (Verkleinerung der respiratorischen Oberfläche) mit als eine Ursache für die schlechte Gewichtszunahme der mit Pneumothorax behandelten Kranken angesehen werden. Die Gründe für Magen-Darmbeschwerden können zunächst rein mechanische sein. Die Herabdrängung des Zwerchfelles, der Druck auf den Magen führt zu Appetitlosigkeit und häufig zu Erbrechen. Besonders ist das bei l i n k s s e i t i g e m Pneumothorax der Fall und dann, wenn noch ein Exsudat hinzutritt, das durch seine Schwere wirkt oder wenn die Nachfüllung bei vollem Magen vorgenommen oder endlich, wenn eine Phrenikotomie ausgeführt wurde. Auch O. Amrein hat besonders bei linksseitigem Pneumothorax unmittelbar nach der Nachfüllung Brechreiz und Appetitlosigkeit dadurch entstehen gesehen, daß das Zwerchfell auf den Magen drückte. Ich selbst konnte auch bei einem Fall, bei welchem viele, derbe zipfelförmige Adhäsionen bestanden und infolge Vorausgehens einer exsudativen Pleuritis nur ein unvollständiger r e c h t s s e i t i g e r Pneumothorax gelang, durch Druck des Gases auf Zwerchfell und L e b e r Beschwerden von seiten der Kranken beobachten, die von ihr ebenfalls als „Druck auf den Magen" empfunden wurden. Das mit seiner Konvexität nach unten stehende Zwerchfell verursachte in einem Falle Wolff-Eisners sehr unangenehme Magen-Darmbeschwerden. Nach O. Porges soll durch Verschlucken von Sputum sehr häufig Magenkatarrh hervorgerufen werden. Gewöhnlich bessern sich die rein toxischen Magen-Darmbeschwerden im Laufe der Behandlung und wir haben auch manchmal, falls eine ausgesprochene Überernährung möglich war, sehr schöne Gewichtszunahmen beobachtet (vgl. S. 152). Häufig kann man für das Auftreten der Beschwerden die Vergiftung des Organismus durch spezifische T o x i n e verantwortlich machen, die, ähnlich wie bei Tuberkulininjektionen, durch Auto-Tuberkulinisierung im Anschluß an die ersten Nachfüllungen bedingt sind. In solchen Fällen sieht man auch eine charakteristische Temperaturkurve (vgl. Fieber, S. 161, Abb. 111). Dumarest veröffentlichte zwei Fälle, bei denen es nach den ersten Einblasungen zu Erbrechen, Durchfällen und Fieber bis 39⁰ kam, Erscheinungen, die durch mehrere Wochen anhielten. Bei diesen Kranken handelte es sich aber um eine echte Generalisierung der Infektion, der sie vier, bzw. sieben Monate nach Anlegung des Pneumothorax infolge Aussaat von tuberkulösen Herden erlagen. Hie und da werden auch Diarrhöen beobachtet, die toxische Ursachen haben. Diese Diarrhöen dürfen mit der echten Darmtuberkulose nicht verwechselt werden, die eine ziemlich häufige Sekundärerscheinung bei den schlecht verlaufenden Pneumothoraxfällen bildet. O. KIEFFER fand bei 629 Sektionen in 452 Fällen (= 72%) tuberkulöse Veränderungen des Darmes, doch war die klinische Diagnose hier nur bei 250 (= 40%) gestellt worden, während der Rest keine klinischen Erscheinungen darbot. Dieser Autor hält für ein wichtiges klinisches Symptom der Darmtuberkulose eine hartnäckige Verstopfung, die oft allen Mitteln trotzt. Neben den Durchfällen kommt dem Nachweis einer okkulten Blutung und der radiologischen Darmuntersuchung klinische Bedeutung zu. EISENHART hat bei den Sektionen von 6000 Tuberkulosen 600 mal (= 10%) Darmtuberkulose gesehen. Ich möchte für die Pneumothoraxfälle nicht (im Sinne von I. NEUER) annehmen, daß es sich bei dieser Form von Darmtuberkulose um echte Metastasen handelt, sondern glaube vielmehr, daß die Darmtuberkulose schon unerkannt vor Anlegung des Pneumothorax bestanden hat und erst im Verlaufe der Beobachtung manifest wurde. Ich habe eine größere Anzahl von meinen mit Pneumothorax behandelten Kranken an Darmtuberkulose verloren. Ihr Auftreten darf man aber nicht der Pneumothoraxmethode zur Last legen. In einer interessanten Arbeit erwähnt A. KIRCH die Darmtuberkulose als eine der häufigsten Todesursachen bei Tuberkulose. Und wenn wir uns an die zahlreichen Sektionen Tuberkulöser, die wir gesehen haben, erinnern, so ist schließlich das Fehlen der Darmtuberkulose im Endstadium geradezu als Seltenheit zu bezeichnen. Die Darmverdauung wird bei gesunden Organen vom Pneumothorax in der Regel nicht beeinflußt. Vereinzelte Beobachtungen von hämorrhagischer Diarrhöe nach Pneumothorax wurden von KELLER beschrieben. „Stellen sich Diarrhöen ein, so besteht nach v. MURALT immer der Verdacht, daß eine bisher latent verlaufene Darmtuberkulose manifest geworden ist. Leider ist diese Beobachtung nicht selten und alle Autoren stimmen darin überein, daß bereits bestehende Darmtuberkulose fast sicher durch den Pneumothorax ungünstig beeinflußt wird."

Die Differentialdiagnose zwischen toxischen Diarrhöen und echter Darmtuberkulose ist nicht leicht. Einerseits wissen wir als Heilstättenärzte, daß die toxischen Erscheinungen bei einer Freiluftkur sich ziemlich rasch zurückbilden, während die echte Darmtuberkulose besonders in ihrer diarrhoischen Form sehr schwer zu beeinflussen ist, anderseits kann die echte Darmtuberkulose auch ohne Diarrhöen verlaufen. Die klinischen Erscheinungen stehen oft zum pathologisch-anatomischen Befund in einem krassen Gegensatz.

Ich erinnere mich an eine Krankenschwester, Chr. H., die neben ihrer schweren Lungentuberkulose das Bild einer anscheinend wenig floriden Darmtuberkulose bot, so daß ich keinen Anstand nahm, bei der Patientin den Pneumothorax anzulegen. Die leichten Diarrhöen, die die Patientin hatte, waren insbesondere durch intravenöse Injektionen von 10%igem Chlorkalzium sehr gut zu beeinflussen. Als die Kranke einige Monate später starb, fand sich zu unserer Überraschung bei der Obduktion eine derart schwere ulzeröse Form von Dickdarmtuberkulose, daß die Schleimhaut des Dickdarmes in der Ausdehnung von etwa einem Meter vollständig fehlte! Das Präparat befindet sich im pathologisch-anatomischen Museum der

Heilanstalt Alland. Hätten wir in diesem Falle eine Rektoskopie vorgenommen, so wäre trotz der sonst vitalen Indikation der Versuch eines Pneumothorax unterblieben.

Die Nachfüllung eines Pneumothorax bei auftretender Darmtuberkulose ist zwecklos und kann das letale Ende nur beschleunigen. Nur bei tumorartiger isolierter Dickdarmtuberkulose kann die Resektion des befallenen Darmabschnittes in Frage kommen, wie wir eine solche in der Beob. Dr. C. L. mit gutem Erfolge durchführen konnten. Die Träger einer Darmtuberkulose verraten sich meiner Erfahrung nach oft schon durch das eigentümlich fahle Kolorit ihrer Haut.

7. Die Exsudate

Die Häufigkeit

auftretender Exsudate wird verschieden angegeben. Der Grund hiefür liegt zuächst in der Verschiedenheit des Krankenmaterials, sodann in der Verschiedenheit der Beobachtungsdauer. Ich glaube behaupten zu können, daß die Exsudatziffer mit der Länge der Beobachtungsdauer größer wird. In der Literatur finden sich die verschiedensten Angaben. Nach v. MURALT haben FAGIUOLI, FABER, FORLANINI, v. MURALT und ZINK zwischen 30 und 50%, SAUGMAN nach dreizehnjähriger Beobachtungsdauer 67%, DUMAREST, MURARD 70% Exsudate beobachtet. R. W. MATSON, R. C. MATSON und M. BISAILLON sahen bei ihrem Material von 500 Fällen in 100% Exsudate, davon in 12% Empyeme auftreten. H. DEIST meint, daß j e d e r Pneumothorax einmal ein kleineres oder größeres Exsudat bekommt. Er sah 80%, davon 20% mit Fieber und 5% Empyeme bei 173 Fällen. SAXTORPH berichtet von 37%. L. BERNARD und BARON erwähnen 60% ohne die Randexsudate. Ich kann bei einer Gruppe meiner Kranken mit sehr langer Beobachtungsdauer bis zu 73% angeben. Fast zur gleichen Ziffer kommen BRAUER und SPENGLER bei vierzehn seit zwölf bis fünfzehn Jahren geheilten Kranken. G. BAER hat bei Kindern selten Exsudat beobachtet. ELIASBERG und CAHN berichten über 28% bei 111 Kindern. Die Angaben meiner Rundfrage mit 1112 bezüglich der Exsudatfrage verwertbaren Fällen ergeben eine Häufigkeit von zirka 25%. Ein eigenes Material von 230 vor vier Jahren abgeschlossenen Beobachtungen ergab die gleiche Ziffer. Diese Ziffer ist bestimmt zu niedrig. Etwa 50 bis 60% dürften der Wahrheit am nächsten kommen.

Die Entstehung

der Exsudate führen v. VOORNVELD, O. AMREIN u. a. auf das Losreißen von Verwachsungen zurück. „Die bis dahin eingekapselten tuberkulösen Herde an der Lungenperipherie oder auf der Pleura costalis und pulmonalis werden aufgerissen und die mobilisierten Tuberkelbazillen verursachen durch Aussaat auf die Pleura das Exsudat" (v. VOORNVELD). O. AMREIN meint, daß durch das Reißen von Adhäsionen die Pleura pulmonalis undicht werde und die Bakterien dadurch von der kranken Lunge aus Zutritt in den Pleuraraum bekämen. Durch Übergreifen von tuberkulösen Herden auf die Oberfläche der Pleura pulmonalis wollen A. BAER und H. KRAUS, E. SUESS u. a. die Entstehung erklären. Anwärmung des Gases oder die Gasart hat nach BURREL keinen Einfluß, doch muß

die Beobachtung dieses Autors verzeichnet werden, daß von zwanzig nichttuberkulösen Kranken, die mit Pneumothorax behandelt wurden, neunzehn
exsudatfrei blieben. WARNECKE gibt eine gute Darstellung über die Pleuritis
sicca bei künstlichem Pneumothorax. Nach ihm waren für das Auftreten derselben neben der tuberkulösen Infektion „Zerrungen", „Dehnungen", „Zer-
reißungen von Verwachsungen und Strängen", „Lungen- und Pleuraverletzungen",
„Durchbruch oberflächlich gelegener Herde", „größere Durchlässigkeit der
Pleura bei käsig-pneumonischen Prozessen", „das starke Anpressen an tuberkulöse Lungenherde", vielleicht auch „seltener unspezifische Infektionen bei
akuter Bronchitis", „Angina" usw. und andere Momente, wie „Überanstren-
gungen", „Menses", verantwortlich zu machen. TH. JANSON meint, die Entstehung des Exsudates mit pleuritischen Reizungen v o r Anlegung des Pneumothorax in Zusammenhang bringen zu müssen. N u n h a b e i c h a b e r g e r a d e
b e i e i n i g e n K r a n k e n, b e i w e l c h e n i c h w e g e n e i n e r a u s-
g e d e h n t e n, i m m e r w i e d e r r e z i d i v i e r e n d e n P l e u r i t i s s i c c a den
Pneumothorax angelegt habe, k e i n e Exsudatbildung beobachtet. Mit der
Größe des Pneumothorax wächst nach KÖNIGER die Empfindlichkeit der Pleura
gegen Infektionen. Nach v. MURALTS und meiner eigenen Erfahrung ist der
pathologisch-anatomische Charakter der Lungentuberkulose von wesentlicher
Bedeutung, v o r a l l e m n e i g e n d i e a k u t e n F o r m e n z u r E x s u d a t-
b i l d u n g und besonders häufig zu Empyemen, d. h. je mehr die exsudative
Komponente in der vorliegenden Tuberkuloseform vorherrscht, desto
rascher und desto häufiger werden wir Exsudat der Pleura auftreten sehen.
Alle diese Theorien beruhen auf Beobachtungen einzelner Autoren und haben
gewiß zum Teil ihre Berechtigung. Zu einer einheitlichen Auffassung über die
Exsudatentstehung sind wir aber heute noch nicht gelangt. Nach der Ansicht
einiger Autoren ist die Anwendung von für den Einzelfall zu hohen Druckwerten
bei manchen Kranken von Exsudat gefolgt. Ich habe 70 Krankengeschichten bei
mit Exsudat kombiniertem Pneumothorax auf die Druckwerte hin durchgesehen,
die wir als Enddruck bei der dem Auftreten des Exsudats vorangehenden letzten
Nachfüllung verzeichnet hatten. In einem e i n z i g e n Fall (bei einem unvoll-
ständigen Pneumothorax) waren diese Werte $+ 13 + 14$ cm Wasser, in fünf
Fällen $+ 4$ cm Wasser, sonst negativ oder ± 0 cm Wasser. Mit Ausnahme dieser
sechs Fälle können wir in der weitaus größeren Zahl unseres Materials die Entstehung des Exsudates durch den, absolut genommen, zu hohen Druck nicht
erklären. R e l a t i v e Ü b e r d o s i e r u n g kann aber meines Erachtens nach bestimmt Exsudat hervorrufen. Auch der Einfluß der M e n s e s (M e n s e s-
r e a k t i o n) ist häufig und besonders bei den flüchtigen Randexsudaten nicht
zu verkennen, wenn man mittels Röntgendurchleuchtung zur kritischen Zeit
nach ihnen sucht. Daneben gibt es zweifellos eine echte Pleuratuberkulose, wie
mit Hilfe der Thorakoskopie von JACOBAEUS, UNVERRICHT, SCHRÖDER u. a. nachgewiesen wurde.

Die Diagnose

der Exsudate gründet sich zunächst auf subjektive Symptome, wie Reizhusten,
dumpfe Druckschmerzen, Schmerz bei Druck auf die Zwischenrippenräume und
auf die MUSSYschen Druckpunkte, Schulterschmerzen (Pleuritis diaphragmatica!),

Schmerzen beim Atmen und dann auf objektive Symptome, von denen das Fieber, die Succussio Hippocratis und vor allem die Röntgenuntersuchung die wichtigsten sind. Bekanntlich sind die kleinen flüchtigen Randexsudate oft nur radiologisch zu diagnostizieren. Die subjektiven Symptome sind unverläßlich, das Fieber fehlt häufig, die Succussio ist erst bei einer gewissen Exsudatmenge deutlich. Ein wichtiges diagnostisches Merkmal ist das rasche Ansteigen des intrapleuralen Druckes bei einer Nachfüllung im Gegensatz zu den sonst notierten Werten. Dieses Symptom kann nach FAGIUOLIS und meiner eigenen Erfahrung allen anderen um mehrere Tage vorauseilen. Allgemeines Krankheitsgefühl, Appetitlosigkeit und vor allem Fieber wird bei der echten Pleuratuberkulose niemals fehlen. Bei Pleuritis diaphragmatica hat v. STENITZER auch einseitigen Zwerchfellhochstand und Kreuzschmerzen beobachtet.

Die Exsudatmenge

schwankt von den flüchtigen Randexsudaten, die kaum den Sinus ausfüllen, bis zu mächtigen Ergüssen. SAUGMAN hat in einem Fall in einer Sitzung über sieben Liter abgenommen, DUMAREST und BRETTE konnten bei einem athletisch gebauten Kranken in einer Sitzung fünf Liter, in mehreren Sitzungen insgesamt 25 Liter durch Punktion entfernen. Meiner Erfahrung nach sind vor allem die ziemlich seltenen hämorrhagischen Exsudate besonders ausgiebig. Ich erinnere mich an einen etwa zwanzigjährigen jungen Mann, den ich in Alland sah, bei welchem ich im Verlaufe von drei Wochen 13 Liter entfernen mußte, wobei sich das Exsudat so rasch und so ausgiebig bildete, daß schließlich schwerste Stauungserscheinungen infolge der Herzverdrängung auftraten, welchen der Kranke erlag.

Der Zeitpunkt des Auftretens und Einteilung

Nach CH. SAUGMAN entstehen über 48% der Exsudate in den ersten sechs Monaten nach der Anlegung des Pneumothorax. Bei 51 eigenen Krankengeschichten, die ich hinsichtlich dieser Fragestellung durchsah, konnte ich bei 51 (= 100%) das Auftreten des Exsudates im ersten Halbjahr feststellen. Von diesen Kranken waren allerdings vor der Anlegung 40 febril und nur 11 afebril. Bei 18 trat das Exsudat im ersten Behandlungsmonat auf. Von diesen waren vor dem Pneumothorax 17 febril und nur einer afebril. Bei exsudativ-pneumonischen Prozessen haben wir öfter schon am Tage nach der Anlegung Exsudat nachweisen können. Eine besondere „Exsudatbereitschaft" konnten wir unter 70 Fällen anamnestisch nur bei vier Kranken finden, die angaben, in früheren Jahren pleuritische Entzündungen durchgemacht zu haben.

Die Einteilung der Exsudatformen können wir einmal nach der Dauer ihres Bestehens in flüchtige und persistente treffen. Bei meinem Material standen ein Drittel flüchtige zwei Drittel persistenten gegenüber, wobei unter den flüchtigen sich durchaus nicht nur die Randexsudate befanden. v. MURALT unterscheidet 1. rein seröse Ergüsse, die klein bleiben und sich spontan aufsaugen, 2. seröse Ergüsse, die persistieren und später eitrig (ohne Mischinfektion) werden, 3. die heißen, mischinfizierten Empyeme. Bei längerem Bestehen enthalten wohl alle Formen Tuberkelbazillen. Je älter diese Ergüsse sind, desto zellreicher und dickflüssiger werden sie.

Die Prognose der Exsudate

muß nach zwei Richtungen hin erörtert werden. In erster Linie kommt die Einwirkung auf den Pneumothorax in Betracht. Die flüchtigen Randexsudate,

Kavernenkollaps unter Exsudateinwirkung

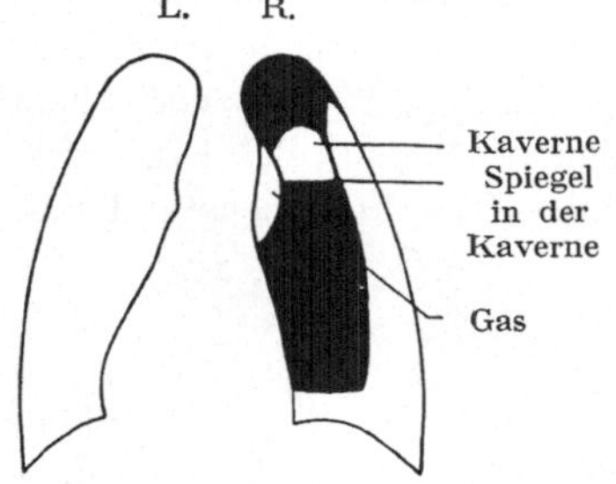

Abb. 34. Beob. R. F. Vor Auftreten des Exsudates. 11. 6. 24.

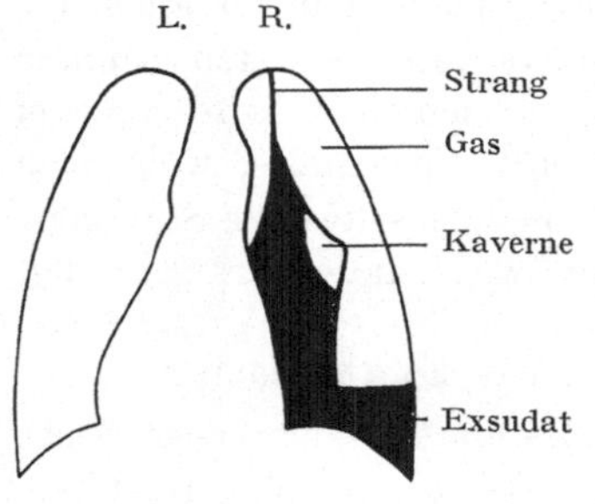

Abb. 35. Beob. R. F. Nach Auftreten des Exsudates. 9. 11. 24.

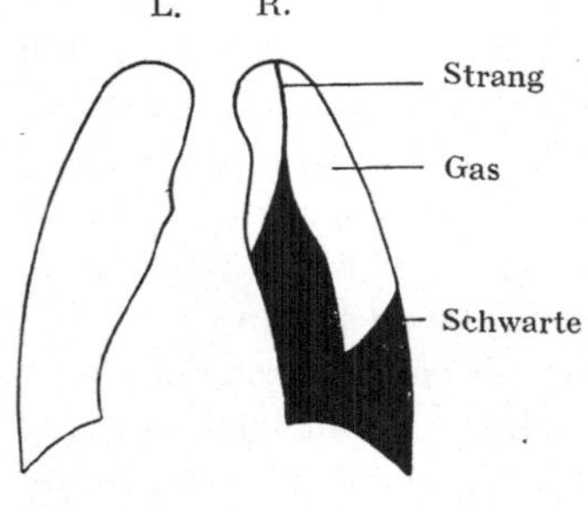

Abb. 36. Beob. R. F. Nach Aufsaugung des Exsudates (Exsudat später nochmals aufgetreten). 13. 1. 25.

wie z. B. die menstruell auftretenden und postmenstruell schwindenden, haben keine Bedeutung für die Fortführung des Pneumothorax. Immerhin können gelegentliche Verklebungen des Sinus eintreten und man wird deshalb gut tun, mit der nächsten Füllung nicht zu lange zu warten. Die „Pleuritis fibrinoplastica" habe ich sehr selten gesehen, sie führt zu so raschen Verklebungen, daß ihr Auftreten meist das Ende des Pneumothorax bedeutet. Ein rasch ansteigendes Exsudat führt zu bedeutend vermehrtem intrapleuralem Druck und damit zur Verdrängung der Nachbarorgane, deshalb muß der Druck der Gasblase durch Entnahme von Gas in den ersten Tagen und Wochen öfter kontrolliert und am besten auf $\pm$ 0 herabgesetzt werden. Die Gasresorption ändert sich infolge der Entzündung der Pleura bedeutend im Sinne einer Verlangsamung. Die Pausen zwischen den Nachfüllungen werden beträchtlich größer, in einzelnen meiner Fälle genügte eine viermalige Füllung im Jahre. Durch die Mitbeteiligung der Pleura mediastinalis pflegt die Mediastinalplatte starr und unnachgiebig zu werden. Das Widerlager gegen die Lunge und den Gasdruck wird ein besseres und damit auch oft der Kollaps der Lunge günstiger. Die Entzündung dürfte vielleicht auch die Pleura pulmonalis im Sinne der Nachgiebigkeit verändern. In einer ganzen Reihe von Fällen kollabierten Kavernen erst nach dem Auftreten des Exsudates (vgl. Abb. 34 bis 36). Ein zu mächtiges Ansteigen des Exsudates ist durch Entlastungspunktionen, bei welchen wir aber prinzipiell nur die notwendige Menge und nicht alles entnehmen sollen, zu beseitigen. Die Lunge kann nämlich im Exsudat „schwimmen", d. h. sich wieder unbemerkt ausdehnen, was im Exsudat

klinisch und radiologisch schwer zu erkennen ist. Manchmal wird man erst darauf durch vermehrten Husten und wieder auftretenden bazillenhältigen Auswurf aufmerksam gemacht. Das Vollaufen des Pneumothorax bedeutet natürlich, wenn nicht rechtzeitig eine Entlastung vorgenommen wird, häufig das Ende der Therapie. Wie gesagt, konnte ich bei etwa einem Drittel der Fälle das spontane Aufsaugen auch großer Exsudate ohne jede Therapie sehen.

Beob. H. H., 23 J. alt, aufg. 5. 12. 1921, entl. 2. 7. 1922. — Offene, vorwiegend exsudative Tbc. der oberen zwei Drittel der linken Lunge und stationärer Prozeß der rechten Spitze. Im Auswurf Tuberkelbazillen und elastische Fasern. Febril bis 39°. Am 16. 12. 1921 Anlegung des Pneumothorax links mit 1000 ccm N, Enddruck —2 + 2 cm H_2O. Am 6. 1. 1922 zweite Nachfüllung, 800 ccm N, Enddruck 0 + 4 cm H_2O. Nach der Pneumothoraxanlegung fast vollständige Entfieberung, bis plötzlich am 13. 1. 1922 wieder Temperaturen auftreten, die am 21. 1. 39,6° erreichen. Als Ursache des Fiebers wird das Auftreten eines hämorrhagischen Exsudates festgestellt. Es wird wiederholt Gas bis zum ± 0-Druck abpunktiert, bis etwa am 22. 2. die Temperaturen wieder zur Norm abgesunken sind. Eine am 4. 4. 1922 vorgenommene Probepunktion ergibt bereits reinen Eiter, in dem mikroskopisch keinerlei Bakterien nachweisbar waren. Der weitere Verlauf ohne Besonderheiten. Das Exsudat wird streng konservativ behandelt, hie und da, aber nur teilweise, abpunktiert und Gas nachgefüllt. Am 2. 7. 1922 wird die Kranke in sehr gutem Allgemeinzustand, dauernd fieberfrei, mit einer Gewichtszunahme von zwei Kilo arbeitsfähig entlassen (kein Husten, kein Auswurf). Eine Nachfrage am 13. 11. 1924 ergibt, daß die Pat. nach der Entlassung seit zwei Jahren ununterbrochen arbeitet, weder Husten noch Auswurf hat; Körpergewicht 62 Kilo, seit der Aufnahme in G r i m m e n s t e i n um 10 K i l o mehr. Pat. dauernd fieberfrei und fühlt sich vollständig wohl; das E x s u d a t w a r z w e i M o n a t e n a c h d e r E n t l a s s u n g aufgesaugt, P n e u m o t h o r a x seit Mai 1 9 2 2 aufgelassen.

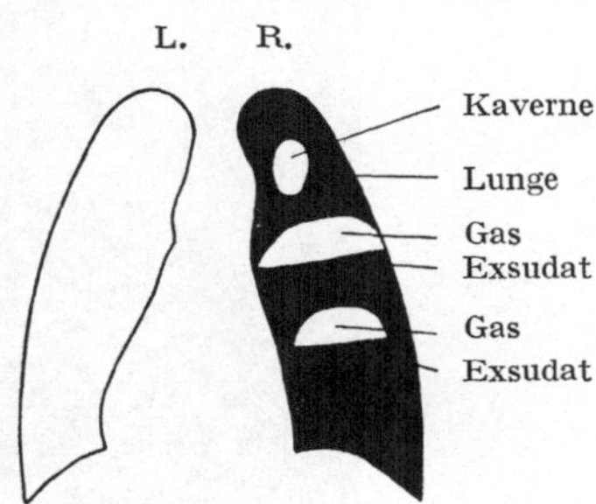

Abb. 37. Beob. Dr. M. A. Etagenexsudat. 11. 7. 24.

Epikrise: Diese Krankengeschichte beweist die ja bereits bekannte Tatsache, daß auch sterile Empyeme sich ohne weitere Behandlung vollständig aufsaugen können und daß der — nicht mischinfizierte — Pyopneumothorax keineswegs eine schlechte Prognose gibt.

In einzelnen Fällen meiner Beobachtung traten auch wiederholt größere seröse Exsudate auf, die sich immer wieder aufsaugten. Bei starrer Mediastinalplatte und starrer Pleura ist die Anwendung von positiven Druckwerten nicht nur erlaubt, sondern oft auch nötig, um Verklebungen zu vermeiden. Ein Teil der Exsudate führt zu langsamer Verschwartung. Der Pneumothorax wird immer kleiner, die Menge der einführbaren Gasmenge immer geringer. Es bilden sich flächenhafte Adhäsionen aus, die allmählich die Fortführung des Pneumothorax verhindern. Wiederholt habe ich es erlebt, daß es durch E i n s t i c h a m R ü c k e n noch gelingt, durch längere Zeit den Pneumothorax weiterzuführen, wenn die seitlichen Pneumothoraxpartien bereits durch Verklebung unzugänglich geworden waren. Öfter haben wir so wie Joss, Stivelmann, Rosenblatt, H. Kraus, Siciliano, Jedlicka u. a. „Etagenexsudate" beobachtet, die die verschiedensten Bilder geben können (vgl. Abb. 37). Der Einfluß der rein tuberkulösen „sterilen" (im Gegensatz zu mischinfizierten) Empyeme auf den Pneumothorax ist der gleiche wie bei serösen. Nur muß man hier bei Punktionen besonders vorsichtig sein, weil leicht eine Thoraxfistel entstehen kann. Burrel,

L. Bernard und Baron, auch wir und andere, haben in solchen Ergüssen fast
immer, mehr weniger reichlich, Tuberkelbazillen nachweisen können, die den
Stichkanal leicht infizieren. Dumarest und Brette sahen bei einem alten Kran-

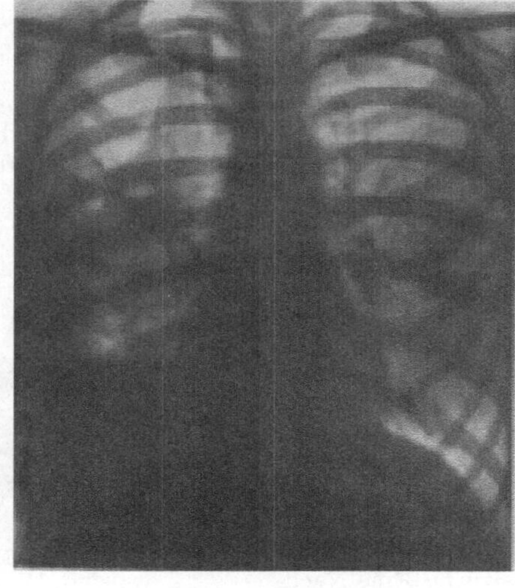

Abb. 38. Beob. R. F. 9. 11. 24.

ken, daß das vorhandene
Exsudat in kurzer Zeit in
eine gelatinöse Masse verwandelt wurde. Sterile
Empyeme können auch ein-
trocknen und „verkalken“.
Die heißen, mischinfizierten
Empyeme nehmen eine
Sonderstellung ein und
bedeuten meist das Ende
der Pneumothoraxbehand-
lung (vgl. Kapitel „The-
rapie der Exsudate“).

Die Einwirkung des
Exsudates auf den Or-
ganismus ist je nach der
Art und Dauer desselben
verschieden. Die flüchti-
gen „Randexsudate“ haben
wohl keinen Einfluß. Zu-
nächst scheint das Ent-
stehen einer echten, fieberhaften Pneumothoraxpleu-
ritis eine schädliche Wirkung auf das Allgemein-
befinden des Kranken zu
haben. Durch den Reiz-
husten, das Fieber, die Appetitlosigkeit, das Erbrechen, das teils toxisch,
teils besonders beim linksseitigen Erguß durch Druck
auf Zwerchfell und Magen
fast regelmäßig vorhanden
ist, kommen die Kranken
stark herunter und verlieren
oft bedeutend an Körper-
gewicht. Ist aber die meist
lytische Entfieberung er-

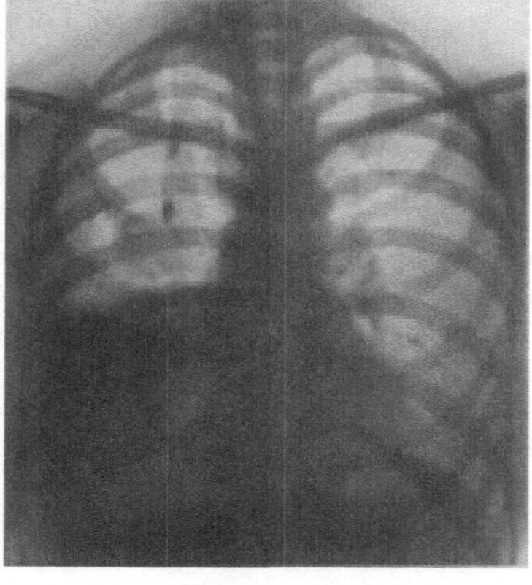

Abb. 39. Beob. R. F. 17. 11. 26.

folgt, so tritt in vielen Fällen ein so bedeutender Umschwung des Krankheitsbildes
ein, daß man meines Erachtens von „Umstimmung“ sprechen kann. Oft kommt
es erst jetzt zur richtigen Erholung und die Kranken „blühen förmlich auf“.
Leider besitze ich von solchen Kranken vor und nach Auftreten des
Ergusses keine Lichtbilder. Die Mitteilung der Krankengeschichten kann

natürlich nicht den Allgemeineindruck ersetzen, den die Kranken geboten haben.

Umstimmung des Krankheitsbildes nach Auftreten von Exsudat.

Beob. R. F., 24 J. alt, aufg. 31. 5. 1924, entl. 25. 1. 1925. — Offene, progrediente, vorwiegend exsudative kavernöse Tbc. der rechten Lunge, febril bis 38,6, S. G. 17/28 mm, Körpergewicht 39 kg (!). Pneumothoraxanlegung 10. 6. 1924. Am 25. 6. 1924 nach der zweiten Nachfüllung unter hohem Fieber Auftreten eines Exsudates. Das Fieber fällt langsam ab. Dauer der Fieberperiode mit einzelnen Zacken bis 39,6, fast genau einen Monat. Körpergewicht am 25. 7. 1924 40,90 kg. Von da ab völlig fieberfreier Verlauf. Häufiger Druckausgleich durch Gasabnahme. Das

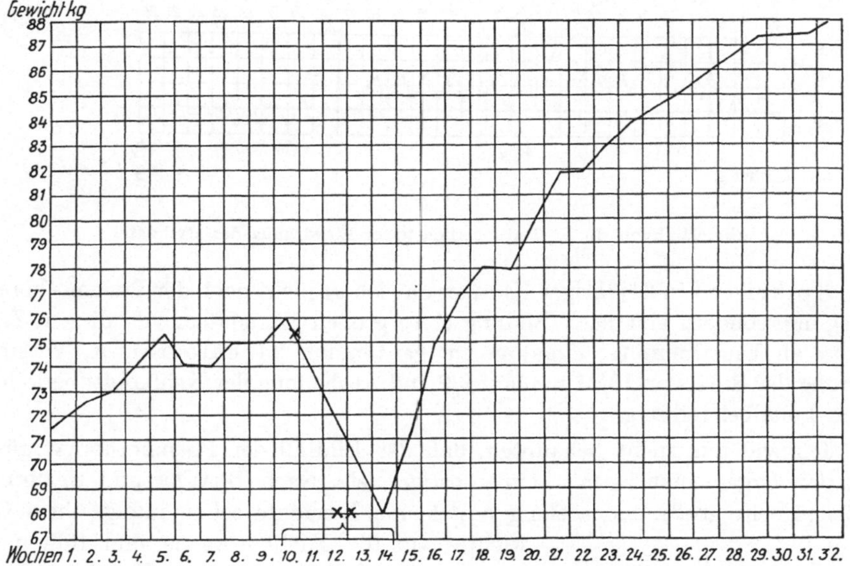

Abb. 40. Gewichtskurve unter Einwirkung der echten Pneumothoraxpleuritis
× Auftreten des Exsudates; × × 4 Wochen hohes Fieber. Beob. L. F.

Exsudat wird nicht abpunktiert. Entlassung am 25. 1. 1925 mit S. G. 4/11 mm, Fehlen von Husten und Auswurf, blühendem Aussehen, Gewicht 53,50 kg (Zunahme 14¹/₂ kg). Der Pneumothorax wird ambulatorisch unterhalten. Die Nachuntersuchung im Mai 1926 ergibt volle Arbeitsfähigkeit und klinische Heilung. Die Kavernen sind verkalkt (vgl. Abb. 38 und 39).

Epikrise: Bei einer 24jährigen Kranken mit 39 kg Körpergewicht tritt nach Pneumothoraxanlegung keine Entfieberung auf, sondern erst nach Entwicklung eines echten pleuritischen Exsudates. Von diesem Zeitpunkt an vollständiger Umschwung des Krankheitsbildes, Zunahme um 14½ kg und Verlangsamung der S. G. von 17/28 mm auf 4/11 (normaler Wert).

Beob. L. F., 24 J. alt, aufg. 16. 7. 1924, entl. 12. 3. 1925. — Offene, aktive, kavernöse Tbc. der rechten Lunge mit 50 ccm täglicher Auswurfmenge, einem Körpergewicht von 71¹/₂ kg und einer S. G. von 13/21 mm. Ulzeröse Tbc. des Kehlkopfes subfebril. 18. 8. 1924 Pneumothoraxanlegung. Großer Pneumothorax mit kuppenförmiger Adhäsion des Oberlappens. Keine Entfieberung, Auswurfmenge trotz gleichzeitiger Kalzium- und Krysolganbehandlung unverändert. Am 21. 9. 1924 echte Pneumothoraxpleuritis mit einer Kontinua von 39°, die bis 15. 10. anhält. Im Laufe des Oktober und November lytische Entfieberung. Vor Auftreten des Exsudates 76 kg, nach der Entfieberung 68 kg (Abnahme 8 kg) (vgl. Abb. 40).

Zugleich mit der Entfieberung fällt die Auswurfmenge zunächst auf 25 ccm, später auf 12 ccm täglich. Das Sputum enthält noch Bazillen, aber keine elastischen Fasern mehr. Der Kranke wird am 12. 3. 1925 mit $87^1/_2$ kg (Zunahme 16 kg) bei einer S. G. von 3/9 mm entlassen. Die Nachkontrolle am 1. 5. 1926 ergibt völlige Erwerbsfähigkeit und weitere Gewichtszunahme von 8 kg. Der Pneumothorax wurde am 22. 11. 1924 aufgelassen. Kehlkopf ausgeheilt. (Vgl. Kurve 41.)

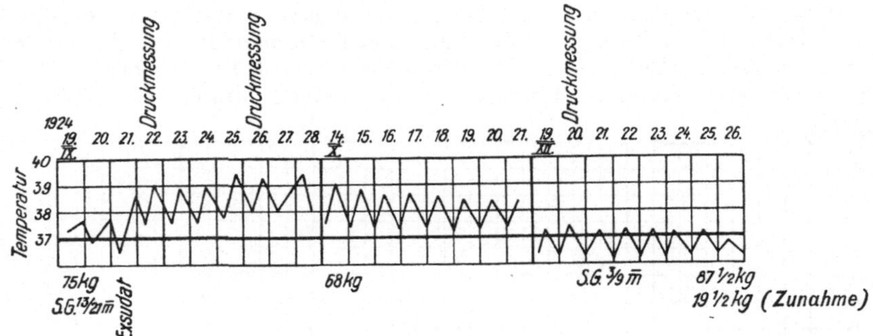

Abb. 41. Beob. L. F. Entfieberung unter Einwirkung des Exsudates

Epikrise: Ein 24jähriger Kranker entfiebert nicht nach der Pneumothoraxanlegung, sondern erst nach Bildung eines großen Exsudates; von diesem Zeitpunkt an Umstimmung, Zunahme im ganzen um 24 Kilogramm, Verlangsamung der S. G. von 13/21 mm auf 3/9 und Ausheilung der Kehlkopftuberkulose ohne Lokalbehandlung.

Ich will nun nicht behaupten, daß der Einfluß der Pneumothoraxergüsse auf den Organismus immer ein günstiger ist. Nach BRAUER und SPENGLER drücken sehr große, monatelang bestehende Exsudate schon infolge ihres Gewichtes auf die Nachbarorgane und führen zu Beschwerden. Bei einem meiner Kranken (Beob. K. Z.) kam es bei einem derartigen alten linksseitigen Exsudat durch Druck auf das Herz und die Gefäße einmal zu einem schweren, fünf Minuten anhaltenden Kollaps mit zeitweiliger Pulslosigkeit, so daß ich, obwohl ich ursprünglich die Absicht hatte, den vollgelaufenen wandständigen alten Pneumothorax unter ständiger Kontrolle seinem Schicksal zu überlassen, zur Abpunktion schreiten mußte. Unmittelbar nachher fühlte sich der Kranke wesentlich besser,

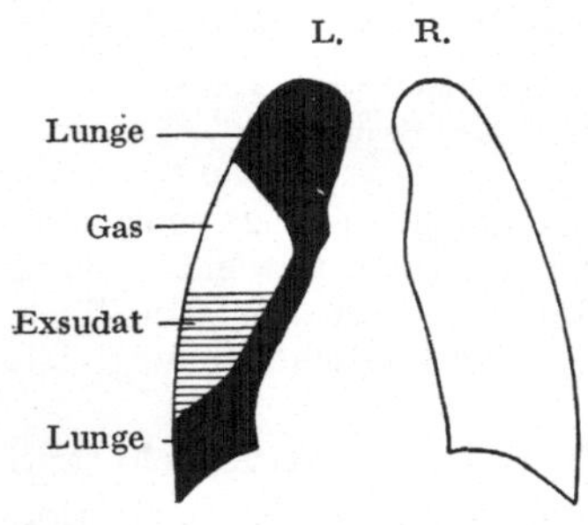

Abb. 42. Beob. M. H. Reitendes Exsudat[1]

die Herzbeschwerden waren wie mit einem Schlage verschwunden. Es handelte sich hier um ein „reitendes" Exsudat (vgl. Abb. 42).

G. HAUSER konnte an einem Gefrierschnitt durch den Brustkorb die deletären Wirkungen des hochgradigen Pyopneumothorax demonstrieren. Durch Kompression des rechten Vorhofes mit Abknickung der oberen Hohlvene war es schließlich zum Stillstand des Kreislaufes und zum Tode gekommen. Wird durch die Organisation des Exsudates der vorzeitige Abbruch des Pneumothorax ver-

---

[1] Das Exsudat „reitet" auf dem angelegten Unterlappen.

schuldet, so kann natürlich auch dadurch eine direkte Schädigung des Kranken eintreten. Durch Verschwartung wird der ideale Erfolg — die Wiederausdehnung der geheilten Lunge — behindert, bzw. unmöglich gemacht, durch Schrumpfung das Herz und die großen Gefäße in Mitleidenschaft gezogen. O. AMREIN erwähnt, daß neben oder durch die Schwartenbildung ein Karnifikationsprozeß der Lunge auftreten kann, ohne daß der klinische Erfolg beeinträchtigt würde. In der Literatur sind die Ansichten über „gut" oder „schlecht" recht geteilt. A. SCHWENKENBECHER fürchtet das Exsudat „mehr als die Gasembolie", H. DEIST konnte sich von einer günstigen immunbiologischen Wirkung des Exsudates nicht überzeugen. Er hat bei seinem Material in 100% der Fälle Exsudat beobachtet und ist der Ansicht, „daß das Exsudat schrittweise mit seiner immer größeren Ausdehnung immer unwillkommener wird". Nach seiner Ansicht habe er Dauerheilungen nur bei trockenem Pneumothorax und solchem mit kleinen Randexsudaten gesehen. Günstige Berichte über die Exsudateinwirkung liegen vor von C. MARTIN, O. AMREIN, PISSAVY, PENNATO, CHIAROLANZA, L. SPENGLER, WIESE, GUGGENHEIMER, CROCKET, SAUGMAN, CANTANI, v. MURALT, BURNAND, DUMAREST, PEERS, DEYCKE u. a., ungünstige von v. ROMBERG, JAVA, GUGGENHEIMER, RIVERS, JAQUEROD, SAMSON, BOAS, DUMAREST, STIVELMANN, v. DRIESSCHE, FREY, DEIST. BRAUER, BURNAND, PEERS, CANTANI, CROCKET, H. MAENDL und andere haben auch bei großen Exsudaten nach zum Teil zwölfjähriger Beobachtung Dauererfolge gesehen. PISSAVY, DUMAREST, BRETTE, MAENDL u. a. sahen nach Auftreten eines Exsudates wiederholt Wendung zum Besseren, während die (völlige) Abpunktion eine Verschlechterung nach sich zog. Nach O. ORSZAGH gibt das Vorhandensein eines Exsudates keinen sicheren prognostischen Anhaltspunkt, die Prognose wird vielmehr durch den Charakter des Lungenprozesses und die Widerstandskraft des Organismus bestimmt. Nach seiner Ansicht bewirkt das Auftreten eines Exsudates ebenso wie bei Masern oder der Gravidität ein Schwinden der Allergie. Diesen Ansichten wird von SZASZ widersprochen. Nach den Erfahrungen C. MARTINS soll das Exsudat nur dann entleert werden, wenn es zu groß geworden ist, er meint, daß die „innere Immunisierung" von großer Wichtigkeit ist und fand, daß Fälle mit mittelstarker Exsudatbildung die besten Erfolge aufweisen, „sicher bessere als solche, mit wenig oder zeitweise verschwindendem oder gar völlig fehlendem Exsudat". WIESE hat bei seinem Kindermaterial ebenfalls den Eindruck gewonnen, daß das Auftreten von Exsudat bei seinen mit Pneumothorax behandelten Fällen wiederholt zur Umstimmung und zu überraschend günstigem Verlaufe des Lungenprozesses unter dem Einfluß von Schrumpfungsvorgängen geführt hat. HARMS äußert sich zu dieser Frage wie folgt: „Die Beurteilung der Pleuraexsudate bzw. Empyeme nach Pneumothorax auf Grund der anatomisch-pathologischen Form der Lungenerkrankung verschafft uns erst eine hinreichende Erklärung für diese von verschiedenen Autoren so ungleichmäßig beobachtete und eingeschätzte Komplikation und läßt von vorneherein die in letzter Zeit empfohlenen Versuche, mittels verbesserter Technik, Verschärfung der Asepsis, Anwärmung des N usw. eine Reduzierung der Exsudatbildungen anzustreben, als wenig aussichtsreich erscheinen." Und BRAUER und SPENGLER: „Der, wenn auch tuberkulöse pleuritische Erguß übt in nicht seltenen Fällen eine günstige Wirkung aus auf den Verlauf der Grundkrankheit. Eine ganze Reihe von Autoren berichtet darüber. Es gilt dies natürlich auch für den Pneumothoraxerguß." Wir selbst können der Auffassung v. MURALTs nur beipflichten, der in dem Exsudat eine günstige immunbiologische Beeinflussung des tuberkulösen Prozesses und damit des ganzen Organismus erblickt, ganz abgesehen von der rein mechanischen Komponente. Von diesem durch eine zwölfjährige Erfahrung gestützten Gesichtspunkt ausgehend, lassen wir das Exsudat, wenn es serös oder (nicht mischinfiziert) eitrig ist, nur dann ab, sobald es durch seine Größe starke Beschwerden auslöst. Es drängt sich uns förmlich die Erfahrung auf, daß ein bis dahin ausgesprochen bösartiger Verlauf der Tuberkulose nach dem Auftreten des Exsudates wie mit einem Schlage in sein Gegenteil verwandelt wird. Auf die vom Exsudat ausgehenden „immunisierenden Kräfte" machte erst jüngst wieder A. WALDER aufmerksam. Bei vierzehn seit 13 bis 15 Jahren geheilten Pneumothoraxpatienten BRAUERS und SPENGLERS sind die Komplikationen auffallend: zweimal Kehlkopftuberkulose und elfmal Pneumothoraxexsudat; achtmal handelte es sich um schwere und sehr schwere Exsudate, dreimal nur um Sinusexsudate. Wir werden damit zur Frage gedrängt, ob das Auftreten eines Exsudates mit Rücksicht auf den endgültigen Dauererfolg den Verlauf der Tuberkulose günstig oder ungünstig zu beeinflussen vermag. Es ergeben sich hier folgende Ziffern: Von 152 meiner zwischen 1 bis 6 Jahren nach der Anlegung des Pneumothorax noch lebenden Kranken hatten 97 (= 63%), von 38 nach 1 bis 6 Jahren Verstorbenen hatten 17 (= 45%) während der Erhaltung des Pneumothorax ein Exsudat, von 38 meiner seit 1 bis 6 Jahren klinisch geheilten Kranken hatten nicht weniger als 29 (= 76%) Exsudat (vgl. Tabelle 2).

Tabelle 2. Einfluß des Exsudates (Randexsudate inbegriffen) bei 190 Fällen (1920 bis 1926)

Übersichtstabelle

Nach sechs Jahren		Exsudat +	Exsudat —
Lebend.	152	97 = 63%	55 = 37%
Tot	38	17 = 45%	21 = 55%
Klinisch geheilt	38	29 = 76%	9 = 24%
Erwerbsfähig	105	71 = 67%	34 = 33%

Die Therapie der Exsudate

ist nach dem Vorstehenden meines Erachtens eine möglichst konservative. Ist der Erguß festgestellt, so wird die Durchleuchtung angeschlossen und man wird sich vor dem Schirm von der Höhe des Exsudates und dem Stande des Mediastinums und der Herzlage überzeugen. Es empfiehlt sich immer nach dem Nachweis des Exsudates, den Druck im Pneumothorax zu prüfen. Meist ist derselbe erhöht, es wird dann so lange Gas abgelassen[1], bis der Druck auf $\pm\,0$ fällt. Ist das Mediastinum verdrängt, so kann der Druck auch ein negativer sein; man soll dann trotzdem ablassen, um die Folgen der Mediastinalverdrängung möglichst auszuschalten. Diese Druckentlastung muß im Anfange, vom Ent-

---

[1] Oft genügt ein Huststoß, um den Gasüberschuß durch den Gleitdorn der SALOMONschen Kanüle zu entfernen.

stehen des Exsudates gerechnet, alle zwei bis drei Tage erfolgen, so lange eben das Exsudat noch ansteigt. Bei Einhaltung dieser Technik wird der Kranke, soferne das Fieber keine anderen Ursachen hat und das Exsudat nicht mischinfiziert ist, fast immer in kurzer Zeit entfiebern. Die Beobachtung einiger Autoren wie E. Guth, Leuchtenberger und Warnecke, die durch intensive Kalziumtherapie das Auftreten von Exsudaten verhindern zu können glauben, kann ich ebenso wie G. Schröder nicht bestätigen. Wir verfügen über ein sehr großes diesbezügliches Material, da wir seit Jahren Kalktherapie und zwar in Form von intravenösen Injektionen ausgiebig üben. Ein Unterschied in der Häufigkeit des Auftretens von Exsudat bei mit Kalzium behandelten oder unbehandelten Fällen ist uns nicht aufgefallen, eben so wenig eine beschleunigte Resorption bereits vorhandener Ergüsse.

Interessant ist, daß schon Skoda hinsichtlich der Exsudatbehandlung auf dem konservativen Standpunkt beharrte. Wir lesen bei Neuburger in den Ärztebriefen von 1847: „In Behandlung des pleuritischen Exsudates hat Skoda gegen früher seine Ansichten auch geändert, so daß er die Punctio pectoris nur noch ex indicatione vitali vornimmt, wo wegen der Größe des Exsudates auf die Möglichkeit der Resorption nicht mehr gehofft werden kann und der Kranke in beständiger Orthopnöe und Erstickungsgefahr ist. Aber vorausgegangene Erkrankung der Lunge, besonders tuberkulöse Infiltration sowie langes Bestehen des Exsudates und dadurch vollkommene Kompression sind immer Kontraindikationen gegen die Punktion, auch wenn das Exsudat den ganzen einseitigen Brustraum ausfüllt."

Einer besonderen Besprechung bedarf die Behandlung der „heißen" mischinfizierten Empyeme. Die Entstehung der Mischinfektion kann von außen durch Fehler in der Asepsis oder auf metastatischem Wege (Angina, Influenza, Bronchitis usw.) oder durch brüske Lösung von Pleuraadhäsionen erfolgen. Hinzuzufügen wäre noch als wohl häufigste Ursache des mischinfizierten Empyems die Perforation der Lunge. Nach Peters sind richtige, infizierte Empyeme stets mit dem Vorhandensein eines spontanen Pneumothorax in Zusammenhang zu bringen. Bei den mischinfizierten Empyemen unterscheiden Brauer und Spengler zwei Arten: Leicht infizierte (Diplokokken und Pneumokokken) und schwer infizierte (Staphylokokken und Streptokokken). Für die erste Gruppe empfehlen sie die konservative Behandlung durch Spülungen mit physiologischer Kochsalzlösung, ½ bis 1⁰/₀₀ Lysoformlösung oder nach Jessen mit Jod-Jodkalilösung (Jod 1,0, Jodkali 2,0, Aqu. dest. 40,0, davon 5 ccm auf ein Liter sterilen Wassers). — Waters läßt eitrige Exsudate ab, wäscht den Pleuraraum mit 1000 ccm physiologischer Kochsalzlösung aus und spült dann mit einer wäßrigen Lösung von Gentianaviolett 1 : 5000 nach. Diese Spülflüssigkeit soll mehrere Minuten im Pleurasack verweilen und nach ihrer Entleerung noch einmal eine kleine Menge eingefüllt werden, die ohne Beschwerden vertragen wird. Das Verfahren soll zur völligen Heilung führen. Rosenblatt und Stivelmann lassen den Eiter ab, ersetzen ihn durch Luft und injizieren dann 2 bis 3 ccm einer gesättigten, alkoholischen Methylenblaulösung in den Pleuraraum. Diese Lösung braucht man nicht zu sterilisieren. Die Erfolge werden als „überraschend gut" bezeichnet. Bei dieser Methode scheint Vorsicht geboten, denn G. Rosenstein hat bei Spülung der Pleurahöhle mit 140 ccm einer 5%igen Methylenblaulösung (7,5 g

Substanz) eine tödliche Vergiftung erlebt. Stahl und Bahn lassen beim tuberkulösen Pyopneumothorax den Eiter ab, spülen mit 2% Borsäurelösung nach und injizieren 300 ccm Pregelsche Jodlösung in die Pleurahöhle. Die genannten Autoren haben mit dieser konservativen Behandlung in zwei Fällen Heilung erzielt, trotzdem das Empyem mit Strepto- und Staphylokokken mischinfiziert war. H. Liebe spricht sich ebenfalls für die möglichst konservative Behandlung der Exsudate aus. L. Spengler behandelt sterile Empyeme konservativ und will auch bei mischinfizierten zunächst nicht chirurgisch eingreifen, da nach seiner Ansicht die Thorakotomie und Drainage eine schlechte Prognose geben. Schröder operiert Empyeme nur bei dauernd hochbleibendem Fieber. In jüngster Zeit berichtete sein Schüler H. Bramesfeld über zwölf durch Spülungen geheilte Fälle. Auch Bacmeister, Levy und Hedblom behandeln Empyeme vorwiegend konservativ. Mc. Kinnie hat von der Einbringung keimtötender Flüssigkeiten in den Thorax (Alkohol, Formalin-Glyzerin, Gentianaviolett, Dakinlösung) bei der Behandlung der Empyeme keine Erfolge gesehen. H. Kohn hat bei einem Fall von abgesacktem Empyem Jodoformäther in die Empyemhöhle injiziert und Heilung erzielt. H. Herrmannsdorfer (Sauerbruchsche Klinik) verwendete zur Verflüssigung von dickem Eiter folgende Lösung:

$$Rp. \quad \text{Pepsin} \ldots \ldots \ldots \ldots \ 20,0$$
$$\text{Acid. mur.}$$
$$\text{Acid. carbol.} \quad \text{aa} \quad 2,0$$
$$\text{Aqua dest. ad} \quad 400,0$$

Das Gemisch soll frisch bereitet sein und wird körperwarm aus einem Irrigator in die Brust gefüllt. Will man in veralteten Empyemen beginnende Schwartenbildung bekämpfen, so kann die Höhle mit $^1/_2\%$iger Salzsäurelösung vorgespült werden, wodurch die nachfolgende Pepsinverdauung eine Verstärkung erfährt. Die Pepsinlösung bleibt für sechs bis zwölf Stunden in der Brusthöhle. Oft genügt die einmalige Anwendung; kommt man damit nicht zum Ziele, so kann das Verfahren öfter wiederholt werden. Es wurden bis zu 250 ccm der Lösung verwendet. Schädigungen wurden dabei nicht gesehen. Gerhardt hat schon früher mit Papayotin und Trypsin Spülungen gemacht, ohne nennenswerte Erfolge zu erzielen. Lagrèze hat in zwei Fällen durch Spülungen mit Jodonaszinlösung verhältnismäßig rasche Heilung des Empyems erzielt. A. Baer und H. Kraus haben auch in Fällen, wo das eitrige (sterile, nicht mischinfizierte?) Exsudat durch Jahre bestand, keine Anzeichen einer Amyloidose der inneren Organe gefunden. Vor Spülungen mit Wasserstoffsuperoxyd ist dringend zu warnen. W. Burk hat damit einen Todesfall durch Gasembolie erlebt, ich selbst sah bei einer Kranken bei einer derartigen Spülung einen schweren Kollaps, der nach dem ganzen klinischen Bild durch eine leichte, rasch vorübergehende Gasembolie bedingt war. All zu langem konservativem Verhalten bei heißen Empyemen möchte ich nicht das Wort reden, ich selbst habe dadurch eine Kranke verloren:

Beob. G. Sch. (1919). — Es handelte sich um eine dreißigjährige Dame mit einer gutartigen Tbc., bei welcher im Laufe der linksseitigen Pneumothoraxbehandlung ein seröses Exsudat auftrat. Die Kranke wurde mit demselben in wesentlich gebessertem Zustande nach Hause entlassen, da der Pneumothorax nicht mehr unterhalten werden sollte. Als ich die Pat. nach einem Jahre wieder übernahm, hatte sie ein stinkendes, mischinfiziertes Empyem, bei dem sich an einer alten Punktionsstelle eine Thoraxfistel entwickelt hatte. Da der Allgemeinzustand ein ziemlich guter war, zog ich einen Chirurgen zu, der aber trotz der Mischinfektion mit Rücksicht auf die tuberkulöse Genese einen Eingriff ablehnte und zur Fortsetzung der bereits angefangenen Punktionen und Spülungen riet. Nach einigen Wochen dieser konservativen Therapie trat der Exitus letalis ein. Am Sektionstisch fand man die bestehende Tbc. beider Lungen teils ausgeheilt, bzw. bindegewebig abgekapselt; nirgends frische tuberkulöse Knötchen — auch die übrigen Organe erschienen frei von Tbc. —, so daß als Todesursache das Empyem verantwortlich gemacht werden mußte.

Ich kann mich noch heute dem Eindruck nicht verschließen, daß die Patientin zu retten gewesen wäre, wenn wir das Empyem radikal operiert hätten. Über die Behandlung des Empyems bei Perforation der Lunge vgl. S. 87.

Die Technik der Exsudatentleerung

ist einfach. A. Schmid empfahl die „offene Punktion". Der Kranke wird dabei quer über zwei gleich hohe Operationstische oder Betten in der Weise gelagert, daß am tiefsten Punkt operiert werden kann und das Exsudat durch die eigene Schwere abfließt. Holmgreen hat das Ausblasen der Exsudate derart empfohlen, daß über dem Niveau des Exsudates mit der Pneumothoraxkanüle Gas eingeblasen und durch eine zweite Kanüle das Exsudat abgelassen wird. Die eleganteste Methode, mit der Lungenverletzungen ausgeschlossen sind, besteht meines Erachtens in der Verwendung der Wasserstrahlsaugpumpe, die in keinem Operationssaal fehlen sollte (eventuell in der Modifikation von J. Flesch), die an eine Salomonsche, mit zwei Hähnen versehene Kanüle (vgl. Abb. 43) angeschlossen wird, wobei der zweite Hahn mit dem Pneumothoraxapparat verbunden ist. In den Schlauch, der zur Wasserstrahlpumpe führt, ist eine graduierte

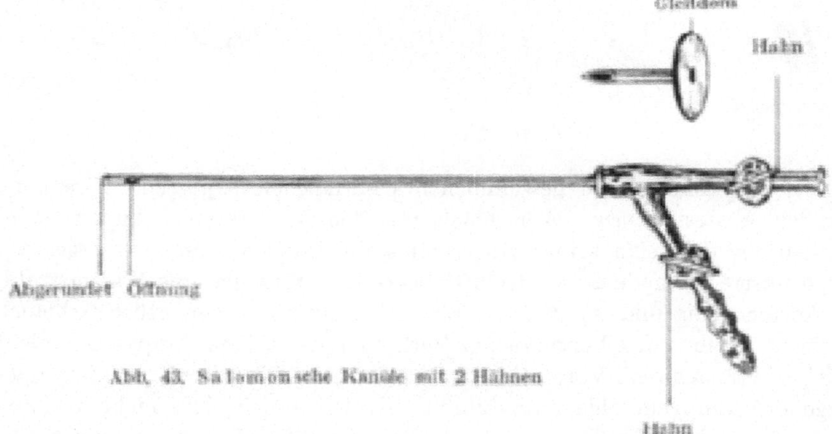

Abb. 43. Salomonsche Kanüle mit 2 Hähnen

Wulffsche Flasche als Meßgefäß eingeschaltet (Abb. 44). Die verwendeten Schläuche müssen eine starke Wand haben (sogenannte Vakuumschläuche), da sie sonst kollabieren und das Absaugen stören (vgl. Abb. 44). Das Kaliber der Salomonschen Kanüle soll möglichst eng genommen werden, um die Gefahr der Thoraxfistel zu verringern. Es wird nun abwechselnd Exsudat entleert und Stickstoff nachgefüllt[1] und jedesmal der intrathorakale Druck gemessen. Statt

---

[1] Und zwar sofort, wenn der Kranke über das geringste Unbehagen klagt, weil bei unserer Methode sehr rasch bedeutende negative Druckwerte entstehen, die durch Gasgaben ausgeglichen werden müssen.

des Pneumothoraxapparates kann ein Spülgefäß angeschlossen werden. Vor Entfernung der Kanüle ist etwas verdünnte Jodtinktur in den Stichkanal einzuspritzen (SAUGMAN). Der Kranke darf die nächsten Tage nicht auf der Punktionsseite liegen, um die Bespülung des Stichkanals und dessen Infektion von innen her zu vermeiden. Will man spülen, so wird hiezu der zweite Hahn statt an den Pneumothoraxapparat an das Spülgefäß angeschlossen und diese Prozedur so lange wiederholt, bis die Spülflüssigkeit klar abfließt. Gewöhnlich füllen wir dann nach dem Vorschlage R. STAHLS 50 bis 100 ccm PREGLsche Jodlösung ein, die in der Pleurahöhle belassen wird. Die gleiche Methode verwenden wir auch seit Jahren mit bestem

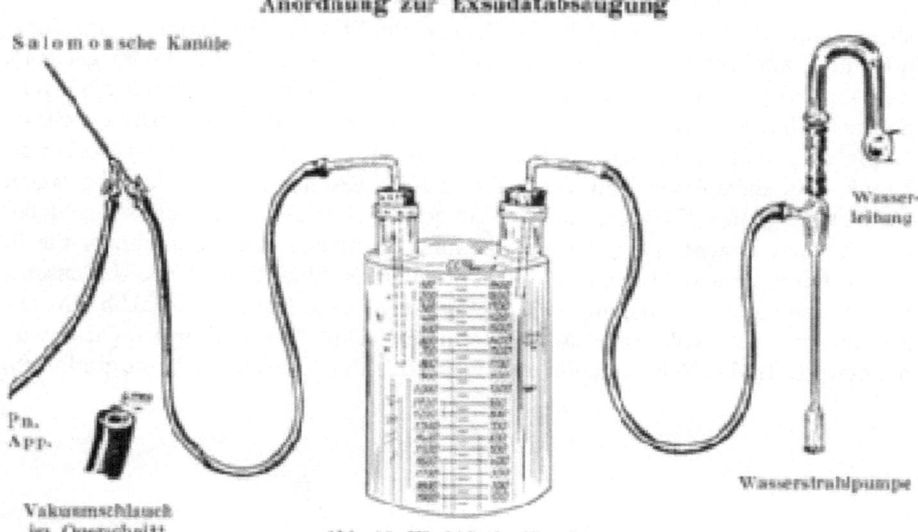

Abb. 44. Wulffsche Flasche

Erfolg bei Abpunktion von gewöhnlichen pleuritischen Ergüssen, Absaugung von großen Abszessen usw. Wer jemals mit dem POTAINschen Apparat oder dergleichen im Schweiße seines Angesichtes dickflüssige Exsudate abgesaugt hat, wird unsere Methode als Fortschritt begrüßen. Eine gläserne Wasserstrahlpumpe kostet wenig und ist an jeder Wasserleitung mit einem Stück Schlauch anzubringen. Führt das konservative Verhalten bei heißen Empyemen nicht zum Ziel, so ist nach dem Vorschlag SAUERBRUCHS die Plastik mit nachfolgender Drainage der Empyemhöhle auszuführen. Kostbare Zeit darf nicht verloren gehen, der Zustand des Kranken muß den großen Eingriff noch gestatten (vgl. S. 87).

Die künstliche Exsudaterzeugung

L. SPENGLER gab 1901 bei Ventilpneumothorax die Anregung, durch intrapleurale Injektion einer Argentum nitricum-Lösung die Bildung eines Exsudates anzufachen. G. SCHRÖDER führte diesen Vorschlag aus und injizierte in einem derartigen Fall bei bereits bestehendem geringem Exsudat 3 ccm einer $\frac{1}{2}\%$igen Arg. nitr. Lösung. Später schlug L. SPENGLER bei noch trockenem (Ventil-) Pneumothorax die Injektion von 30 ccm einer $\frac{1}{2}^0/_{00}$igen Arg. nitr.-Lösung vor. Im Jahre 1915 verwandte er zum gleichen Zweck 30 ccm einer sterilen Traubenzuckerlösung. Die Exsudatbildung war nur gering, erfüllte aber trotzdem ihre Aufgabe, den Schluß der Lungenfistel, vollständig. Im gleichen Sinne verwandten französische Autoren Ölinjektionen. Ähnliche Verfahren stammen von KULKE und sollten nur dazu dienen, bei Perforation der Lunge die entstandene Öffnung durch Exsudatanregung zum Verschluß zu bringen. Der erste, der Umstimmungsversuche durch künstliche Erzeugung von Exsudat einleiten wollte, war G. RIVIÉRE, der die Injektion einer 30%igen Zuckerlösung vorschlug. Vor zwei Jahren habe ich über eigene derartige Versuche berichtet. Abgesehen von der immunbiologischen Beeinflussung durch das Exsudat beobachtete ich nämlich, daß häufig große, starrwandige, durch den Pneumothorax unbeeinflußbare Kavernen nach Auftreten des Exsudates zusammendrückbar werden. Die Erklärung für diese Tatsache, die aus den beigegebenen drei Röntgenbildern (vgl. Abb. 45 bis 47) der Beobachtung des Kranken F. D. schön zu ersehen ist, mag einerseits der ja bekannte Umstand sein, daß das zarte Mediastinum durch die Entzündung der Pleura mediastinalis zu einer mehr starren unnachgiebigen Platte wird, die nunmehr ein gutes Widerlager für das eingeführte Gas abgibt und nicht mehr, wie früher, bei Anwendung von selbst geringen positiven Druckwerten nach der anderen Seite hin ausweicht. Dadurch kann natürlich das Gas viel stärker auf die Kavernenwand einwirken. Anderseits ist die Möglichkeit vorhanden, daß die Entzündung der Pleura visceralis irgend einen Einfluß im Sinne der Nachgiebigkeit der Kavernenwand ausübt. Diese Ansicht wird durch die Tatsache gestützt, daß wir dieses Phänomen der besseren Kavernenkompression auch dann beobachten konnten, wenn wir mit Rücksicht auf das weitere Ansteigen des Exsudates durch öftere Abpunktion von Gas den Druck sorgfältig auf $\pm$ 0 cm H_2O einstellten. Auf diesen Beobachtungen fußend, habe ich nun bei diesem Kranken mit großer starrwandiger Oberlappenkaverne, die inkompressibel (vgl. das Röntgenbild nach der XI. Nfg.) und dessen Pneumothorax bisher ein absolut trockener geblieben war, künstlich ein (echtes, entzündliches) Exsudat hervorzurufen versucht, was mir auch gelang. Ich wählte als Mittel das mehrere Monate alte seröse Exsudat einer anderen Kranken[1], die bis auf ihre Lungentuberkulose gesund war (Virgo, Wassermann negativ). In ihrem Exsudat fanden sich im Ausstriche des Sedimentes ziemlich reichlich Tuberkelbazillen. Die Patientin war dauernd afebril. Von diesem Exsudat injizierte ich körperwarm 5 ccm in den Pneumothorax des Kranken D. und sorgte durch verschiedene Stellungen des Operationstisches dafür, daß das injizierte Serum gehörig in der Pleurahöhle verteilt wurde. Der Kranke, der in der Heilanstalt in sieben Monaten durch absolute Bettruhe, Pneumothorax, Shiga-Vakzine usw. nicht zu entfiebern war, dessen Sputummenge pro Tag 50 ccm betrug, reagierte zunächst auf die intrapleurale Injektion, wie zu erwarten war, mit hohem Fieber. Die Untersuchung vor dem Röntgenschirm deckte ein kleines Randexsudat auf, das rasch anstieg, um etwa gerade die Zwerchfellkuppe im Stehen zu erreichen. Durch die Einführung der Pneumothoraxkanüle wurde der intrathorakale Druck auf $\pm$ 0 H_2O herabgesetzt. Der Erfolg der Exsudaterzeugung war lytische

---

[1] Um den natürlichen Entzündungsvorgang möglichst nachzuahmen.

Entfieberung, Kompression oder Kollaps der großen Kaverne, Fallen der Sputummenge auf 25 ccm, Wiederkehr des völlig fehlenden Appetits und allmähliche Erholung des Schwerkranken, die allerdings nicht von Dauer war. Immerhin konnte der Kranke noch über ein Jahr am Leben erhalten werden (vgl. die „bessere" Seite auf den Röntgenplatten). Man kann nun einwenden, daß das provozierte Exsudat die rasche Verödung der Pneumothoraxhöhle bedingen und damit die Durchführung der Pneumothoraxbehandlung unmöglich machen kann. Ich muß sagen, daß ich ein derartiges Ereignis nicht fürchte. Die Pneumothoraxbehandlung ist ja nur eine lokale Beeinflussung, wir wollen aber durch Ausschaltung des Hauptgiftherdes den geschwächten Organismus in die Lage versetzen, mit seiner Allgemeinerkrankung, die ja jede Tuberkulose ist, fertig zu werden. Wenn dieses Ziel erreicht ist, wenn es gelungen ist, die „Umstimmung" zu erzielen, so kann man ruhig auf die lokale Behandlung, wenn es sein muß, verzichten. Ich glaube also einen günstigen, mechanischen und immunbiologischen Einfluß des Exsudates beim künstlichen Pneumothorax beobachtet zu haben. Bei einem Kranken gelang es, durch intrapleurale Injektion von tuberkelbazillenhaltiger Exsudatflüssigkeit künstlich ein Exsudat zu erzeugen,

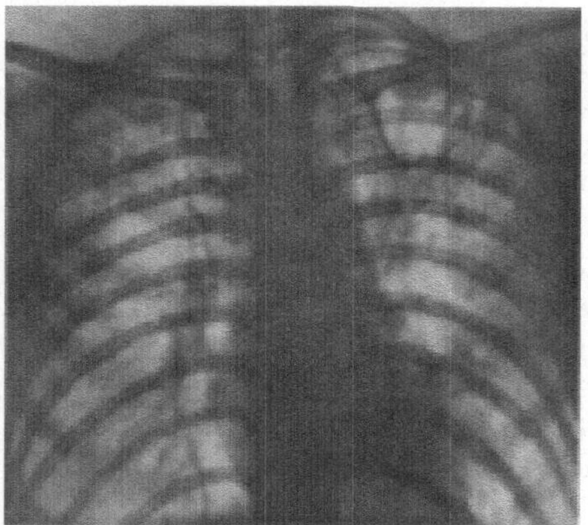

Abb. 45. Beob. F. D. 12. 9. 24. Indikation zum Pneumothorax. Große Kaverne im linken Oberlappen

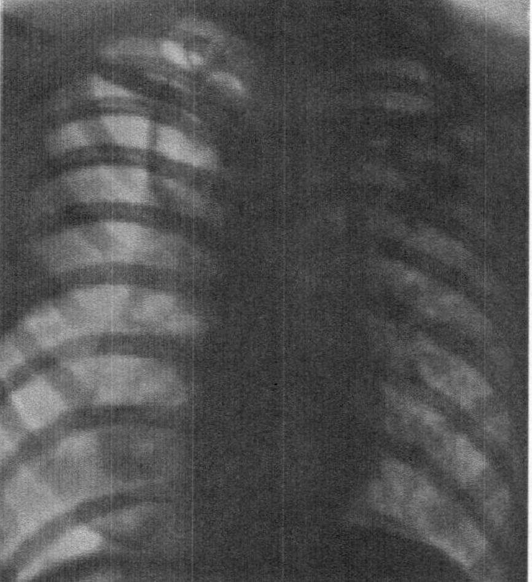

Abb. 46. Beob. F. D. 14. 1. 25. Nach der XI. Nachfüllung. Kaverne starr gespannt. Seiten verkehrt!

eine faustgroße Kaverne dadurch zum Kollaps zu bringen und Entfieberung zu erzielen. Wenn eine zu nachgiebige Pleura mediastinalis die Durchführung eines sonst gelungenen Pneumothorax verhindert, wird das Hervorrufen eines Exsudates empfohlen.

Seltene Formen der Exsudatbildung

Im 60. Band der Beiträge zur Klinik der Tuberkulose berichtete W. Düll über das Vorkommen von Blutfibrinkugeln im Pneumothoraxraum, die er auf traumatische Ursachen durch Verletzung eines Blutgefäßes und Blutung nach innen zurückführte. Diese Erklärung ist zum Teil gewiß richtig. Es gibt aber auch Fibrinbildungen von mehr oder weniger kugeliger Gestalt, die mit Blutungen nichts zu tun haben und als seltene Endformen spontan entstandener, besonders fibrinreicher Pneumothorax-exsudate anzusprechen sind. Vor Düll berichtete, meines Wissens als erster, F. Fleischner über diesen Gegenstand. Weitere Veröffentlichungen stammen von H. Maendl, H. Poindecker, H. Stöffel, J. Klinkowstein und N. Belajewa.[1] H. Stöffel beschrieb einen gänseeigroßen beweglichen Fibrinkörper, der durch konzentrische Fibrinanlagerung an einen Adhäsionsstrang, welcher zwischen retrahierter Lunge und Zwerchfell ausgespannt war und durch die Gaseinblasung bei einer Pneumothoraxnachfüllung durchrissen wurde, entstand. In meinem ersten Fall handelte es sich um einen, meiner Auffassung nach durch Anstechen eines Interkostalgefäßes entstandenen

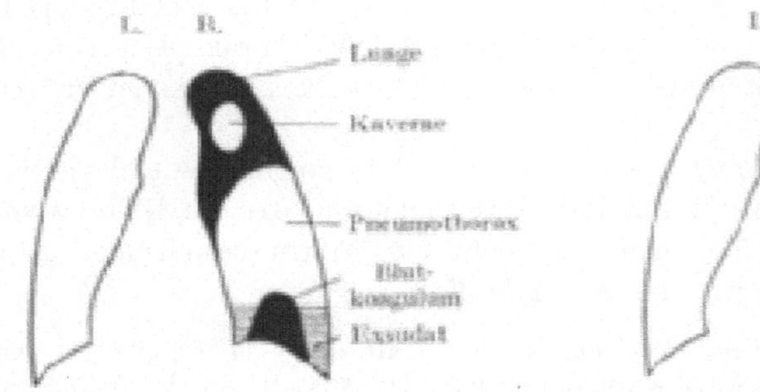

Abb. 47. Beob. F. D. 27. 2. 25. Nach dem Auftreten des Exsudates. (Kaverne kollabiert)

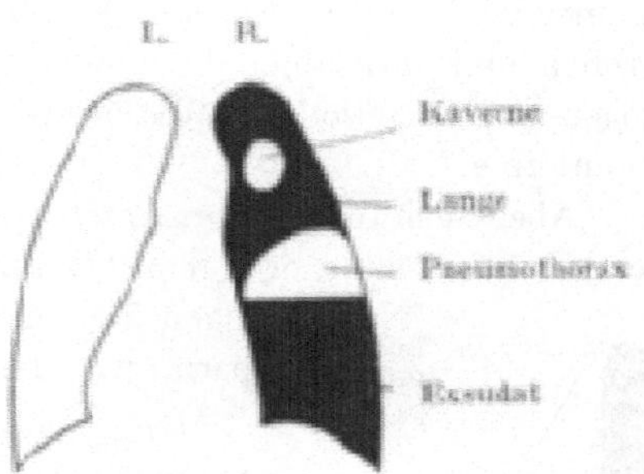

Abb. 48. Beob. Dr. M. A. Hämopneumothorax   Abb, 49. Beob. Dr. M. A. 2 Monate später

Hämopneumothorax, dessen Blutung von selbst aufhörte und bei dem sich ein mächtiges Koagulum bildete (vgl. Abb. 48). Es ist dies der einzige mir bekannte Fall unter etwa 15.000 Gaseinblasungen, bei welchem durch den Dorn des Salomonschen Katheters eine (nachweisbar größere) Blutung nach innen

---

[1] Anmerkung b. d. Korrektur: Vgl. H. Lossen, Beitr. z. Klin. d. Tbc. Bd. 66. (1927).

beobachtet wurde. Vielleicht ist dieselbe durch Verwendung eines zu langen und zu starken Dornes bei engen Interkostalräumen erfolgt, wobei erfahrungsgemäß eine Periostverletzung nicht mit Sicherheit vermieden werden kann. Man sieht bei so engen Zwischenrippenräumen deshalb häufig geringe Blutungen nach außen, die meist auf Kompression stehen und spürt beim Einführen des Dornes das Anstreifen am Knochen der Rippen. Aus diesem Grunde soll man bei solchen Kranken nicht zu lange und zu starke Dorne verwenden und diese nur bis zur Rippe, nicht aber unter die Rippe vorstoßen.

Beob. Dr. M. A., 26 J. alt, aufg. 1. 3. 1924. — Wegen einer offenen indurativen kavernösen Tbc. des rechten Oberlappens wird am 10. 4. 1924 der Pneumothorax angelegt, der nur unvollständig mit kleiner Winkelblase gelingt. Nachfüllungen am 14. 4., 19. 4. und 29. 4. 1924. An diesem Tage werden 500 ccm Stickstoff bei einem Enddruck von $+$ 12 H_2O eingeblasen, am 30. 4. Fieber bis 38,1°, das in den nächsten Tagen nicht abfällt. Die Untersuchung deckt ein am siebenten Dorn stehendes, schwer bewegliches Exsudat auf. Am 5. 5. wird Gas abpunktiert und der Druck auf $\pm$ 0 reguliert. Da die subfebrilen Temperaturen anhalten, wird am 14. 5. eine Probepunktion vorgenommen, die reines, zum Teil flüssiges, zum Teil koaguliertes Blut ergibt. Eine mit dem Punktat angelegte Kultur bleibt steril, ebenso ist die mikroskopische Untersuchung auf Bakterien negativ. Da das Exsudat nicht steigt, sondern fällt, vor dem Röntgenschirm immer schwerer beweglich wird und deutliche Organisation erkennen läßt, der Kranke auch allmählich entfiebert, wird von irgend einem Eingriff Abstand genommen (vgl. Abb. 48, 49). Später bekam der Kranke ein seröses Exsudat.

Epikrise: Es handelt sich um das Auftreten eines Exsudates nach einem Hämothorax im unmittelbaren Anschluß an eine Nachfüllung, bei der kein besonderer Druck ($+$ 12 cm H_2O) angewendet wurde. Das Entstehen des Hämothorax führen wir auf das Anstechen einer Interkostalarterie durch einen zu langen Gleitdorn der Salomonschen Kanüle zurück.

Es ist nun möglich, daß ein solches Blutkoagulum im späteren Verlaufe schrumpft und durch Reibung, wenn es sich von seiner Unterlage abgelöst hat, zu mehr kugeliger Gestalt abgeschliffen wird. Obwohl sich der Kranke noch in meiner Beobachtung befindet, mußte er wegen der Unmöglichkeit, einen genügend großen und wirksamen Pneumothorax zu erzielen, einer Thorakoplastik unterzogen werden, wodurch die weitere Beobachtung des Koagulums leider verloren ging.

Aber auch die spontan entstandenen Randexsudate saugen sich nicht immer restlos auf. Selten erfolgt als Endprodukt des Randexsudates die Bildung von eigentümlichen, vielleicht aus Fibrin bestehenden Körpern, wie der folgende Fall beweist.

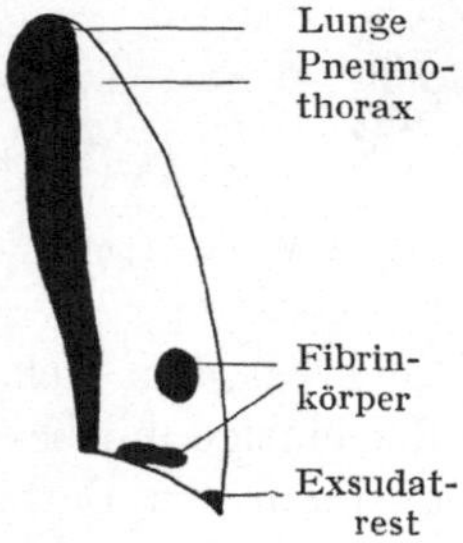

Abb. 50. Beob. Th. K. 29. 3. 24. Seltene Exsudatbildung

Beob. Frl. Th. K., 27 J. alt, aufg. 17. 12. 1923. — Am 11. 10. 1923 wurde außerhalb der Anstalt vor der Aufnahme ein rechtsseitiger Pneumothorax angelegt. Als wir die Kranke übernahmen, hatte sie bereits ein kleines Randexsudat (Probepunktion seröse, klare Flüssigkeit ohne blutige Beimengung), das eben die Zwerchfellkuppe erreichte. Nach der elften Nachfüllung (12. 3. 1924) war das Exsudat klinisch nicht mehr nachweisbar. Am 29. 3. ergab sich bei der Durchleuchtung folgendes Röntgenbild (vgl. Abb. 50): Großer, trockener Pneumothorax, Lunge gut komprimiert. Exsudat verschwunden. Auf der Zwerchfellkuppe aufliegend sieht man zwei längsovale, gut und scharf abgegrenzte, wenig schattendichte, rundliche, homogene Körper von etwa 6 und 4 cm Länge und 3 cm Höhe. Bei dem Versuche, durch tiefes Atemlassen der Pat. die Natur dieser Körper zu erforschen, rollt der laterale Körper vor den Augen des Beobachters die Zwerchfellkuppe gegen den Sinus zu hinunter und verschwindet daselbst hinter dem Zwerchfellschatten. Aller Wahrscheinlichkeit nach sind die beschriebenen Körper als organisierte Fibrinreste des Exsudates anzusprechen. Von der Thorakoskopie wurde Abstand genommen, da sie sonst nicht indiziert war.

8. Die Perforation der Lunge

SPENGLER und SAUERBRUCH erwähnen, daß ein Kavernendurchbruch bei einem vorher angelegten Pneumothorax besonders gefährlich zu sein pflegt, da hier die meist sehr virulente Eiterbildung in der Pleurahöhe schnell den Tod herbeiführt. HORNUNG zitiert acht von FORLANINI beobachtete Fälle, die alle starben; siebenmal sei ein Trauma schuldtragend gewesen und nur in einem Falle war der Grund des letalen Ausganges das Fortschreiten des Prozesses in der Lunge. Er bringt sodann ausführliche Krankengeschichten von zwei eigenen Beobachtungen mit Perforation in vollständig gesundem Gewebe der kollabierten Lunge durch Einreißen von Adhäsionen mit Eröffnung des Lungengewebes. Einer dieser Fälle kam zur Sektion, der andere ging in Heilung aus. IPSEN erwähnt eine Krankengeschichte eigener Beobachtung nach der bei einjährigem Bestehen des künstlichen Pneumothorax plötzlich eine Kaverne perforierte; im Anschluß daran Pyopneumothorax und offene Lungen- und Thoraxfistel. Die Kranke wurde durch ausgedehnte Thorakoplastik klinisch ausgeheilt und darf dieser günstige Ausgang wohl als Seltenheit gelten.[1] PERRIN berichtet über einen ähnlichen Fall mit Lungen- und Thoraxfistel. Vor einigen Jahren brachte WALLGREEN eine Zusammenstellung aus der damals noch spärlichen Literatur, zitierte die Fälle FORLANINIS und HORNUNGS und fügte zwei eigene hinzu. BRAUER sagt: „Unter besonders stürmischen Erscheinungen tritt in der Regel der Kavernendurchbruch in einen bestehenden künstlichen Pneumothorax auf. Hier kommt es schnell zu einer meist sehr virulenten Eiterung in der Pleurahöhle, an der fast alle Kranken zugrunde gehen." Weitere diesbezügliche Publikationen stammen von O. AMREIN, G. BAER, BERNOU, BURELL, BURNAND (zwei Fälle), CANTANI (drei Fälle), CASTELLI, HAEGER, LANDGRAF, v. MURALT, MAENDL, PIGGER, ROCH, SALOSZ, R. STAHL und H. BAHN, G. SCHRÖDER, H. TRUNK, B. H. VOS, E. WEIGELD, O. ZIEGLER u. a. HAEGER konnte in zwei Fällen die Perforationsöffnung in der Lunge durch Thorakoskopie nachweisen. Der Entstehungsmodus eines zumeist so verhängnisvollen Ereignisses, wie es das Auftreten eines spontanen oder eines Perforationspneumothorax in einem artifiziellen zu sein pflegt, ist verschieden und je nach der Entstehungsart muß sich auch die Prognose ändern. Zunächst ist es möglich, daß schon bei der Erstanlegung des Pneumothorax die (spitzige) Nadel die Pleura visceralis durchbohrt und dadurch einen Perforationspneumothorax erzeugt, wie WALLGREEN in drei Fällen es beobachtete und wie ich dies selbst bei einem Falle aus der Konsiliarpraxis sah.

---

[1] Anmerkung bei der Korrektur: Vgl. Fußnote S. 88.

Eine zweite Entstehungsmöglichkeit ist das Abreißen eines Stranges. Ein einigermaßen starker Strang wird nur durch Anwendung von großen positiven Druckwerten, aber auch z. B. durch einen Hustenstoß zerrissen werden können. Zwei hiehergehörige Fälle hat HORNUNG publiziert. Bei beiden handelte es sich zweifellos um Überdosierung und Überfüllung, wodurch die Pleura visceralis eingerissen wurde. Es kann ja unter Umständen notwendig sein, Stränge zu beseitigen, doch muß man entweder Geduld haben und sich Zeit lassen, um durch langsames Dehnen und folgende Zerrungsatrophie dieselben zum Verschwinden zu bringen oder durch Thorakoskopie und Pleurolyse zu beseitigen. Bei Anwendung der stumpfen Methode mit dem SALOMONschen Katheter ist man erfahrungsgemäß gar nicht in der Lage, eine derart bedrohliche Drucksteigerung für längere Zeit zu erzielen, weil durch die gesetzte, relativ große Öffnung unter Bildung eines Hautemphysems die Entlastung der Pleurahöhle eintritt.

Auf die dritte Entstehungsmöglichkeit — den Durchbruch eines Pleuraempyems in die Lunge — weist CAHN hin. WALLGREEN zitiert in seiner oben genannten Arbeit diesen Fall, bei dem das Empyem trotz Behandlung mit Ablassen und Gasnachfüllen sowohl durch die Brustwand nach außen als in die Lunge perforierte und Exitus letalis erfolgte. Über ähnliche Beobachtungen berichten G. BAER und A. BRUNNER u. a. m.

Die vierte und allergefährlichste Ursache eines Spontanpneumothorax zeigten unsere Fälle, deren Krankengeschichten wir weiter unten wiedergeben. Bei allen Kranken handelte es sich um eine Spontanperforation einer Kaverne, vielleicht durch einen starken Hustenanfall provoziert.

Ich lasse nun die Berichte von zwei selbstbeobachteten Fällen folgen (ein dritter ist im Kapitel „Doppelseitiger Pneumothorax" erwähnt). Im ganzen habe ich bisher sechs derartige Fälle beobachtet. Bei dem ersten und dritten Kranken konnte das Fehlen der Kavernenwandverlötung bzw. eines Strangabrisses am Sektionstisch nachgewiesen werden.

Beob. Karl R., 30 J. alt, aufg. 25. 6. 1918. — Erkrankte plötzlich zur Kriegszeit (im März 1918) mit Husten, Auswurf und hohem Fieber bis 39°, während er an der Front war. Vorherige Anamnese ohne Belang. — Status praesens: Links vorne über dem Oberlappen, hinten bis zur halben Scapula Schallverkürzung, rechts hinten in derselben Ausdehnung, vorne bis zur zweiten Rippe Dämpfung. Linke untere Grenze schlecht, rechte prompt verschieblich. Beiderseits vorne bis zur zweiten Rippe, hinten über Ober- und Unterlappenspitze Bronchialatmen, sonst überall rauhes, verschärftes Atmen. Rechts vorne bis zur dritten Rippe, rechts hinten über Apex sup. et inf., seitlich in der Axilla mäßig reichlich klein- bis mittelblasiges, zähfeuchtes und feuchtes konsonierendes Rasseln. Links über dem Schlüsselbein, links hinten über Apex sup. et inf. spärlich, seitlich in Axilla reichlich klein- bis mittelblasiges, feuchtes, konsonierendes, über dem Oberlappen disseminiert mäßig reichlich feuchtes, mittelblasiges, konsonierendes Rasseln. Links hinten über der Basis spärlich zähe bis zähtrockene Ronchi. Wenig eitrig schleimiger Auswurf, reichlich Tuberkelbazillen enthaltend. Schlechter Schlaf. Fieber bis 39,2°, kleiner, weicher Puls, Frequenz 120. Im weiteren Verlauf war unter Bettruhe und intravenöser Kalziumbehandlung keine Entfieberung zu erzielen. Der Katarrh bildete sich links deutlich zurück und blieb dann stationär, auf der rechten Seite dagegen rasche Progredienz. Als ultimum refugium wird die Anlegung eines rechtsseitigen Pneumothorax beschlossen. Am 29. 7. 1918 werden ohne Beschwerden des Pat. 1000 ccm (zu große Dosis!) Stickstoff insuffliert. — Das Röntgenbild ergibt einen großen Pneumothorax mit Fixation der Spitze. — Die Temperatur fällt allmählich ab. Am 25. 8. werden 1300 ccm (zu große Dosis!) Stickstoff nachgefüllt. Seit 7. 9. kann sich Pat. stundenweise am Liegestuhl aufhalten, die Temperaturen erreichen 38⁰ im Maximum. Am 17. 9. erfolgte die dritte Nachfüllung mit 750 ccm Stickstoff bei einem Manometerenddruck von —3 + 2 cm H_2O. Am 22. 9., 26. 9. und 30. 9. erreichen die Temperaturen kaum 38,2⁰. Pat. fühlt sich wohl, hält absolute Bettruhe ein. 1. 10. 6 Uhr p. m.: **Nach starkem Hustenanfall treten plötzlich starke, stechende Schmerzen rechts hinten unten auf.** (Sehr charakteristisches Symptom!) Temperatur 38,7⁰, abends 39,9⁰, nachts 40⁰, Tachykardie, kleiner Puls, sehr starke Dyspnoe. — **Objektiv:** Von der Spina bis zur Basis rechts leises Bronchialatmen mit Metallie, Succussio Hippocratis +. Herz stark nach links verdrängt, die Herzdämpfung beginnt drei Finger vom linken Sternalrand. — **Probepunktion:** Trübscröses Exsudat. — **Diagnose: Spontanpneumothorax, wahrscheinlich infolge Durchbruches einer Kaverne in den künstlichen Pneumothorax.** 2. 10. ¹/₄ Uhr a. m. **Exitus letalis.** — **Obduktionsbefund** (Prof. Sorgo): Rechter Oberlappen atelektatisch mit multiplen kleinen Kavernen, dazwischen knotige Tbc. **Eine der Kavernen zeigt einen linsengroßen, scharf umrandeten Durchbruch in den Pleuraraum. Derselbe sitzt an der dorsalen Seite des Oberlappens. Die Kavernenwand dort papierdünn. An der Stelle der Perforationsöffnung kein Strang zur gegenüberliegenden Thoraxwand.** Trübseröses Exsudat und frische fibrinöse Auflagerung an der Basis des rechten Unterlappens.

Epikrise: Es handelt sich um eine schwere, exsudativ ulzeröse Tuberkulose, in deren Verlauf ein rechtsseitiger Pneumothorax angelegt wird. Vierzehn Tage nach der letzten Nachfüllung, im Anschluß an einen starken Hustenstoß, tritt Perforation einer Kaverne auf der Pneumothoraxseite ein, Spontanpneumothorax und Exitus letalis.

Beob. F. P., 19 J. alt, aufg. 14. 3. 1919. — Schwere, hauptsächlich rechtsseitige, hochfebrile, ulzeröse Phthise, bei der am 20. 6. 1920 rechts ein partieller, trockener Spontanpneumothorax wahrscheinlich durch Platzen eines Emphysembläschens erfolgt. Derselbe wird unter geringem Druck (wegen der suspekten linken Seite) nachgefüllt und langsam vergrößert, Spitze breit adhärent, sonst kompletter trockener Pneumothorax (Durchleuchtung). 29. 6. zweite Nachfüllung, 770 ccm N, Enddruck —6 + 0 cm Wasser. Pat. fühlt sich wohl, ist fast fieberfrei. Am 14. 7. 4 Uhr p. m. **nach Hustenstoß plötzlich heftiger, stechender Schmerz in der rechten Brustseite mit folgendem Schüttelfrost (Analogie mit Beobachtung Karl R.).** Temperatur 38,9⁰. Atemnot, Zyanose, 150 Pulse, geringe basale Dämpfung an der Pneumothoraxseite, das Herz zwei Finger nach links verdrängt. Succussio +. **Rechts hinten in Angulushöhe Wasserpfeifengeräusch.** Probepunktion ergibt sehr trübes, seröses Exsudat. Mikroskopisch finden sich reichlich polynukleäre Leukozyten und massenhaft Tuberkelbazillen. — **Diagnose:** Kavernendurchbruch in den künstlichen Pneumothorax, Lungenfistel, beginnendes Empyem. — Am 15. 7. morgens bei verschlechtertem Allgemeinbefinden in Lokalanästhesie Resektion von 2 cm der siebenten Rippe rechts. Spülung und Bülausche Drainage der Pleurahöhle. Der Kranke erholt sich langsam, entleert erst Eiter, später „Sputum" aus dem Drainrohr. Am 24. 7. Entfernung der Nähte. Wunde p. p. Am 29. 7. wird der Kranke zur Vornahme einer Plastik nach Wien überführt.

Epikrise: Ein Kranker mit schwerer Lungentuberkulose bekommt einen trockenen Spontanpneumothorax der rechten Seite ohne Exsudat, der den Allgemeinzustand gut beeinflußt und deshalb vorsichtig unterhalten wird. Zu diesem nunmehr künstlichen Pneumothorax gesellt sich abermals ein Spontanpneumothorax derselben Seite, diesmal vermutlich infolge Durchbruches einer Kaverne unter lebensbedrohlichen Erscheinungen und sich rasch anschließender Bildung eines Empyems. Es wird noch vor Ablauf von 24 Stunden eine ganz schmale Rippenresektion vorgenommen, die Pleurahöhle gespült und drainiert.

Der Kranke übersteht dieses Ereignis und kann vierzehn Tage später eine mehrstündige Fahrt nach der Stadt zur Vornahme einer Plastik wagen. (Diese Beobachtung stammt aus meiner Allander Zeit; in Alland waren wir operativ nicht genügend für große Eingriffe eingerichtet.)

Dieser Fall erscheint mir aus mehreren Gründen lehrreich: Analog fast allen derartigen Beobachtungen wäre der Kranke in Kürze ad exitum gekommen, wenn nicht die sofort vorgenommene (schmale!) Rippenresektion ihm zunächst das Leben gerettet hätte. Es wurde dadurch auch Zeit gewonnen, um den Kranken der chirurgischen Station zuzuführen. SAUERBRUCH sagt in seiner „Chirurgie der Brustorgane": „Das Ereignis bedeutet (aus diesem Grunde) stets eine höchst ernste Komplikation, die in den allermeisten Fällen tödlich endet. Nur ausnahmsweise liegen die Dinge so, daß nach dem Durchbruch die Lunge weiter kollabieren kann, ohne daß die Perforation die Form eines Ventiles besitzt (Fall von SAUGMAN). Bildet sich ein Spannungspneumothorax, so entwickeln sich die geschilderten, lebensbedrohlichen Symptome und ist rascheste Hilfe nötig." Und weiter: „Wirksam kann hier nur eine ausgedehnte SCHEDEsche Plastik[1] sein, die den Lungendefekt deckt." Zu dieser Plastik wird es aber aus äußeren Gründen oft nicht kommen können. Zunächst — und das ist wohl das Häufigste — stirbt der Kranke im Schock oder er erliegt rasch der schweren septischen Infektion. Ferner ist es z. B. in einer Heilstätte, die mehrere Stunden von der nächsten Stadt entfernt ist, schwer, rechtzeitig einen geschulten Chirurgen zu erreichen. Der Internist wiederum wird sich, auch wenn er chirurgisch geschult ist, zu einem solchen, immerhin großen Eingriff bei dem meist elenden Zustand des Kranken nicht leicht entschließen. Anders ist es aber mit dem relativ kleinen Eingriff der Resektion einer Rippe, namentlich, wenn es sich wie in meinem Falle um vitale Momente handelt. In dieser Richtung wird man wohl VOLHARD beipflichten dürfen, wenn er die Rippenresektion für so einfach hält, daß es nicht notwendig erscheint, sie von einem Chirurgen machen zu lassen. Auf Grund dieses Falles glaube ich also vorschlagen zu dürfen, bei sonstiger genauer Würdigung des Zustandes (Fehlen von Komplikationen anderer Organe, relativ guter Zustand der „besseren" Lunge) zunächst die einfache, möglichst schmale Rippenresektion und Drainage (Spülung) auszuführen, um den Kranken über den schweren Schock und die momentane Lebensgefahr hinüberzubringen und dann im Sinne von BRAUER, v. MURALT, SAUERBRUCH und SPENGLER eine Thorakoplastik anzuschließen. Wenn man die hohe Mortalität der bisher mitgeteilten einschlägigen Fälle bedenkt, so bedeutet jeder Erfolg einen Gewinn.[2]

9. Seltene Komplikationen
Ruptur des Mediastinums

A. WEISS beschrieb bei einem rechtsseitigen Pneumothorax eine angeblich infolge forcierten Bückens (?) entstandene Zerreißung des Mittelfelles mit nachfolgendem doppelseitigem Pneumothorax. Nach zirka drei Wochen war der

---

[1] Anmerkung bei der Korrektur: Heute lehnt SAUERBRUCH die SCHEDEsche Plastik für derartige Fälle ab.

[2] Anmerkung bei der Korrektur: In letzter Zeit berichtet SAUERBRUCH, daß er von 41 derartigen Patienten 19 heilen konnte.

Pneumothorax der linken Seite aufgesaugt, der rechtsseitige konnte fortgeführt werden.

Zwerchfellkrampf

F. JESSEN beobachtete bei einem Kranken während jeder, auch der vorsichtigsten Füllung einen Zwerchfellkrampf, der sich in sehr raschem Druckanstieg unter gleichzeitig auftretenden heftigen Schmerzen in der Zwerchfellgegend kund gab. Ähnliches konnte auch ich bei einer Kranken erheben.

Serratuslähmung

A. MÜLLER hat einen Fall mitgeteilt, bei welchem es nach der sechsten Nachfüllung anscheinend durch Verletzung des Nervus thoracicus longus mit der spitzigen Nadel zu einer typischen Serratuslähmung gekommen war.

Vagusreizung

HENIUS sah zweimal bei einer Nachfüllung eine Vagusreizung. Er nahm bei einem Kranken mit starken Verwachsungen eine Nachfüllung von 350 ccm mit einem Druck von $+ 8$ cm H_2O vor. Der Patient zeigte plötzlich eine auffallend blasse Farbe, begann etwas zu schwitzen und hatte Angstgefühl. Es bestanden nicht die geringsten zerebralen Symptome. Der Patient war bei vollem Bewußtsein, der Puls sehr gut gespannt mit einer Frequenz von 38 pro Minute. Die normale Pulsfrequenz von 70 trat nach zehn Minuten wieder ein.

Herpes zoster

FAGIUOLI konnte nach einer Nachfüllung einen typischen Herpes zoster entlang dem achten und neunten Zwischenrippenraum konstatieren.

Abbrechen der Kanüle

H. DEIST berichtet über zwei Kranke, bei welchen anläßlich der Gaseinblasung die Kanüle abbrach und in den Pleuraraum fiel. Bei dem einen Fall konnte SCHRÖDER mittels der Thorakoskopie den Sitz der Nadel feststellen, sie endoskopisch fassen und entfernen.

Blutige Durchfälle

KELLER hat zwei Fälle mitgeteilt, bei welchen wenige Stunden nach dem Eingriff blutige Durchfälle auftraten.

Trigeminusneuralgie

F. JESSEN und RICALDONI erwähnen Trigeminusneuralgien, die nach j e d e r Nachfüllung sich einstellten, nach Abschluß der Pneumothoraxbehandlung verschwanden und von RICALDONI auf tuberkulotoxische Ursachen zurückgeführt werden. Ich selbst habe ebenfalls einen derartigen Fall beobachtet.

Beob. Frl. G. A., 30 J. alt, wurde am 13. 12. 1924 aufgenommen. — Nach vierwöchentlicher Beobachtung wurde am 12. 1. 1925 im fünften Interkostalraum in der hinteren Axillarlinie nach vorhergegangener Anästhesie mit 0,5%iger Tutokain-

lösung ein Pneumothorax angelegt; es wurden 400 ccm N bei einem Enddruck von
—4± 0 H_2O eingelassen. Die Röntgendurchleuchtung zeigte gute Kompression
der mittleren und unteren Lungenpartien, die Spitze war adhärent, keine Mediastinalverdrängung. Drei Stunden nach dem Eingriff begann die Patientin „die Einstichstelle zu spüren" und gleichzeitig mit diesem Gefühl stellten sich ziehende
Schmerzen in der linken Oberkieferhälfte ein, die sich später gegen
das linke Auge, gegen die linke Stirnseite und gegen den Hinterkopf
erstreckten. Das Gesicht war während der Schmerzanfälle halbseitig
gerötet. Am nächsten Tage verschwanden diese unangenehmen Sensationen spurlos.
Die Patientin, welche bisher noch drei Nachfüllungen erhielt, gab an, daß sich jedesmal einige Stunden nach dem Eingriff mit dem Fühlbarwerden der
Einstichstelle eigentümliche ziehende Schmerzen in der linken Ge-
sichtshälfte — wie oben beschrieben — bemerkbar machten, die bis
zum nächsten Tage anhielten und dann allmählich nachließen. Die
objektive Untersuchung ergab keinerlei Störungen der Hirnnerven. Die Druckpunkte des Trigeminus links waren empfindlich und das CHVOSTEKsche Fazialis-
phänomen war beiderseits positiv. Eine Erklärung für diese Beobachtung kann ich
nicht geben.

Autotuberkulinreaktionen

Sehr interessant sind die seltenen Komplikationen (abgesehen von der
anderen Lunge; vgl. dieses Kapitel), die ich auf eine „Autotuberkulinreaktion"
zurückführen möchte.

Beob. Frl. F. E., aufg. 25. 3., entl. 18. 9. 1925. — Die Pat. hatte neben ihrem
Lungenprozeß eine seit Jahren „ausgeheilte" linksseitige Koxitis. Nach der Pneumothoraxanlegung rechts kam es zu kurzdauernder Fiebersteigerung unter gleichzeitigem Auftreten von heftigen Schmerzen im linken Hüftgelenk,
die bald wieder abklangen und nicht gut anders als durch eine Autotuberkulinreaktion
zu erklären waren.

Hieher gehört auch der Fall von KAESER, der nach Anlegung eines Pneumothorax einen schweren Tonsillarabszeß mit nachfolgenden fieberhaften Gelenks-
schmerzen sich entwickeln sah; die letzteren traten jedesmal nach einer
Nachfüllung wieder auf.

Perikarditis

Ich erlebte in einem Falle (wiederholt) im unmittelbaren Anschluß an die
Anlegung des Pneumothorax das Auftreten einer Herzbeutelentzündung:

Beob. S. D., 26 J. alt, aufg. 17. 11. 1924, entl. 15. 5. 1925. — Ein Bruder an
Lungentuberkulose gestorben. Als Kind Masern, Diphtherie. 1921 und 1922 Grippe.
1923 normale Geburt. Beginn der jetzigen Erkrankung Mai 1924 mit einem „Lungenspitzenkatarrh". Herbst 1924 Fieber bis 38,5°, Husten, Auswurf und Gewichtsabnahme (9 kg in sieben Monaten). Es handelt sich um eine aktive, kavernöse Tbc.
des linken Oberlappens, hochfebril, mit Bazillen und elastischen Fasern im Auswurf.
Am 4. 12. 1924 Anlegung eines Pneumothorax (1000 ccm N). Im Anschlusse
daran staffelförmiges Ansteigen der Temperatur bis über 40°. Objektiv:
Kompletter Pneumothorax links. Verdrängung des Herzens nach rechts. Über dem
Herzen hört man bei Atemstillstand, synchron mit den Herztönen,
besonders systolische, kurze, trockene, schabende Geräusche aus der
Tiefe. — Diagnose: Pericarditis interna sicca. — Am 8. 12. Absaugung
von 800 ccm N. Nach Entfieberung und Schwinden des perikardialen Reibens
neuerliche Pneumothoraxanlegung am 10. 2. 1925 (300 ccm N). Am 10. 3., sechs
Tage nach der dritten Nachfüllung, wieder Temperaturanstieg auf 40° und peri-
kardiales Reiben über dem unteren Sternum. Am 30. 3. Absaugung von Gas. Nach
einigen Tagen Entfieberung. Von weiteren Nachfüllungen wurde abgesehen. Später

Auftreten von Exsudat, das einige Male punktiert wurde. Pat wurde gebessert, erwerbsunfähig, mit positivem Auswurf entlassen.

Epikrise: Bei der 26jährigen, ziemlich elenden Kranken wurde zweimal im Anschluß an eine Einfüllung das Auftreten einer Perikarditis beobachtet, weshalb die Fortsetzung der Pneumothoraxbehandlung eingestellt werden mußte.

Pneumonie der anderen Lunge und Pneumoperikard.

Eine glücklicherweise sehr seltene, aber fast immer tödliche Komplikation ist die Pneumonie der anderen Lunge. Ich habe zur Zeit der Grippeepidemie zwei Kranke auf diese Weise verloren (vgl. Kapitel: „Die andere Lunge".) Peltason hat ebenso wie Saupe die Entstehung eines Pneumoperikards bei Pneumothorax beobachtet. Im Falle von Saupe soll dasselbe durch direktes Anstechen des Herzbeutels entstanden sein.

V. Die andere Lunge

Allgemeine Überlegungen vor Anlegung des Pneumothorax; die Zustandsdiagnose

Die Forderung, daß die „andere" Lunge auch pathologisch-anatomisch vollständig normal sein solle, kann so gut wie nie erfüllt werden, wenn wir beginnende Prozesse von der Pneumothoraxtherapie ausschalten. Deshalb werden wir bezüglich der anderen Lunge folgende, heute wohl allgemein gültige Richtlinien einhalten müssen:

a) Die andere Seite darf nicht zu ausgedehnt erkrankt sein, sie muß „praktisch gesund" sein (Brauer).

b) Der Prozeß muß gutartig, wenn nicht ausgeheilt (latent) so zumindest stationär sein, was durch klinische Vorbeobachtung, eventuell durch Belastungsproben (vgl. später) verläßlich festgestellt sein muß.

c) Spitzenprozesse sind günstiger als andere Lokalisationen aufzufassen. Prozesse am Hilus und im Unterlappen sind sehr vorsichtig zu bewerten, sie bilden meist eine Gegenanzeige.

d) Es dürfen keine ausgedehnten Adhäsionen vorhanden sein, welche die bessere Lunge in der Atmung behindern. Überstandene exsudative Pleuritis der anderen Seite mit Schwartenbildung ist eine Gegenanzeige, ebenso beträchtliches Emphysem (Rautenberg).

e) Exsudativ-pneumonische, wenn auch kleine Herde der anderen Lunge sind eine absolute Gegenanzeige.

Man wird bei der Zustandsdiagnose der „besseren" Seite in manchen fieberfreien Fällen mit Nutzen von der von Sorgo und mir beschriebenen Bewegungsprüfung Gebrauch machen können. Ihre diagnostische Brauchbarkeit ist von verschiedenen Autoren, darunter auch G. Schröder nachgeprüft und bestätigt worden. Sie besteht im wesentlichen in der Tatsache, daß die auskultatorischen Erscheinungen unmittelbar nach einem ein- bis eineinhalbstündigen flotten Spaziergang wesentlich reichlicher werden. Auch die von mir angegebene Mensesreaktion sollte bei Frauen diagnostische Verwertung finden, bevor wir uns zur Anlegung des Pneumothorax entschließen. Nach

meinen Beobachtungen ist der positive Ausfall dieser Reaktion in zirka 77% der
Fälle als Aktivitätszeichen anzusehen. Daß die Untersuchung einer an Lungentuberkulose leidenden Kranken, zur Zeit der Menstruation oder unmittelbar vorher
vorgenommen, ein besonders ausgiebiges auskultatorisches Resultat gibt, scheint
nicht genügend bekannt zu sein. Ich selbst kam erst nach Veröffentlichung meiner
ersten Arbeit über die Mensesreaktion (1923) darauf, daß TURBAN bereits 1908
Abweichungen des physikalischen Lungenbefundes zur Zeit der Menses bei tuberkulösen Frauen beschrieben hatte. Das Menstruationsfieber bei Lungentuberkulose haben WIESE, MACHT in 50%, GABBE in St. Blasien (A. BACMEISTER) in
57,3% ihrer Fälle gefunden. GABBE, GUTH, KRAUS, MACHT, SORGO, TURBAN u. a.
haben menstruelle Hämoptysen, Vermehrung von Husten und Auswurf,
G. FISCHER Körpergewichtsabnahme, URWICK und MORLAND ein Absinken des
opsonischen Index, A. PÖLZL aus der Abteilung Prof. F. KOVÁCS (Wien) eine
Wellenbewegung der Zahl der roten Blutkörperchen (Maximum einige Tage v o r
E i n t r i t t der Menses), A. SCHICK aus unserer Anstalt das Auftreten von pleuritischen Schmerzen beschrieben. Der sicher bestehende Zusammenhang zwischen
Menses und Lungentuberkulose ist noch ungeklärt. Ob es sich dabei, wie KUTHY
und WOLFF-EISNER meinen, um Herdreaktionen ähnlich wie nach einer Tuberkulininjektion, ob es sich im Sinne von B. ASCHNER um uns noch unbekannte
„Menotoxine“ (B. SCHICK) handelt, sei dahingestellt. Meiner Erfahrung nach
haben die Menses, wenn überhaupt erkennbar, fast immer einen s c h l e c h t e n,
u n g ü n s t i g e n E i n f l u ß a u f d i e b e s t e h e n d e L u n g e n t u b e r k u l o s e,
d e r s i c h d i a g n o s t i s c h v e r w e r t e n l ä ß t. Jeder von uns weiß, wie schwer
die Diagnose einer beginnenden Spitzentuberkulose sein kann und wie relativ
selten die Fälle sind, in welchen eine e i n m a l i g e Untersuchung zu einem abschließenden Urteil führt. Eine derartige Fehlbegutachtung einer Kranken, die
mir von einem Kollegen zugewiesen wurde, gab mir den unmittelbaren Anlaß
zu nachstehenden Ausführungen:

Beob. Frl. M. Sch., 20 J. alt, aufg. am 21. 2. 1923. — Die Kranke wurde mit der
Diagnose „aktive Apicitis dextra“ von Herrn Chefarzt J. NEUMANN überwiesen und
von mir das erste Mal am 17. 2. 1923 untersucht. Ich fand eine ausgesprochene
Dämpfung der rechten Spitze, die mir beim Fehlen jedes, auch des geringsten auskultatorischen Befundes (Fehlen jeder Veränderung des Atemgeräusches, sicheres Fehlen
von Rasselgeräuschen) durch die bestehende dextrokonvexe Skoliose der Halswirbelsäule genügend erklärt erschien. Die Kranke fühlte sich vollkommen gesund, hatte
weder Fieber noch Husten oder Auswurf. Trotz dieses negativen Befundes nahm ich
mit Rücksicht auf die Diagnose des mir als sehr tüchtigen und gewissenhaften Untersuchers seit langem bekannten Kollegen die Pat. für die Heilanstalt auf. Die hier
vorgenommene Durchleuchtung ergab eine Trübung der l i n k e n Spitze. 22. 2. 1923:
„Keine Nebengeräusche.“ 28. 3. 1923: „Keine Nebengeräusche.“ 10. 4. 1923:
„R e c h t s ü b e r d e m S c h l ü s s e l b e i n, r e c h t s h i n t e n ü b e r d e r O b e r- u n d
U n t e r l a p p e n s p i t z e s o w i e ü b e r d e r l i n k e n O b e r l a p p e n s p i t z e r e i c h l i c h
k l e i n b l a s i g e s f e u c h t e s R a s s e l n.“ Auf Befragen gibt die Kranke an, daß sie
die Periode habe. Es stellt sich nun heraus, daß die Kranke zufällig auch die Periode
hatte, als sie der zuweisende Kollege untersuchte. 11. 4.: Die Menses geschwunden.
Die Untersuchung ergibt spärlich Rasseln rechts über dem Schlüsselbein, sonst
keine Nebengeräusche. 16. 4.: „Keine Nebengeräusche.“ Die Kranke wird auf eigenen
Wunsch entlassen.

Ich halte diesen Fall für sehr lehrreich und habe daraus den Schluß gezogen,
keiner Frau mit den geringsten verdächtigen Symptomen mehr zu sagen, daß ihr

an der Lunge nichts fehle, wenn ich sie nicht zur Zeit der Periode nachkontrolliert habe.

Wir haben nun damals die rund 100 Frauen und Mädchen unserer Heilstätte systematisch während der Menses untersucht und unser besonderes Augenmerk auf die sogenannten „negativen" Fälle gerichtet. Zu unserer Überraschung mußten wir in einer überwiegend großen Zahl unser Urteil korrigieren. Aber auch bei den Kranken, bei welchen die früheren Untersuchungen ein positives Resultat ergeben hatten, mußten wir unser Urteil bezüglich der Ausdehnung und dem Grade der Erkrankung nach häufig ändern.

In Kürze mögen aus unseren Protokollen nur zwei Krankengeschichten folgen, die nahelegen, daß es wichtig ist, im Beginn und auf der Höhe der Menses, wenn letztere schon in voller Stärke aufgetreten sind, zu untersuchen und die auch ein Bild davon geben, wie lange dieses Phänomen, das ich im Vergleich mit der von I. Sorgo und mir beschriebenen „Bewegungsreaktion" „Mensesreaktion" (= M. R.) nennen möchte, anhält und was für Schlüsse man aus demselben ziehen darf.

Beob. H. R., 20 J. alt, aufg. am 26. 2. 1923. — 27. 2.: „Keine Nebengeräusche." Radiologisch: Schlechtere Aufhellung der linken Spitze, sonst normale Verhältnisse. Fieberfrei, weder Husten noch Auswurf. 28. 2.: Keine Nebengeräusche. 10. 4.: Menses + (zweiter Tag): Reichlich kleinblasiges, feuchtes Rasseln über beiden Spitzen. 12. 4.: Menses vorüber: Keine Nebengeräusche. In diesem Fall betrug die Dauer der M. R. zwei Tage.

Beob. M. U., 19 J. alt, aufg. am 8. 3. 1923. — Am 9. 3. 1923 außer Spinalgie und leicht rauhem Atmen an den Spitzen kein pathologischer Befund. Pat. ist afebril, hat weder Husten noch Auswurf. 10. 3.: Keine Nebengeräusche. 9. 4.: Keine Nebengeräusche. 22. 4.: Menses (erster Tag): Über der rechten Spitze spärlich feinblasiges, feuchtes Rasseln. 23. 4.: Über beiden Spitzen reichlich feinblasiges feuchtes Rasseln. Also volle M. R. erst am zweiten Tage der Menses.

Bei den vorstehend beschriebenen drei Krankengeschichten handelt es sich durchwegs um Kranke, bei denen vorher bei wiederholter Untersuchung auch von verschiedenen Untersuchern Rasselgeräusche nicht gefunden werden konnten. Auch die Befunde der Mensesreaktion wurden immer von mehreren Untersuchern erhoben und nur dann als positiv erklärt, wenn alle Untersucher zum selben Resultat kamen, um eine Selbsttäuschung auszuschließen. Überdies wurden nur reichliche und feuchte Rasselgeräusche in positivem Sinne gewertet. Es mögen nun zwei Krankengeschichten folgen, bei denen der Anfangsbefund nicht negativ war, bei welchen aber durch die M. R. andere tuberkulöse Lokalisationen aufgedeckt werden konnten, bzw. bei denen die M. R. eine größere Ausdehnung des Prozesses ergab, als ursprünglich angenommen wurde.

Beob. H. P., 26 J. alt, aufg. 11. 3. 1923. — 11. 3.: Über beiden Ober- und Unterlappenspitzen spärliches kleinblasiges Rasseln. Die Pat. ist afebril. Wohlbefinden. 15. 4.: Menses (zweiter Tag): Rechts vorne bis zur zweiten Rippe, rechts hinten bis zum Angulus (!) reichlich kleinblasiges, feuchtes Rasseln. Links wie vorher.

Beob. H. B., 31 J. alt, aufg. 4. 4. 1923. — Die Pat. hat weder Husten noch Auswurf, ist aber subfebril. Temperatur 37,4⁰. 7. 4.: Über der linken Spitze einzelne zähe Rasselgeräusche, sonst nichts. 11. 4.: Menses (erster Tag): An beiden Spitzen reichlich kleinblasiges, feuchtes Rasseln zu hören. Die Differenz in der Zeit zwischen den beiden Untersuchungen beträgt vier Tage.

Während Beob. M. Sch., H. R. und M. U. dafür sprechen, daß die menstruelle Hyperämie genügt, um Herdreaktionen an Lungenspitzen auszulösen, die bei sorgfältigster und wiederholter Untersuchung als klinisch unverdächtig zu bezeichnen waren, können wir aus den Beobachtungen H. B. und H. P. ersehen, daß uns erst die M. R. Aufschluß über die wirkliche Ausdehnung des tuberkulösen Prozesses gab. Was diese Tatsachen für die ganze Beurteilung des Krankheitszustandes bedeuten, muß nicht näher ausgeführt werden. Wir lernten daraus, noch vorsichtiger in der Prognosestellung zu sein und haben für uns als Heilstättenärzte die praktische Folgerung gezogen, eine Kranke nur dann als „klinisch geheilt" zu bezeichnen, wenn auch die letzte M. R. negativ ausgefallen ist. Die M. R. ist eine — sit venia verbo — physiologische Reaktion und es wäre interessant, an einem größeren Material von sicher nicht Tuberkulösen, das uns leider nicht zur Verfügung steht, ihre Spezifität nachzuprüfen. An unseren wenigen Fällen von klinisch gesundem weiblichen Personal konnten wir eine M. R. nicht feststellen. Es entsteht nun die Frage, ob die beschriebene Reaktion für die Diagnose der Aktivität brauchbar ist oder nicht. Wir verfügen hier über 75 verwertbare Fälle, bei welchen die Mensesreaktion geprüft wurde. 47 Fälle wiesen bei der Aufnahmsuntersuchung, welche bei uns vom betreffenden Assistenten vorgenommen und vom Chefarzt wiederholt nachkontrolliert wird, keine Nebengeräusche auf (Gruppe 1). Der Rest von 28 Kranken hatte gleich anfangs katarrhalische Erscheinungen (Gruppe 2). In der ersten Gruppe (47 Fälle) war die M. R. (Mensesreaktion) positiv in 34 Fällen (= 72%), negativ in 13 Fällen (= 28%); in der zweiten Gruppe (28 Fälle) war die M. R. 24 mal positiv (= 85%), 4 mal (= 15%) negativ. Von allen 75 Fällen war die M. R. bei 58 = 77% positiv. Forschen wir nun zunächst bei den 17 Kranken mit negativer M. R. nach etwaigen Symptomen von Aktivität, so ergibt sich folgendes: Husten hatten 12, Auswurf 6, Bazillen oder elastische Fasern keine, gelegentliche Nachtschweiße 8, Hämoptoen keine, sichere klinische Progredienz keine, pathologische S. G. keine, Fieber 7. Dagegen zeigen die 58 Kranken mit positiver M. R.: Husten 39, Auswurf 16, Bazillen oder elastische Fasern 5, Nachtschweiß 26, Hämoptoen 4, sichere klinische Progredienz 21, pathologische S. G. 14, Fieber 45. Meiner Meinung nach ist die Mensesreaktion ein einfaches diagnostisches Hilfsmittel, das uns in 77% unserer Fälle Aufklärung über die Art und Ausdehnung des tuberkulösen Prozesses brachte; ferner ist sie auf Grund unserer Untersuchungen bei positivem Ausfall für das Bestehen eines aktiven oder noch aktivierbaren Prozesses verwertbar. F. Kovács hat meine Angaben bestätigen können (persönliche Mitteilung).

L. Hofbauer stellte bei einer Kranken anläßlich der Nachprüfung meiner Angaben fest, daß intramenstruell auf der Pneumothoraxseite zahlreiche konsonierende Rasselgeräusche auftraten, die nach Ablauf der Menses spurlos verschwanden. Bei Pneumothorax artificialis erscheinen auch nach E. Morelli über der schon völlig still gewordenen Kollapslunge nicht ganz selten nach einer Nachfüllung Rasselgeräusche; in anderen Fällen, wo eine gewisse Überblähung besteht, zeigt sich auf der kontralateralen Seite Rasseln. Seine Vermutung, daß es sich um frische Herde in den nicht völlig kollabierten Lungenteilen oder aber in der anderen Lunge handelt, scheint ihm durch das Verschwinden der Geräusche nach Verminderung des Pneumothoraxdruckes durch Ablassen von Gas bestätigt. Das Phänomen erklärt sich aber seiner Ansicht nach auch anders. Es handelt sich tatsächlich um Rasselgeräusche in der Kollapslunge, die aber nicht frisch entstanden sind, sondern nur durch die bei bestimmter Spannung des Pneumothorax auftretende Resonanz wieder hörbar werden, während sie vorher und nachher bei geringerem oder größerem Druck infolge der schlechten Schalleitung der Luft nicht zu hören waren.

Bekanntlich entspricht das Röntgenbild oft in keiner Weise dem klinischen Befund. In letzter Zeit hat JAKSCH in Prag eine recht bezeichnende, hiehergehörige Krankengeschichte eines Arztes beschrieben, bei welchem der klinische Befund durchaus normal war, während das Röntgenbild eine schwere disseminierte Oberlappentuberkulose aufdeckte. In diesem sowie ähnlichen Fällen zeigt die Platte mehr als der klinische Befund. Ebenso verhält es sich bei den zahlreichen Beobachtungen mit „stummen" Kavernen, die ebenfalls erst durch die Röntgenuntersuchung diagnostiziert werden können. Oft läßt uns aber bei frischen Erkrankungen wieder die Platte im Stich, während wir klinisch sichere und aktive Herde festzustellen vermögen. Das Röntgenverfahren soll uns in erster Linie über die Ausdehnung des Prozesses der „besseren" Lunge und über die noch vorhandene „respiratorische Oberfläche" informieren. Bis zu einem gewissen Grade, aber auch nur mit dieser Einschränkung, können wir aus der Art der Schattenflecke im Sinne von GRÄFF-KÜPFERLE auch auf das Alter und die pathologisch-anatomische Form des Prozesses schließen. Im allgemeinen kann man mit Recht sagen, daß weiche, verwaschene Herde und Flecken vorsichtiger zu beurteilen sind als scharf begrenzte und dichte. Ich teile die Ansicht jener Autoren, die vorsichtig nur von „vorwiegend exsudativen" oder „vorwiegend indurativen" Formen sprechen. Die Voraussetzung für eine Diagnosestellung aus der Röntgenplatte (natürlich nur in Verbindung mit dem klinischen Befund) ist eine einwandfreie Technik und ein guter Apparat[1]. Im Sinne M. HAUDEKS wird es sich, wenn die Zeit reicht, empfehlen, Serienaufnahmen in gewissen Zeiträumen anzufertigen. Ich lasse vor der Anlegung des Pneumothorax mindestens eine und nachher in Abständen mehrere Platten machen. Man sieht dann nach angelegtem Pneumothorax infolge der Hyperämie auf der besseren Seite fast immer „mehr" als vorher. Das Röntgenbild ist natürlich nicht imstande, uns über die Aktivität oder Inaktivität der Herde der besseren Seite verläßlichen Aufschluß zu geben. Hier ist allein die klinische Beobachtung entscheidend. Mein gewesener Assistent A. SCHICK berichtete aus unserer Anstalt, daß orales Rasseln, das schon von BACCARANI, CYBULSKI, GALVAGNI, F. HAMBURGER, MOLLENO, PRODI und TAKATA beschrieben wurde, bei vorwiegend bösartigen, exsudativen Tuberkuloseformen häufiger und reichlicher vorkomme als bei vorwiegend indurativen Prozessen. Bei tuberkulösen Erscheinungen fiel uns bei exsudativen Formen, die in der Regel mit einem Zerfall des Gewebes enden, die Zahl und die Reichlichkeit des oralen Rasselns auf, im Gegensatz zu örtlich bedeutend ausgedehnteren, aber indurativen, interstitiellen Prozessen, die meist in Vernarbung übergehen.

---

[1] Anmerkung bei der Korrektur: Wie oft wird gegen diese Forderung gesündigt!

Nur von Kavernen oder Bronchiektasien ist abzusehen, da diese auch bei indurativen Veränderungen ein ebenso starkes orales Rasseln ergaben. Ja, wir glauben auf Grund unserer Beobachtungen behaupten zu können, daß bei ausgesprochenen Zirrhosen selbst von großer Ausdehnung, aber ohne Einschmelzung, wenn auch an der Brustwand Geräusche auskultierbar sind, meistens orales Rasseln fehlt. Auch die Sinkgeschwindigkeit der roten Blutkörperchen, die uns nach H. POINDECKER und C. SIESS als wertvolles prognostisches Zeichen gilt und die bei pneumonischen Formen große Ziffern aufweist, zeigte bei Vorhandensein reichlichen oralen Rasselns eine beträchtliche Höhe. Hiefür möchten wir einige Beispiele anführen:

Beob. H. K., 20 J. alt. — Offene, vorwiegend e x s u d a t i v e Tbc. der linken Lunge, febril, reichlich Bazillen im Auswurf, S. G. 23/26. — R ö n t g e n: Intensive, weichfleckige, unscharf begrenzte Verschattung des ganzen linken Lungenfeldes; reichliches, in- und exspiratorisches, klein- bis mittelblasiges orales Rasseln.

Beob. M. R., 21 J. alt. — Offene, vorwiegend e x s u d a t i v e Tbc. der rechten Lunge, febril, zahlreiche Tuberkelbazillen im Auswurf. S. G. 30/34. — R ö n t g e n: Unscharfe, grobfleckige Verschattung des ganzen rechten Lungenfeldes; dichtes in- und exspiratorisches, klein- bis mittelblasiges, weithin hörbares, orales Rasseln.

Beob. L. Sk., 22 J. alt. — I n d u r a t i v e geschlossene Tbc. der linken Lunge, afebril, kein Sputum. S. G. 5/9. — R ö n t g e n: Beide Spitzen verschattet, mit schlechter Aufhellung, kleinfleckige, scharf umrissene Marmorierung des oberen und mittleren Drittels des linken Lungenfeldes; kein orales Rasseln.

Beob. Z. J., 31 J. alt. — F i b r o s e beider Oberlappen und der Spitzen der Unterlappen, afebril, kein Sputum. S. G. 2/4. — R ö n t g e n: Beide Spitzen stark verschattet, mit schlechter Aufhellung. Scharf begrenzte, intensive, streifig fleckige Marmorierung der oberen Lungenfelder, kein orales Rasseln.

R a s s e l g e r ä u s c h e   k ö n n e n   v o n   d e r   P n e u m o t h o r a x s e i t e   z u r
a n d e r e n   S e i t e   f o r t g e l e i t e t   w e r d e n. Zur Differentialdiagnose, ob die auf der gesunden Seite hörbaren Rasselgeräusche von der Pneumothoraxseite stammen, stellte CARPI folgende Richtlinien auf:

1. Die Rasselgeräusche sind in symmetrischer Zone auf beiden Seiten hörbar, mit vollkommen identischem auskultatorischem Charakter, aber ausgesprochener auf der Pneumothoraxseite. Man bedient sich am besten zur vergleichenden Auskultation des von v. MURALT angewandten doppelten Stethoskops.

2. Bei nicht völlig komprimierter Lunge werden gewöhnlich sämtliche Rasselgeräusche nach der gesunden Seite hinübergeleitet, besonders die mehr sonoren und oberflächlichen, ebenso pleurales Reiben.

3. Sehr wichtig ist der Unterschied des Atmungsgeräusches auf beiden Seiten. Auf der gesunden Seite nehmen die Rasselgeräusche gewöhnlich nur den letzten Teil des Inspiriums ein, auf der Pneumothoraxseite sind sie während der ganzen Inspiration hörbar und können das Atmungsgeräusch fast vollständig verdecken.

4. Bei Zunahme des Pneumothorax und besserer Kompression der Lunge pflegen die fortgeleiteten Rasselgeräusche abzunehmen bzw. vollständig zu verschwinden.

Die Erfahrungen CARPIS möchte ich aus eigener Anschauung mit der Einschränkung bestätigen, daß ich das MURALTsche Doppelstethoskop für entbehrlich halte. Meiner Ansicht nach ist ein wesentliches Unterscheidungsmerkmal

die Ausdehnung der auf der gesunden Seite hörbaren Rasselgeräusche bis zur
Axillarlinie hin. Sind die Rasselgeräusche auf der gesunden Seite nur gerade
neben der Wirbelsäule hörbar, so spricht dies für die Fortleitung, reichen sie bis
zur Axillarlinie oder sind sie auch vorne über dem Oberlappen hörbar, spricht dies unter Berücksichtigung des ganzen klinischen Zustandes für
ihre Entstehung in der anderen Lunge. Diese Richtlinien sind aber nicht als
absolut verläßlich zu bezeichnen. Bei bedeutender Mediastinalverschiebung und schlechter Kompression der kranken Lunge können in
dieser entstehende Rasselgeräusche infolge der weitgehenden Verschiebung der kranken Lunge auf der besseren Seite gehört
werden. Das klinische Bild, besonders die Körpertemperatur, ist zur Klärung
dieser Frage deshalb wichtig, weil wir wissen, daß sich besonders in der Hilusgegend der anderen Seite gerne neue Prozesse entwickeln. Ein gutes und verläßliches Kriterium ist das Verschwinden der fraglichen Rasselgeräusche auf der
gesunden Seite unmittelbar nach der Nachfüllung.

E. GRUNDT beschreibt zwei Fälle, bei welchen Nebengeräusche neben der
Skapula auf der besseren Seite ihn zweifeln ließen, ob der Pneumothorax fortgesetzt werden sollte oder nicht. Beide Male hat der weitere Verlauf gezeigt, daß
die Nebengeräusche von der komprimierten Lunge stammten. GRUNDT meint
richtig, daß gutes Allgemeinbefinden und Besserung aller anderen
Symptome bei der Beurteilung der Geräusche ausschlaggebend sein müssen.

Ich hörte bei einer Patientin, Fr. J. Sch., bei der links ein Pneumothorax
angelegt worden war, auf der rechten Seite von der Spina bis zum Angul.
der Skapula neben der Wirbelsäule dichtes, prasselndes, kleinblasiges, konsonierendes Rasseln, insbesondere nach einer Nachfüllung. Einige Zeit nach
Resorption des Gases verschwand dieses Rasseln, um im Anschluß an die nächste
Nachfüllung wieder hörbar zu werden. Dabei war das Allgemeinbefinden der
Patientin ein vorzügliches, es bestand insbesondere kein Fieber, die S. G. war
eine geringe, so daß der Verlauf und die weitere Beobachtung die Annahme, daß
diese Rasselgeräusche von der nach rechts verschobenen Pneumothoraxlunge
herrührten, gerechtfertigt erscheinen ließen. Die Röntgenkontrolle ergab nach
jeder Nachfüllung eine beträchtliche Verschiebung des Mediastinums und der
kranken Lunge gegen die andere Pleurahöhle hin. Auf die gleiche Erscheinung
macht auch BRAUER aufmerksam. Auch GENDRON meint, daß man Fortleitung
krankhafter Geräusche auf die gesunde Seite hin dadurch unterscheiden könne,
daß diese sofort bei der Nachfüllung verschwinden. LINDBLOM berichtet Ähnliches. In unserem Falle waren aber die Rasselgeräusche trotz ihrer Verstärkung nach der Nachfüllung durch die klinische Beobachtung und
Röntgenuntersuchung als fortgeleitet aufzufassen. Es ist also bei beträchtlicher
Mediastinalverschiebung auch an diese Möglichkeit zu denken. Nach der Anlegung kann es früher oder später zunächst zu unspezifischen Erscheinungen der
„besseren" Lunge kommen.

1. Atelektase

Auf diese hat nach v. MURALT neuerlich DUMAREST aufmerksam gemacht,
der bei beweglichem Mediastinum das Auftreten von atelektatischen Rasselgeräuschen an der Basis des Unterlappens der anderen Lunge beschreiben konnte.

Auch wir haben dieses Phänomen in einigen Fällen mit starker Mediastinalverschiebung beobachtet. Differentialdiagnostisch kommen echte tuberkulöse Lokalisationen (Lingula!) in Frage. Die längere Beobachtung und vor allem die Verminderung des Druckes auf der Pneumothoraxseite muß die Frage klären, ob es sich um Atelektase handelt oder nicht, da ja davon das weitere Vorgehen abhängig gemacht werden muß. Das Auftreten eines echten tuberkulösen Prozesses im Unterlappen der gesunden Seite wird natürlich zum Auflassen des Pneumothorax führen müssen.

2. Hyperämie und Stauung

Die Geräusche können aber auch gröber und feuchter, das Atemgeräusch ausgesprochen unreiner werden, es kann sich Schnurren, Giemen und Pfeifen beimischen. In diesen Fällen liegt nach v. MURALT eine Stauungsbronchitis durch lokale Druckwirkung vor, die nach G. BAER meist durch Überdosierung hervorgerufen und mit sofortiger Druckentlastung und mit Herzmitteln zu bekämpfen ist. Die Diagnose dieser Stauungsbronchitis, deren Übersehen von bösen Folgen begleitet sein kann, ist nach G. BAER aus nachstehendem Krankheitsbild zu stellen: „Die Patienten sehen zyanotisch aus, Husten und Auswurf nehmen zu statt ab, die Kurzatmigkeit nimmt zu, es kommt zur Stauungshyperämie der anderen Lunge, dokumentiert durch erhebliche Verdunklung im Röntgenbild, man hört bronchitische Geräusche." Ich habe diese Stauungsbronchitis einige Male bei Leuten über 40 Jahren gesehen, wo der Pneumothorax von anderer Seite angelegt worden war. Das klinische Bild imponierte fast als Lungenödem. Die Fortführung des Pneumothorax erwies sich als unmöglich. In solchen Fällen ist eine Abpunktion des zu großen Pneumothorax dringend geboten, da es sonst zu schweren Herzstörungen kommen kann. Die andere Lunge wird nach dem Pneumothorax besser mit Blut versorgt und hyperämisch. Diese Hyperämie gibt sich auf dem Röntgenschirm durch verminderte Strahlendurchlässigkeit und Vermehrung der Lungenzeichnung zu erkennen; sie kann beim Bestehen von aktiven Herden dieser Seite zu Lungenblutungen Anlaß geben, die im Anschluß an die Nachfüllungen auftreten und zum Abbruch der Einblasungen zwingen können. Meiner Erfahrung nach ist bei vernünftiger Dosierung dieses Ereignis als recht selten zu bezeichnen. Gewöhnlich übt die Hyperämie der besseren Seite auf daselbst bestehende, leichtere, spezifische Affektionen einen günstigen Einfluß aus.

3. Das vikariierende Emphysem

der gesunden Seite ist eine häufige Folgeerscheinung des Pneumothorax, die ihre zwanglose Erklärung in der zu leistenden Überfunktion findet. Um aber diese Mehrarbeit leisten zu können, ist das Fehlen von pleuritischen Verwachsungen auf der besseren Seite so wichtig. Nach den Tierversuchen von CH. YOON zeigt die andere Lunge beim Kompressionspneumothorax stärkeres Emphysem und stärkere Hyperämie als beim Entspannungspneumothorax. Beim Bestehen einer anderseitigen Lungentuberkulose wirkt der Entspannungspneumothorax besser durchblutend und weniger belastend als der Kompressionspneumothorax, die Tuberkulose der anderen Seite kann durch ersteren günstig beeinflußt werden.

4. Spezifische Prozesse

BRAUER hat sich als einer der ersten bei mehreren Kranken mit ziemlich ausgedehnter indurativer, stationärer Erkrankung der besseren Seite zur Anlegung des Pneumothorax entschlossen, wenn dieses Risiko durch eine während der ganzen Behandlung streng durchzuführende Liegekur zu kompensieren möglich war. „Denn nur beim ruhenden Menschen kommt es durch den Pneumothorax nicht zu einer wesentlich vermehrten funktionellen Beanspruchung der anderen Seite. Unerläßlich ist in solchen Fällen selbstredend auch eine möglichst vorsichtige Dosierung des Pneumothorax, sowie die Überwachung des Patienten in einer Anstalt. Ambulatorische Behandlung ist hier unzulässig. So wurde mancher schöne Erfolg erreicht.'' Die andere Seite soll nach BRAUER „praktisch gesund", d. h. der dort bestehende Prozeß soll inaktiv und von geringer Ausdehnung sein. Auch nach CARPI gibt es Fälle mit kontralateraler Affektion, die, obwohl bereits vorgeschritten, nicht nur nicht den Ausgang der Behandlung in Frage stellen, sondern im weiteren Verlaufe sogar einen Stillstand, ja eine Rückbildung erfahren, die schließlich mit einer wirklichen Heilung enden kann. Sozusagen teilt in diesen Fällen die kontralaterale Affektion das Schicksal der anderen, auf die der Pneumothorax direkt wirkt (vgl. S. 101). v. MURALT glaubt, daß „die oft gesehene günstige Beeinflussung leichter Prozesse in der nicht komprimierten Lunge", auf die bestehende Hyperämie zurückzuführen ist. In einer leichten Miterkrankung der relativ gesunden Lunge, die in schweren Fällen fast stets vorhanden ist, liegt nach WELLMANN keine Kontraindikation, da kleine Herde der nicht komprimierten Lunge eher günstig als ungünstig beeinflußt werden. Nach ASCOLI erfährt im allgemeinen eine Erkrankung der anderen Lunge, wenn sie nicht ausgedehnt ist, durch den Pneumothorax einen Umschwung zum Besseren, nach der Ansicht von FORLANINI durch die vermehrte Atmung dieser Lunge und durch die Erschwerung der Toxinresorption aus der komprimierten Lunge mit der dadurch erfolgenden Erhöhung der Widerstandskraft des Organismus. Dieser günstige Einfluß kann aber ins Gegenteil umschlagen, sobald die angewandten Druckwerte zu hoch werden. Es wird dann durch die Mediastinalverschiebung auch die bessere Lunge in ihrer Atemtätigkeit behindert, wodurch eine schwere Schädigung des Kranken erfolgen kann. Für jeden einzelnen Kranken gibt es ein Optimum des Pneumothoraxdruckes, jenseits dessen der günstige Effekt des Verfahrens von der ungünstigen Allgemeinwirkung auf den Organismus aufgehoben wird. Günstige Beeinflussung leichter Affektionen der anderen Seite sah auch ZUBIANI. KUTHY glaubt, daß eher die Verhinderung der massenhaften Toxinaufsaugung und nicht so sehr die Ruhigstellung der kranken Lunge für den Erfolg des Pneumothorax ausschlaggebend ist. Seiner Auffassung nach ist es nur so verständlich, daß die andere Lunge, welche fast nie anatomisch gesund ist, oft durch die Gaseinblasung gut beeinflußt wird und ebenso gleichzeitig bestehende Kehlkopfaffektionen. CARPI beobachtete bei bestehender Erkrankung der anderen Seite ebenso viele Besserungen wie Verschlimmerungen. Nach HARMS, RANKE, J. SORGO u. a. ist für das Verhalten der anderen Seite, für die Indikationsstellung und Durchführung des Pneumothorax, die pathologisch-anatomische Tendenz des Prozesses ausschlaggebend. Handelt es sich auf der schwerkranken Seite um eine vorwiegend exsudativ-pneumonische Tuberkulose, so ist es von vorneherein wahrscheinlich, daß auch geringfügige Prozesse der besseren Seite die gleiche Tendenz aufweisen und ist dann besondere Vorsicht geboten. Nach SORGOS in der Wiener Gesellschaft der Ärzte im Jahre 1913 mitgeteilten Erfahrungen wurden von neun derartigen Fällen nur zwei gut beeinflußt. Ganz anders und besser ist der Erfolg, wenn es sich um vorwiegend indurative Prozesse handelt. O. AMREIN und F. LICHTENHAHN betonen, daß man, wenn keine vitale Indikation vorliegt (und wenn die Zeit und die Mittel des Kranken ausreichen! MAENDL), zunächst einige Monate die bessere Seite genau beobachten soll, besonders, ob daselbst aktive Prozesse bestehen. Derartige lange Vorbeobachtungszeiten sind bei unserem Heilstättenmaterial ganz unmöglich und wohl auch in Privatsanatorien schwer durchführbar. Meiner Ansicht nach muß man sich heute schon früher ein richtiges Bild machen können. Einige Wochen Beobachtung und gute Röntgenplatten werden hiezu in den meisten Fällen genügen. BRECCIA meint, daß autochthone latente Herde infolge der plötzlichen Überanstrengung, die durch das Zusammenpressen der anderen Lunge eintritt, aufflammen können. Bei übermäßiger Kompression bestehe die Gefahr der „Metastasierung“. Wird die behandelte Lunge rasch komprimiert, „so kann aus den Herden Material zur Resorption kommen, das autochthone Herde der anderen Lunge wieder aufflackern läßt“. GRÄTZ hat bei Sektionen eine wesentliche Beeinflussung der tuberkulösen Prozesse der nicht kollabierten Lunge vermißt. H. VAN DEN BERGH, R. DE JOSSELIN und H. SCHUT haben bei ihren Fällen öfter eine Ausbreitung der Tuberkulose auf der anderen Seite als Ursache des ungünstigen Ausganges am Sektionstisch gesehen. CARPI sah öfter die Verschlimmerung der kontralateralen Affektion bei rasch verlaufenden, malignen Tuberkulosen.

Wird der auf der besseren Seite vorhandene Prozeß während des Bestehens des Pneumothorax auf der anderen Seite aktiv, so ist die Behandlung zunächst einzuschränken. Man muß durch Verkleinerung der Luftblase die bessere Lunge zu entlasten und so den fortschreitenden Prozeß zum Stillstand zu bringen versuchen. In manchen Fällen gelingt dies. Schreitet jedoch der Prozeß auf der besseren Seite fort, so bleibt nichts anderes übrig, als den Pneumothorax aufzulassen. Ein Beispiel für die Machtlosigkeit jeder Therapie bei einer bösartigen Tuberkulose betrifft ein junges Mädchen, dessen Krankengeschichte folgt. Wenn ich mir heute diesen Fall nach vier Jahren wieder in Erinnerung rufe, so glaube ich, daß die ersten Füllungen zu groß waren, auch den Druck von + 6 cm Wasser würde ich heute bei einem ähnlichen Fall nicht mehr anwenden, sondern niedriger halten. Trotzdem bin ich nicht der Ansicht, daß die Therapie der Kranken geschadet hat — sie hat ihr allerdings auch nichts genützt — doch dürfte bei dem geschilderten Befund der Versuch des Pneumothorax gerechtfertigt gewesen sein.

Beob. B. Ch., 18 J. alt, aufg. 17. 11. 1921, entl. 26. 6. 1922. — Beginn der Erkrankung vor eineinhalb Jahren mit starkem Husten und reichlichem Auswurf und subfebrilen Temperaturen; im Frühjahr dieses Jahres Hämoptoe; große Mattigkeit, Kopfschmerzen, starke Gewichtsabnahme, schlechter Appetit. — Status praesens: Über der ganzen rechten Lunge, besonders über dem Unterlappen, dichtes, feuchtes, bis mittelgroßblasiges, klingendes Rasseln. Links an der Spitze nach Husten spärliche, trocken-knarrende Geräusche. Subfebril. Der Zustand bessert sich nicht nach etwa vierwöchiger Beobachtung, im Sputum reichlich elastische Fasern und Tuberkelbazillen, weshalb am 10. 12. 1921 der Pneumothorax rechts angelegt wird, und zwar werden 1000 ccm N bei einem Enddruck von 0 + 6 cm Wasser eingeblasen. Am 24. 12. 1921, 6. 1., 10. 1. und 22. 1. 1922 Nachfüllungen mit 1000, 600, 900 und 800 ccm N. Pat. noch subfebril. Am 14. 4. 1922 neunte Füllung mit 800 ccm N bei 2 + 6 cm Wasser Enddruck. Der Zustand der Kranken besserte sich nicht, „die ausgezeichnete Ruhe im Krankheitsbild" (E. Als) trat nicht ein. Nach der letzten Nachfüllung waren die Temperaturen eher etwas höher, es trat vermehrtes Sputum auf und bei der Untersuchung fand sich über dem ganzen linken Unterlappen disseminiert feinstes, feuchtes Rasseln, weshalb der Pneumothorax aufgegeben werden mußte. Nach der Entlassung aus der Anstalt begab sich die Kranke in andere Behandlung. Laut Mitteilung des behandelnden Arztes ist sie schließlich an einem sekundären Empyem, nach vergeblicher Vornahme einer Thorakoplastik gestorben.

Epikrise: Wegen einer schweren ulzerösen, exsudativen Tuberkulose der rechten Lunge, bei einem anscheinend stationären Prozeß der linken Spitze wird rechts ein künstlicher Pneumothorax angelegt. Derselbe bringt keine Besserung, höchstens eine Verlängerung des Lebens; im Verlaufe der Behandlung tritt Progredienz und Aussaat auf der anderen Seite auf und zum Schlusse erliegt die Kranke einem Empyem. (Perforation?)

L. Hofbauer berichtet, daß er durch „übermäßige inspiratorische Ansaugung" der besseren Lunge nach Anlegung eines Pneumothorax rasch fortschreitende Hilusprozesse dieser Seite beobachten konnte, die er als „lymphograde Propagation" bezeichnet. Er meint, solche Fälle durch nachfolgende Ausführung der Thorakoplastik retten und zur Heilung bringen zu können. Meiner Erfahrung nach haben solche Beobachtungen ihren Grund entweder im gewöhnlichen Verlauf einer an sich bösartigen Tuberkulose bei bereits vor dem Pneumothorax vorhandenen Hilusherden der Gegenseite oder in Überdosierung. Sonst müßte dieses Ereignis heute, wo wir gelernt haben, vorsichtig zu dosieren, viel öfter eintreten, als dies der Fall ist. Ich glaube auch nicht, daß bei aktivprogredientem Prozeß der Gegenseite eine nachfolgende Thorakoplastik erlaubt ist und noch einen Erfolg zeitigen kann. Ein ähnlich liegender „Grenzfall" mit aktivem Prozeß der anderen Lunge führte zu einem vollen Erfolg. Derselbe soll im folgenden mitgeteilt werden, mit der ausdrücklichen Bemerkung, daß eine derartige Ausdehnung der Indikation nur in einer Heilstätte zulässig sein sollte und nur bei entsprechender Erfahrung gewagt werden kann. Es war bei diesem Kranken durch den Pneumothorax nichts mehr zu verlieren, aber alles zu gewinnen.

Beob. cand. med. W. Gr., 24 J. alt, aufg. 31. 1. 1922, entl. 13. 9. 1922. (Zuw. Prof. Sorgo.) Anamnese: Immer gesund gewesen. Keine Heredität. Am 14. 5. 1921 plötzliche Erkrankung mit Schüttelfrost, hohem Fieber und Bruststechen. Tuberkelbazillen +, Elast. +. Langsame Erholung. Dezember 1921 Angina mit 40° Fieber von zehntägiger Dauer, seither (Mischinfektion!?) konstant febril, am 18. 12. schwere Hämoptoe, die sich öfter wiederholte. Befund: Schwere, vorwiegend exsudativ-pneumonische Tbc. der linken Lunge mit faustgroßer Kaverne im linken Unterlappen. Sicher aktiver Hilusprozeß rechts. Febril bis 39,5° und darüber. Im fötid riechenden Sputum Tb. +, zeitweilig werden makroskopisch erkennbare, größere Gewebsfetzen ausgehustet. Elender Allgemeinzustand. Blässe, Zyanose, Dyspnoe, Nasenflügelatmen, toxische Tachykardie bis zu 130 Pulsschlägen. Infolge der schweren Affektion links, der schlechten Prognose, des Nichtentfieberns durch absolute Bettruhe usw., des schlechten Allgemeinzustandes wird über Bitte des Kollegen, der sich seines Zustandes bewußt ist, der Versuch des Pneumothorax links trotz des aktiven Prozesses rechts unternommen. Anlegung 16. 2. 1922 1000 ccm N —4 + 4 H$_2$O (zu große Dosis!). Erste Nachfüllung 22. 2. 1922 500 ccm N 2 + 2 H$_2$O. Danach sinkt die Temperatur auf 37,4° maximal (Oralmessung), ebenso gehen Husten und Auswurf zurück, letzterer von 40 ccm auf 10 ccm. Zweite bis fünfte Nachfüllung ohne Besonderheiten, Temperatur Maximum 37,3°. Am 2. 4. Auftreten von serösem Exsudat unter Fieberanstieg bis 38,3°. Am 3.4. und 7. 4. 1922 Ablassen von Gas bis ±0 H$_2$O Enddruck. Danach steigt das Fieber bis auf 39°, die Lunge ist zu wenig komprimiert, daher achte Nachfüllung 11. 4. 1922 500 ccm N —4 + 4 H$_2$O. Das Fieber fällt nicht. Neunte Nachfüllung 16. 4. 1922. Ablassen von 1000 ccm serösem Exsudat. Einlassen von 500 ccm N —4 + 4 H$_2$O Enddruck. Fieber fällt lytisch ab. Zehnte Nachfüllung. 24. 4. 1922 200 ccm N —2 + 2 H$_2$O. Elfte Nachfüllung. 10. 5. 1922 Ablassen von 150 ccm Exsudat, Einfüllen von 450 ccm N +2 + 8 H$_2$O Enddruck. Zwölfte bis fünfzehnte Nachfüllung mit 400, 100, 250 und 300 ccm N ohne Besonderheiten. Der Druck wird um 0 gehalten. Pat. ist nunmehr völlig entfiebert, das Exsudat steht an der dritten Rippe. Wegen Dyspnoe werden am 13. 7. 800 ccm Exsudat abpunktiert. Siebzehnte Nachfüllung. 14. 8. 1922 Punktion 800 ccm Exsudat, Einfüllen von 450 ccm N —2 + 4 H$_2$O. Achtzehnte Nachfülluug. 9. 9. 1922 Punktion 300 ccm N —8 + 12 H$_2$O. Der Pneumothorax ist komplett, die Kompression der Kaverne eine vollständige. Der Hilusprozeß rechts hat sich zurückgebildet. Bei rauhem Atmen sind daselbst keine Nebengeräusche mehr nachweisbar. Pat. ist dauernd fieberfrei, blüht auf. Am 13. 9. 1922 wird er zur ambulatorischen Nachbehandlung entlassen. Er schreibt mir am 29. 11. 1923: „...Ich habe mich, durch beinahe zwei Jahre des Studiums entwöhnt, zu den Prüfungen aus Pharmakologie und pathologischer Anatomie vorbereitet und habe beide anfangs Juni mit Auszeichnung abgelegt. Ich befinde mich seit meiner Entlassung aus der Anstalt in einem ziemlich stabilen Zustand, bin andauernd fieberfrei, habe 6 kg zugenommen. Mein Exsudat zeigt deutliche Zeichen fortschreitender Organisation; die linke Lunge beteiligt sich zeitweise am Atmen, ohne Nebengeräusche. So läßt mein Zustand nach so vielem Erduldeten nicht viel zu wünschen übrig...‟

Epikrise: Es ist hier durch den Pneumothorax gelungen, einen hoffnungslosen Fall von rapide fortschreitender, ulzeröser, exsudativ-pneumonischer Tbc. der linken Lunge zu retten, trotzdem ein aktiver Hilusprozeß rechts bestand. Derselbe wurde ebenfalls ausgeheilt. Beachtenswert ist das peinliche Vermeiden von positivem Enddruck bei den ersten zehn Nachfüllungen. Nachuntersuchung Dezember 1925: Patient ist klinisch geheilt und übt seinen anstrengenden Beruf als Landarzt ohne Beschwerden aus.

Am 21. 8. 1926 sucht mich der Kollege wieder auf, da er anläßlich einer Bronchitis wieder etwas positives Sputum hatte. Objektiv war die Lunge vollständig ruhig. Monate später stellte sich eine profuse Hämoptoe ein, die zur Stillung einen Pneumothorax rechts erforderte. Die linke Lunge hielt diese Belastung aus.

5. Die Pleuritis der Gegenseite

Als eine immer sehr ernst zu nehmende Komplikation muß das Auftreten eines pleuritischen Exsudates auf der nicht behandelten Lungenseite aufgefaßt werden. ZEMMIN bezeichnet dies als außerordentlich seltenes Vorkommnis, er beobachtete einen ohne weitere Behandlung günstig verlaufenen Fall, bei dem es allerdings „zur Bildung einer Kaverne mit Verdichtungsring kam". Für das Auftreten des Exsudates macht er den auf der anderen Seite bestehenden künstlichen Pneumothorax verantwortlich, während REYNIER und ROSSEL, die ebenfalls zwei derartige, mit Punktion behandelte und günstig verlaufene Fälle sahen, annehmen, daß der Zwischenfall mit dem Bestehen des Pneumothorax auf der anderen Seite nichts zu tun habe. STIVELMANN füllte sogar bei seinem Patienten mit einem Exsudat den Pneumothorax auch auf der anderen Seite, wenn auch mit besonders großer Vorsicht, regelmäßig nach. Auch dieser Fall verlief günstig. H. TIDESTRÖM erwähnt ein hämorrhagisches Exsudat der besseren Seite. Die gleiche Komplikation sahen R. W. MATSON, R. C. MATSON und M. BISAILLON siebenmal (unter etwa 600 Beobachtungen). BOCHALLI verlor einen seiner Kranken durch dieses Ereignis. Bei einem Falle von W. LINDIG trat vierzehn Tage nach Anlegung eines rechtsseitigen Pneumothorax zunächst eine Pericarditis externa, vier Tage später eine Pleuritis exsudativa auf der linken Seite auf. Er meint, daß hier die Pleuritis der gesunden Seite durch Ausbreitung per continuitatem, bzw. Fortpflanzung einer Entzündung der Pneumothoraxpleura über die äußeren Flächen des Perikards hinweg entstanden sei. Der Fall ging gut aus. Ähnliche Beobachtungen sind von ALS, FISHBERG, K. HENIUS, J. NEUER, A. PETERS, L. SPENGLER, SÜSSDORF, VEDRINA u. a. veröffentlicht worden. Nach HISLOP kann eine mediastinale Verlagerung, wenn sie groß ist, zu einer unspezifischen trockenen Pleuritis auf der gesunden Seite Anlaß geben. „Durch Druck nämlich mag sich die geringe Menge seröser Flüssigkeit, die bei der normalen Apposition zwischen den beiden Pleurablättern ist, vermindern und es kommt zu einer abnormen Bewegung, Schmerzen und Reiben. Diese Pleuritis ist nicht tuberkulös und es liegt kein Grund vor, die Behandlung auszusetzen, wohl aber sie zu mindern." A. WINKLER berichtet über eine Beobachtung, bei welcher es zur Exsudatbildung auf der Pneumothoraxseite bei einem Ventilpneumothorax kam, mit nachträglichem Auftreten einer Pleuritis sicca der Gegenseite. Letztere erklärt er sich durch Herdreaktion nach Toxinausschwemmung und nimmt an, daß auf der besseren Seite ein aktiver Herd vorgelegen sei. Der Fall ging gut aus, die Lungenfistel heilte unter dem Exsudat zu.

Mir selbst ist nur ein einziger Fall mit exsudativer Pleuritis der Gegenseite und Perikarditis in Erinnerung, der trotz Abpunktion auf beiden Seiten nach längerer Dauer tödlich endete.

Beob. I. T., 21 Jahre alt, aufg. 9. 4. 1923, entl. 5. 10. 1923. — Wegen einer offenen, vorwiegend exsudativ-ulzerösen, aktiven Tbc. der ganzen rechten Lunge Pneumothoraxanlegung rechts am 23. 4. 1923. Die Temperaturen, die vor der Anlegung 39,5° erreichten, sinken langsam ab, der Pneumothorax ist gut gelungen, auch die Spitze ist abgelöst. Vor der vierten Nachfüllung, die am 28. 6. erfolgt, erreicht das Fieber höchstens 38°. Nach der vierten Nachfüllung treten aber höhere Fiebersteigerungen bis 39,5° auf, es entwickelt sich rasch unter Schmerzen und großer Atemnot eine exsudative Pleuritis links sowie eine Perikarditis. Das Exsudat links wird abgelassen, der Pneumothorax rechts wird abpunktiert. Am 23. 7. haben die Temperaturen wieder das subfebrile Stadium erreicht, zeitweise ist Pat. entfiebert. Pat. wird am 5. 10. 1923 entlassen und erliegt unter den Erscheinungen einer Kehlkopf- und Darmtuberkulose kurze Zeit nachher seinem schweren Leiden.

Epikrise: Bei einer vorwiegend exsudativen bösartigen Tbc. der ganzen rechten Lunge wird der Pneumothorax angelegt, der anfangs scheinbar eine gute Wirkung zeigte. Im späteren Verlaufe kommt es aber zu einer exsudativen Pleuro-Perikarditis der Gegenseite, weshalb der Pneumothorax aufgegeben werden muß. Der Kranke stirbt einige Monate später an seiner Tuberkulose.

Therapie: Nach Brauer wächst die Lebensgefahr für den Kranken bei dieser Komplikation mit der Zunahme des Ergusses. „Dieser muß daher so oft und so ausgiebig abpunktiert werden, als die bestehende Dyspnoe dies erfordert. Außerdem ist der intrapleurale Druck auf der Pneumothoraxseite durch Ablassen von Gas oder von anfällig auch hier bestehendem Exsudat so niedrig zu halten, als es die Umstände erfordern."

6. Die Pneumonie der anderen Seite

Eine Pneumonie der anderen Seite bedeutet eine sehr ernste Komplikation; therapeutisch muß der Pneumothorax sofort abgesaugt werden, um die akut erkrankte Lunge zu entlasten und für Vergrößerung der respiratorischen Oberfläche zu sorgen. Ich habe, wie oben erwähnt, zwei derartige Fälle beobachtet, die beide starben. Der Ausgang muß aber, wie der von Cl. T. Burnett beschriebene Fall beweist, nicht immer letal sein. Allerdings handelte es sich hier nicht um Lungentuberkulose, sondern um Bronchiektasien der rechten Lunge, weshalb der Pneumothorax angelegt worden war, wozu sich ein halbes Jahr später eine croupöse Pneumonie des linken Oberlappens gesellte. Der Fall kam zur Heilung. Die Pneumonie der anderen Lunge hält Saugman für die ernsteste Gefahr im Verlaufe der Pneumothoraxbehandlung. Carpi berichtet über sechs, Leichtweiss über zwei, und Burnand über einen Fall, die alle starben. Dagegen konnte E. Mayer vier Fälle, die gesund wurden, beobachten.

7. Der Spontanpneumothorax der anderen Seite

Jakobäus und Orton berichten über je einen Fall von künstlichem Pneumothorax, bei welchem ein Spontanpneumothorax der anderen Seite aufgetreten war. Der letztere ging in beiden Fällen nach unaufhörlichem Absaugen der Luft wieder zurück. Über dieses glücklicherweise sehr seltene Ereignis fehlen mir persönliche Erfahrungen.

8. Statistik

Wenn ich zum Abschlusse dieses Kapitels einige statistische Daten bringe, so möchte ich vorausschicken, daß ich den Wert dieser Zahlen nicht hoch veranschlage. Er wäre nur dann vorhanden, wenn wir für jeden einzelnen Fall die Eigenart der tuberkulösen Grunderkrankung kennen würden, wenn wir wüßten, auf was für Momente die Verschlechterung der Gegenseite zurückzuführen war, ob keine Dosierungs- oder Indikationsfehler begangen wurden usw. Brauer und Spengler beschrieben bei 102 Beobachtungen achtmal Verschlimmerung der besseren Seite; in einigen Fällen sahen sie wieder eine günstige Beeinflussung kontralateraler Prozesse. Dreimal trat die Verschlimmerung innerhalb ein bis zwei Tagen nach der Anlegung ein, nach Ansicht der Autoren durch Herdreaktion bereits bestehender Herde infolge der Toxinausschwemmung (Autotuberkulinreaktion). In drei Fällen kam es nach zwei, bzw. sieben und zwölf Monaten zu einem destruktiven Prozeß der anderen, anfangs ganz gesund scheinenden Lunge. Lexer sah bei einer frischen, pneumonischen Tbc. zwölf Tage nach Anlegung des Pneumothorax das Auftreten eines ähnlichen Prozesses auf der anderen Seite. PIGGER erlebte sechs Wochen nach Einleitung des Pneumothorax eine miliare Aussaat auf der Gegenseite. Über einen ganz ähnlichen Fall hat A. SCHMIDT berichtet. Er meint, wohl mit Recht, zu große Gasmengen bei der Anlegung (1500 ccm N) verwendet zu haben. Bei dem Falle von KELLER dürfte es sich vom Anfang an um einen aktiven Prozeß der Gegenseite gehandelt haben, bei welchem die Anlegung des Pneumothorax verboten gewesen wäre. ZINK sah bei 110 Kranken fünfmal Progredienz auf der anderen Lunge. Die Patienten von HYMAN VAN DEN BERGH, DE JOSSELIN, DE JONG und SCHUT scheinen zu kurz vorbeobachtet (fünf Tage, sieben Tage usw.) gewesen zu sein. Die Mehrzahl dieser letztangeführten Beobachtungen reicht übrigens in die erste Pneumothoraxzeit zurück. Andere Autoren, wie FORLANINI, CARPI, WELLMANN, BRAUER und SPENGLER u. a., berichten wieder über ausgesprochen günstige Beeinflussung der anderen Lunge. SAMSON meint mit Recht, daß Erkrankungen der anderen Lunge nicht immer in ursächlichen Zusammenhang mit dem Pneumothorax gebracht werden sollten. ASCOLI bringt die Beeinflussung der Gegenseite mit der Höhe der Druckwerte in Verbindung. Die meisten Autoren sind sich heute darüber klar, daß hohe Druckwerte im allgemeinen große Gefahren in sich bergen. Für das Verhalten der besseren Seite sind 160 abgeschlossene Fälle meines Materials, die vor der Anlegung einen sicheren Befund der Gegenseite boten, verwertbar. Bei 88 blieb der Prozeß der anderen Lunge stationär, bei 38 kam es zur Progredienz und damit oft zur Todesursache, bei 34 wurde der Prozeß der anderen Lunge durch den Pneumothorax gebessert. Meiner Ansicht nach ist das Verhalten der anderen Seite von der Technik der Gaseinblasung nur bis zu einem gewissen Grade abhängig, weit eher von der Erfahrung des Operateurs. Ich pflichte aber auch HARMS, E. SCHILL u. a. vollkommen bei, daß das Schicksal des Kranken weitgehend von der Art seiner tuberkulösen Erkrankung abhängig ist. Exsudativ-pneumonische, rasch progrediente Prozesse geben eine sehr schlechte Prognose und es gelingt leider, wie ich an anderer Stelle ausführe, nicht zu oft durch die verschiedensten Maßnahmen, auch durch den Pneumothorax, eine „Umstimmung" herbeizuführen. Bei der Beurteilung der anderen Lunge werden uns nach BRAUER weiche, verwaschene Zeichnungen in der Hilusgegend und kleine, nicht scharfumgrenzte Herde im Unterlappen, wenn sie sich auf der besseren Seite befinden, veranlassen, abzuwarten und weiter zu beobachten oder auf den Pneumothorax zu verzichten. Dagegen bilden scharf umschriebene Herde am Hilus oder in der Spitze auch bei spärlichem, trockenem Katarrh, besonders wenn die Rasselgeräusche durch Wochen oder Monate sich in Zahl und Charakter unverändert erhalten, keine Gegenanzeige. Schatten, die bloßer Hyperämie ihre Entstehung verdanken, soll man nach dem Vorschlage HRUBYS durch Abbinden aller Extremitäten zum Verschwinden bringen können. Meiner Erfahrung nach ist im Zweifelsfalle eine energische Digitalistherapie und die Anfertigung einer Vergleichsplatte nach Abschluß der Digitaliskur oft von Wert. Auf die Wichtigkeit von Serienaufnahmen bei der Lungentuberkulose hat jüngst M. HAUDEK hingewiesen. Um aber den Charakter des vorliegenden Prozesses zu erkennen, bedarf es eben einer klinischen und genügend langen Beobachtung des Kranken vor und nach der Anlegung des Pneumothorax. Ich gebe zu, daß ganz abgesehen von dringlichen Indikationen (wie Blutung u. dgl.) die Zeit, die unseren Kranken noch in vielen Heilstätten als maximale Kurdauer gestattet wird (zwei bis drei Monate), für eine lange Beobachtungsdauer vor Anlegung des Pneumothorax nicht ausreicht. Da es sich aber meist um Kranke handelt, die von Krankenhäusern, Fürsorgestellen usw. vorbeobachtet sind, so müssen wir eben die Erfahrungen dieser Stellen zur Beurteilung unserer Kranken mitheranziehen. Auch in dieser Hinsicht erscheint die Forderung nach fachärztlich geleiteten Beobachtungsstationen vor der Aufnahme in die Heilstätte, wie sie bei uns in Österreich außer bei den steirischen Heilstätten (Prof. Holtei) noch fast gänzlich fehlen, immer dringlicher.

VI. Die Bedeutung der Röntgendiagnostik

Das Röntgenverfahren ist für den, der Kollapstherapie betreibt, ein unentbehrliches Hilfsmittel. Der Ausbau der Methodik, die Indikationsstellung für den Pneumothorax, die Plastik, die Phrenikotomie, die Pleurolyse nach Jakobäus ist ohne dieses Verfahren gar nicht möglich. Aber auch die Röntgendiagnostik hat durch die Kollapstherapie eine wesentliche Bereicherung erfahren. Ich erinnere nur an das Kienböcksche Symptom, das Wagebalkenphänomen (Müller), die inspiratorische Ansaugung des Mittelfelles (Holzknecht, Hofbauer, Leendertz), das Schnupfphänomen (Hitzenberger), die Diagnose der Mediastinalhernie (Brauer und Spengler) u. a. m. Auch die Erkennung des Mediastinalemphysems, das nach Assmann durch fingerbreite helle Streifen entlang dem Mittelschatten sich kundgibt, gehört hieher. Bei der Indikationsstellung dürfen Kavernen nicht fälschlich mit abgesacktem Spontanpneumothorax, der oft mehr oder weniger rundliche Gestalt hat, verwechselt werden. F. Fleischner und Fishberg haben derartige Fälle beschrieben und Evans findet als Unterscheidungsmerkmal, daß Änderungen von Woche zu Woche bei Kavernen sehr gering sind, dagegen bei lokalisiertem Pneumothorax sehr charakteristisch sein können. Abgesackte kleine Spontanpneumothoraces sind nach Barlow und Thompson angeblich häufig, was ich bei meinem Material nicht bestätigen kann. K. F. Wenckebach hat bei diagnostisch schwierigen Fällen die Anfertigung stereoskopischer Platten empfohlen. Hyman van den Bergh erhob die heute selbstverständliche Forderung, daß nur in einem Krankenhause, wo ein Röntgenapparat zur Verfügung steht, ein Pneumothorax angelegt werden darf. K. Loening und T. Blick verwenden zur Anlegung des Pneumothorax unter Leitung des Röntgenlichtes ein nach ihren Angaben von Siemens & Halske konstruiertes Kryptoskop. Sie veröffentlichten 17 in dieser Weise operierte Fälle und erblicken die Vorteile ihres Verfahrens in der Verlegung der radiologischen Kontrolle in den Akt der Anlegung, bzw. Nachfüllung des Pneumothorax durch das mittels des Kryptoskops ermöglichte Arbeiten im Hellen. „Hiedurch sei die Möglichkeit gegeben, durch gleichzeitige kryptoskopische und manometrische Kontrolle der Lage der Nadel, die Pneumothoraxoperation an Sicherheit gewinnen und zeitlich abkürzen zu lassen." Ich selbst habe einige Male vor dem Röntgenschirm operiert und habe keinen besonderen Vorteil von dieser Modifikation gesehen, insbesondere war mir der Gedanke, daß doch die Asepsis im Röntgenzimmer eine mangelhafte ist, ein unangenehmer. Mit A. Köhler bezeichnen wir es geradezu als einen Kunstfehler, wenn man Kollapstherapie ohne vorherige Röntgenuntersuchung betreiben will, man muß sich insbesondere durch genaue Übersicht von dem Zustande der anderen Lunge überzeugen. STAUB fordert ebenfalls die genaue wiederholte, systematische Beobachtung am Schirm und Bild und verlangt ein vollkommenes Instrumentarium. „Selbstverständlich ergibt uns die volle klinische Beobachtung und die ganze Summe klinischer Untersuchungsmethoden ein zuverlässiges Urteil, welcher therapeutische Weg im Einzelfall einzuschlagen ist, aber von diesen ist die Beobachtung im Röntgenschirm und Röntgenbild die wichtigste." JESSEN empfiehlt zur radiologischen Lokalisierung des Sitzes von Kavernen den Apparat von FÜRSTENAU. L. BROWN meint, daß man mit Hilfe des Schirmes, des Röntgenbildes und der stereoskopischen Platten (WENCKEBACH) Lungenveränderungen entdecken und lokalisieren kann, wie es durch kein anderes Mittel möglich ist. PENNATO zeigt an der Hand seiner klinischen Erfahrungen den Nutzen der Radiologie bei der Anlegung des künstlichen Pneumothorax. „Sie ist besonders von Wert für die frühzeitige Diagnose pleuritischer Ergüsse, wie auch für die Bestimmung des Zeitpunktes, wann die Nachfüllung mit Gas geschehen soll." FREY stellt die Wichtigkeit des Röntgenapparates in den Vordergrund. Vor und nach der Füllung muß durchleuchtet werden, „vor Überdehnungen schützt nicht das Manometer, sondern nur die Durchleuchtung".

Man soll es sich zum Prinzip machen, vor jeder Pneumothoraxanlegung eine gute Platte anzufertigen, da die Durchleuchtung allein erfahrungsgemäß nicht genügt, um kleinere Herde der besseren Seite aufzudecken. In einer ganzen Reihe von Fällen gibt eine gute Röntgenplatte auch dann noch Aufschluß, wenn die klinische Untersuchung versagt. Wir haben ziemlich oft auf Grund der klinischen Untersuchung die Indikation zur Anlegung des Pneumothorax gestellt und haben uns nach Anfertigung und Durchsicht der Röntgenplatte bei Bestehen eines zu ausgedehnten kleinknotigen „stummen" Prozesses der besseren Seite zur Anlegung nicht entschließen können. Für die Beurteilung des Zeitpunktes der sich als notwendig erweisenden Nachfüllung sind wir hauptsächlich auf die Durchleuchtung angewiesen. Es ist, wie oben ausgeführt, falsch, so lange zu warten, bis Atem- und Rasselgeräusche wieder auftreten, Husten und Auswurf oder Fieberbewegung sich in gesteigertem Maße bemerkbar machen. Auch vor rasch eintretenden Verwachsungen schützt uns nur die häufige Durchleuchtung, insbesondere im Beginne des Pneumothorax. Wir wissen aus Erfahrung, daß die Berührung der Pleura pulmonalis mit der Pleura costalis unter allen Umständen vermieden werden soll, weil in der durch die Therapie — wieder besonders im Beginne — immer leicht gereizten Pleura eine erhöhte Entzündungsbereitschaft vorhanden ist, die nach meiner Erfahrung in wenigen Tagen zu unlösbaren Verklebungen führen kann. Einige Worte noch über die Diagnose der Kaverne. In den letzten Jahren sehe ich immer wieder, wie mangelhaft in dieser Hinsicht unsere klinischen Untersuchungsmethoden sind und wie häufig Kavernen, auch solche von Walnußgröße und darüber klinisch nicht diagnostiziert werden. Jedem Heilstättenarzt sind die Fälle geläufig, die — ohne Röntgenbefund — als „Apizitis" zur Aufnahme gesandt werden und sich als kavernöse schwere Tuberkulosen entpuppen. Zunächst ist der Grund darin zu suchen, daß — wir müssen es offen einbekennen — heute noch immer an manchen Stationen die Tuberkulose als Stiefkind angesehen wird, mit dem man sich mehr oder weniger ungern abgibt. Daneben ist das klinische Material der Großstadt meist ein so schweres, daß es zum Unterricht für Initialdiagnosen nicht geeignet ist. Diese Zustände werden sich erst dann ändern, wenn genügend Spezialabteilungen für Tuberkulose im Zusammenhang mit den klinischen Abteilungen geschaffen werden, in welchen es auch möglich ist, Freiluftbehandlung das ganze Jahr hindurch zu betreiben und in welchen das ganze Rüstzeug der Tuberkulosediagnostik (in dem der Röntgenapparat nicht fehlen darf) und -Therapie zur Verfügung steht. Der Student und der junge Arzt erwirbt — das beweisen zahlreiche Erfahrungen — im allgemeinen nur ganz ungenügende Erfahrungen in der Tuberkulosediagnostik, wenn er nicht Gelegenheit hat, Spezial-

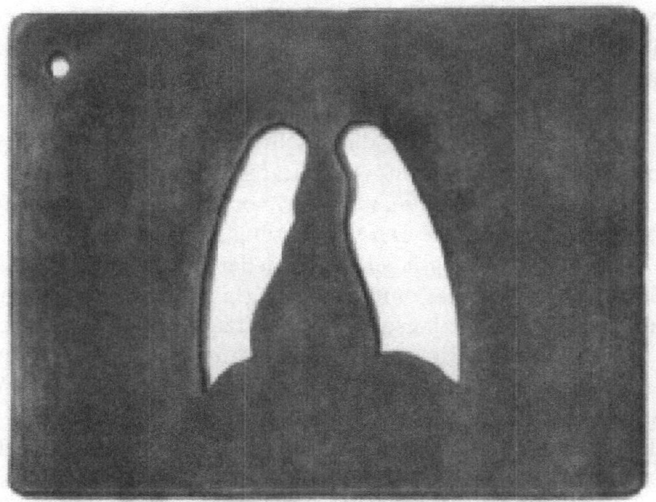

Abb. 51. Behelf zur Anfertigung von Thoraxschemen

kurse zu hören. Wie oft werden noch Lungen untersucht, ohne daß man den Kranken anhusten läßt, ein Vorgehen, das bekanntlich viele „stumme" Kavernen zum „Sprechen" bringt! Der zweite Grund ist die mangelnde Anwendung der Röntgendiagnostik. Wir bekommen immer wieder Kranke zur Aufnahme, die viele Jahre krank sind und die angeben, niemals röntgenisiert worden zu sein! Es ist klar, daß dadurch der richtige Zeitpunkt einer Zuweisung, der richtige Zeitpunkt zur Anwendung der Kollapstherapie ungenützt verstreicht, weshalb ich auch an dieser Stelle darauf hinweisen wollte.

Ein guter Behelf zur Anfertigung von schematischen Skizzen ist uns ein einfaches Thoraxschema (vgl. Abb. 51) aus starkem Zinkblech, das wir uns nach einer Anregung meines ehemaligen Mitarbeiters C. Siess von einem Graveur haben anfertigen lassen. Alles störende Beiwerk, wie Rippen und Schlüsselbein, sind absichtlich vermieden. Gute Erfahrungen haben wir mit der „Bioskop"-Brille von Staunig sammeln können, die uns ein wertvoller Behelf zur Vergrößerung und besseren Erkennung von Einzelheiten des Schirmbildes geworden ist.

VII. Prognose und Therapie der Verwachsungen

Wie Verwachsungen die Pneumothoraxresultate zu beeinträchtigen vermögen, hat GRAVESEN aus dem SAUGMANschen Sanatorium gezeigt.

Tabelle nach GRAVESEN

I. Ohne Adhärenzen drei bis dreizehn Jahre nach der Entlassung:

Arbeitsfähige	70,2%	23
Nichtarbeitsfähige wegen Tbc.	2,1%	1
Gestorben an Tbc.	23,4%	11
Gestorben an anderen Ursachen	2,1%	1
Gestorben an unbekannten Ursachen.	2,1%	1
Summe . . .100%		37

II. Fälle mit vollständigem Pneumothorax, aber mit lokal ausgebildeten Adhäsionen:

Arbeitsfähige	$33^1/_3$%	14
Gestorben an Tbc.	$66^2/_3$%	28
Summe . . .100%		42

III. Fälle mit unvollständigem Pneumothorax mit größeren und kleineren Verwachsungen:

Arbeitsfähige	11,1%	5
Gestorben an Tbc.	86,7%	39
Gestorben an anderen Ursachen	2,2%	1
Summe . . .100%		45

SAUGMANS Dauererfolge bei Fällen ohne Adhäsionen waren also 70% gegenüber 33% der Kranken mit Adhäsionen. Leider habe ich bei der Aufstellung meiner Dauererfolgstatistik auf diese Frage zu wenig geachtet und ist mir das Material von 1911 bis 1921 heute nicht mehr zugänglich. Von ROVSING und SAUGMAN, F. JESSEN, MORRISTON DAVIES, SAUERBRUCH, HERVÉ, JAKOBSOHN u. a. wurden die verschiedensten Versuche zur operativen Beseitigung strangförmiger Verwachsungen unternommen. Sie bestanden in der Thorakotomie und in der blutigen oder kaustischen Durchtrennung der Stränge oder in der Einführung eines Tenotoms (MORRISTON DAVIES) vor dem Röntgenschirm. Nach verschiedenen Mißerfolgen, wie Blutungen, Eröffnungen von Kavernen usw., sind diese Methoden heute meist verlassen. Erst durch die Arbeiten von JAKOBÄUS, dessen Technik von UNVERRICHT, KORBSCH, GEHRKE, SCHRÖDER, H. ADLER, KREMER, SAUGMAN, HOLMBOE, CHRISTOFFERSEN, ULRICI u. a. angewandt und zum Teil ausgebaut wurde (UNVERRICHT), ist es zu einem neuen Anstoß in der Therapie dieser Art von Adhäsionen gekommen. Guten Erfahrungen stehen schlechte von RIST, ROLLAND, HOLMBOE gegenüber. F. COVA berichtet über Embolien, Empyeme und tödliche Blutungen. ULRICI sah neben guten Erfolgen Blutungen bis zu einem Liter, die aber schließlich von selbst standen. Ich habe einen Kranken gesehen, bei dem von anderer Seite der — vergebliche — Versuch einer Strangdurchtrennung vorgenommen worden war und der in seinem Pneumothorax das Lämpchen des Thorakoskops mit sich herumtrug, das bei dem Eingriff in die Pleurahöhle gefallen war, aber reaktionslos vertragen wurde. Die Indikation zur Vornahme der Thorakoskopie, bzw. zur galvanokaustischen Durchtrennung geben nur dünne strangförmige, nicht gefäßführende Verwachsungen, die sicher kein

Lungengewebe enthalten und weit genug von einer Kavernenwand entfernt sind, um diese nicht durch die Operation in Gefahr zu bringen. Solche Fälle sind nach meiner Erfahrung und meinem Krankenmaterial selten. Dazu kommt noch, daß nach der oben erwähnten Theorie von L. Aschoff solche Stränge (wenn sie nicht zu dick sind) durch schrittweises, geduldiges Vorgehen schließlich durch Zerrungs= atrophie zugrunde gehen, besonders nach Auftreten eines Exsudates.

Die Abb. 52 bis 55 geben Beispiele für Indikationen zur Strangdurchtrennung. In der Abb. 52 handelt es sich um zwei Kavernen, von denen die eine im Ober- und die zweite im Unterfelde lokalisiert ist und welche beide durch Stränge gespannt erhalten werden. Dabei erscheint die untere Kaverne außerordentlich dünnwandig und war große Vorsicht geboten, um die ausgezogene Kavernenwand nicht zu verletzen. Die Abb. 53a ergab scheinbar auch eine gute Indikation zur Pleurolyse durch den im Oberfeld vorhandenen Strang. Als wir zur Vorsicht, wie in allen derartigen Fällen außer der Übersichtsplatte, noch eine Spitzenaufnahme anfertigten (vgl. Abb. 53b), fanden wir zu unserer Überraschung, daß der angebliche Strang der unteren Kavernenwand selbst entsprach. Die Thorakoskopie wäre also in diesem Falle zwecklos und unter Umständen auch gefährlich gewesen.

Die chirurgische Behandlung von Adhäsionen nach Jakobäus ist in der Darstellung von Saugman (Handbuch von E. Löwenstein) folgende: „Das Thorakoskop nach Jakobäus besteht aus einem geraden, dünnen (Nr. 14, Charrière) Zystoskop, das nach Anästhesierung der Brustwand mittels eines Troikarts, der durch ein Ventil das Entweichen von Luft verhindert, in die Pleurahöhle eingeführt wird. Man erhält dadurch ganz wunderbare Bilder der inneren Brustwand und der Lungenoberfläche und kann etwaige Adhäsionsstränge genau betrachten und deren Verhältnisse feststellen. In den meisten Fällen erkennt man ganz deutlich, ob Lungengewebe in ihnen vorhanden ist und wie weit es sich in den Strang hineinstreckt, auch wird man sehr oft kleinere oder größere Gefäße durch die Adhäsionen bläulich durchschimmern sehen. Man kann ferner den Zustand der Pleura und deren Vaskularisierung, etwaige Knötchen usw. genau feststellen. Meistens wird man erstaunt sein, eine weit größere Zahl von Verwachsungssträngen zu finden, als man aus dem Röntgenbild vermutete. In den obgenannten Fällen mit ungenügendem Lungenkollaps und dauerndem Bazillenauswurf wird deshalb eine thorakoskopische Untersuchung auch dann angezeigt sein, wenn man keine deutlichen Verwachsungsstränge auf dem Schirm oder auf der Platte sehen kann. Hat man nun die Verwachsungen genau untersucht und sie nicht zu stark, ohne Lungengewebe und große Gefäße gefunden, so kann man durch einen anderen Troikart einen galvanokaustischen Brenner einführen und ihn unter Leitung der Thorakoskopie an den Verwachsungsstrang anlegen und diesen durchbrennen. Die Hauptgefahren der Methode sind außer dem Aufflackern einer etwaigen, zur Ruhe gekommenen Pleuritis, die jedoch selten stürmisch verläuft, Blutung und Infektion. Wenn man mit sehr schwacher Glut arbeitet, wird man die meisten Operationen, ohne auch nur einen Tropfen Blut an den Brennflächen wahrzunehmen, durchführen können. Man sieht, wie das Gewebe des Stranges bei dem langsamen Durchbrennen in einer Ausdehnung von über 1 cm zu beiden Seiten der Brennlinie vollständig weiß wird, wodurch selbst recht große Gefäße obliteriert werden. Wenn man, wie JAKOBÄUS, stärkere und breitere Stränge, die deutlich Lungengewebe enthalten, angeht, muß man auf eine Infektion durch den Lungenstumpf mit nachfolgendem Empyem vorbereitet

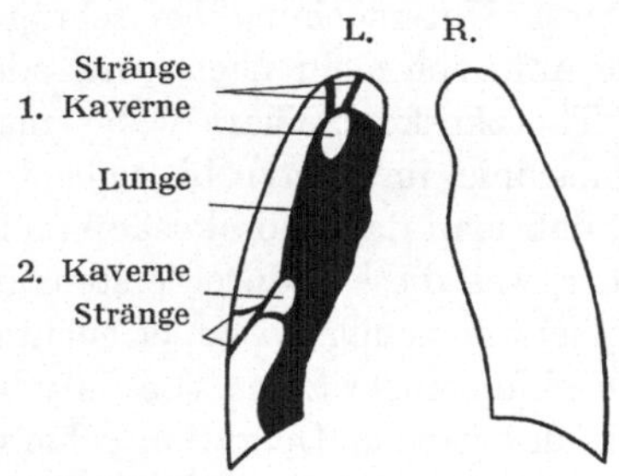

Abb. 52. Beob. P. W. 13. 6. 27. Multiple Kavernen mit Strängen. Indikation zur Pleurolyse

sein, deshalb zieht SAUGMAN vor, möglichst nur einigermaßen dünne Stränge ohne Lungengewebe, anzugreifen. Dadurch wird das Gebiet der Methode etwas eingeschränkt, innerhalb dieser Grenzen leistet sie aber vorzügliche Dienste ohne wesentliche Gefahren." In der letzten Zeit wurde von HOLMBOE ein Todesfall nach der Operation nach JAKOBÄUS veröffentlicht; einige Tage nach dem Abbrennen eines Stranges kam es zu dem Durchbruch einer Kaverne in den

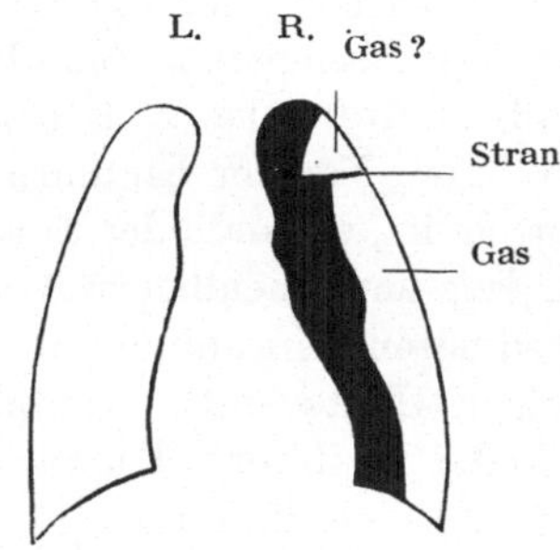

Abb. 53a. Beob. H. H. 21. 5. 27. Normale Platte; Indikation zur Pleurolyse?

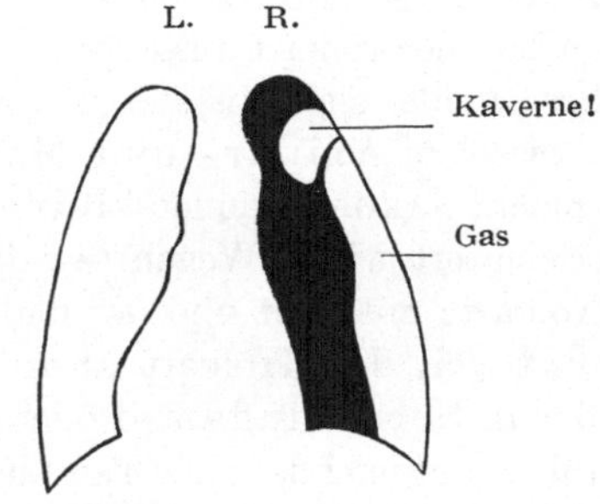

Abb. 53b. Der gleiche Fall bei Spitzenaufnahme; keine Indikation zur Pleurolyse

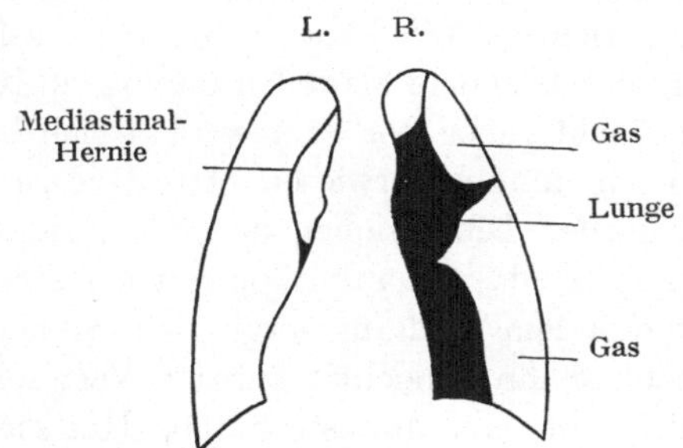

Abb. 54. Beob. F. W. 20. 6. 27. Indikation zur Pleurolyse

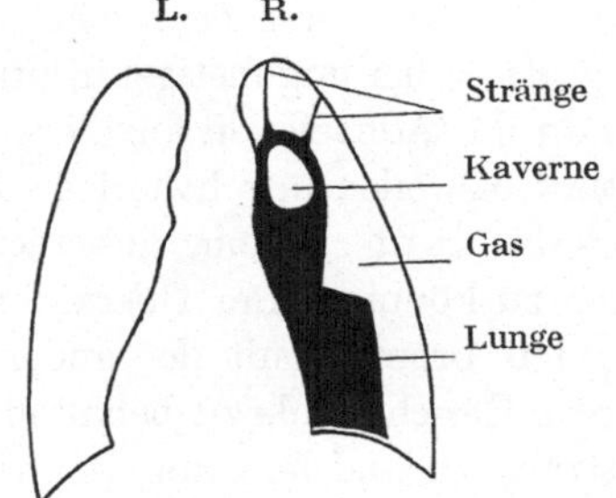

Abb. 55. Beob. A. H. 18. 6. 27. Indikation zur Pleurolyse

Pneumothorax und, trotz Rippenresektion, zum Exitus letalis. Durch das Abbrennen war eine Schwächung der Kavernenwand erfolgt, die dann bei einem starken Hustenstoß platzte und ein jauchiges Empyem erzeugte.

Die von SAUGMAN benutzte Technik, die er hauptsächlich von JAKOBÄUS erlernt hat, bestand in folgendem: „Vor der Behandlung wird der Patient genau untersucht, sowohl klinisch wie röntgenologisch (wobei Stränge im Exspirium am deutlichsten hervortreten). Nach einer ausgiebigen Nachfüllung, die eine möglichste Spannung der Adhäsionen bezweckt, werden die Grenzen der Lunge, sowie die Lage der sichtbaren Stränge mit Fettstift orthodiagraphisch auf der Haut projiziert. Durch Untersuchung bei schräger Strahlenrichtung sucht man festzustellen, ob die Adhäsion mehr nach vorn oder nach hinten liegt. Die Einstichstelle für den Thorakoskoptroikart wählt man meistens am Rücken, etwas außerhalb der Angularlinie, im vierten bis siebenten Zwischenrippenraum. Man muß darauf achten, daß man das Thorakoskop nicht zu weit von den Verwachsungen entfernt einführt, weil diese dadurch erstens im Bilde sehr verkleinert erscheinen und zweitens schwer genügend zu beleuchten sind. SAUGMAN gibt vor der Operation eine Morphiumeinspritzung von 0,01 bis 0,015 und macht dann eine Leitungsanästhesie des ganzen Operationsgebietes durch Blockierung der Interkostalnerven beim Angulus costae mit 0,5%iger Novokain-Suprareninlösung. Für jeden Nerv verwendet er 5 ccm. Dann wird die gewählte Einstichstelle, einschließlich der Parietalpleura noch besonders durch sorgfältige Infiltration anästhesiert, desgleichen auch die Stelle, die man für den Brennertroikart ausgewählt hat, bei Verwachsungen in den oberen Partien der Brusthöhle meistens der sechste oder siebente Zwischenrippenraum vorne zwischen Axillar- und Mamillarlinie. Vor der Einführung des Troikarts macht JAKOBÄUS einen kleinen Hautschnitt, wodurch der Einstich wesentlich erleichtert wird. Wegen des dadurch fast unvermeidlichen Verschmutzens des Troikarts mit Blut und der dadurch bedingten Verdunklung der Linse zieht SAUGMAN vor, den Troikart ohne vorherigen Hautschnitt einzuführen. Dann wird das in Formalindampf oder mit Alkohol sterilisierte Thorakoskop schnell eingeführt und nachdem der Tau, der sich sogleich an die Linse schlägt, im Laufe einer halben bis einer ganzen Minute verdampft ist, orientiert man sich genau über die Verhältnisse im Pleuraraum und kontrolliert nochmals seinen Plan für die Operation. Man wählt vielleicht eine andere Einstichstelle für den Brennertroikart als die zuerst beabsichtigte. Die richtige Wahl dieser Stelle ist sehr wichtig, da es bei ungünstiger Einführung des Brenners bisweilen unmöglich ist, diesen an die Adhäsionen anzulegen. Ein leicht gebogener Troikart hat sich bei SAUGMAN bisweilen in schwierigen Fällen sehr nützlich erwiesen. Die Brenner sind sehr lang, 30 cm, um auch bei großen Dimensionen des Brustraumes genügen zu können. Der Operateur manövriert das Thorakoskop mit der einen Hand, den Brenner mit der anderen und indem er dafür sorgt, den Brenner immer im Gesichtsfelde zu behalten, schiebt er ihn vorsichtig auf den Verwachsungsstrang zu und legt ihn, wenn möglich, auf seine dünnste Stelle. Hat man den Brenner gut angelegt, so läßt man den Assistenten den Kontakt schließen und durch gelindes Andrücken brennt man sehr langsam den Strang durch. Um das Gesichtsfeld immer klar zu halten, ist es oft notwendig, das Thorakoskop herauszunehmen und mit sterilem Wasser zu reinigen, auch brennt manchmal eine Lampe durch, weshalb man immer mindestens vier sterile Reservelampen bereithalten muß. Häufig wird man in einer Sitzung sechs bis acht Stränge durchbrennen müssen. Die Operation ist oft schmerzfrei, in anderen Fällen entstehen aber doch Schmerzen, weil es schwierig ist, die Partialpleura vollständig zu anästhesieren. Bei kleinen Verwachsungen kann die Operation in wenigen Minuten beendet sein, bei zahlreichen und starken Adhäsionen arbeitet man zuweilen stundenlang und nicht selten muß man die Vollendung der Durchbrennung für eine spätere Sitzung aufschieben. Saugman hat in einem Fall erst in vier Sitzungen sein Ziel erreicht. Die Zeiträume zwischen den Operationen benützt man, um durch häufigere Nachfüllung unter steigendem Drucke die Stränge möglichst stark zu dehnen und dadurch zu verdünnen. Nach beendeter Operation werden als Druckverband Gummikügelchen mit Heftpflaster fest gegen die Stichwunden angedrückt, um einem Emphysem vorzubeugen. Aus demselben Grunde versucht man durch reichliche Gaben von Opiaten den Husten zu verhindern. Trotzdem wird sich oft ein recht ausgedehntes Subkutanemphysem nicht vermeiden lassen. Der Kranke wird aufgefordert, auf der gesunden Seite zu liegen, damit die Brennflächen auseinanderweichen können. In den ersten Tagen nach der Operation wird der Pneumothorax durch häufiges Nachfüllen maximal gehalten. Am nächsten Tage wird sich häufig eine geringe fieberhafte Reaktion zeigen, meistens schnell abklingend und von einem ganz kleinen Erguß begleitet. In anderen Fällen sieht man aber nach der Operation eine wahre fieberhafte Pleuritis mit schnell ansteigendem Exsudat. Der Erfolg der Operation ist in gelungenen Fällen oft ein eklatanter: Husten, Auswurf und Bazillen verschwinden wie mit einem Schlage und das Röntgenbild zeigt vollständige Kompression der früher ausgespannten Lunge."

Modifikation der Pleurolyse von H. MAENDL und E. KORNITZER

Gelegentlich der Vornahme der Thorakoskopien kam Jakobäus auf den Gedanken, strangförmige Adhäsionen, die den Kollaps der Lunge verhinderten, zu durchtrennen. Dies bewerkstelligte er in der oben geschilderten Weise, daß er durch einen zweiten, in den Pleuraraum eingestoßenen Troikart einen Platinbrenner einführte und so unter Leitung des Auges die Pleurastränge durchzubrennen versuchte. Dieses Verfahren ist selbst für einen das endoskopische Sehen und Denken vollkommen Beherrschenden ungeheuer mühsam, so mühsam, wie es nur derjenige ermessen kann, der es schon selbst ausgeführt hat. Es ist dabei notwendig, mit beiden Händen zwei verschiedene Instrumente in allen drei Richtungen des Raumes zu dirigieren, wobei diese Instrumente in verschiedenen Winkeln zueinander bzw. zu ihrem gemeinsamen Angriffsobjekt, dem zu durchtrennenden Strang stehen. Neben dieser ausgesprochenen Mühseligkeit in der Anwendung haften aber dem Instrumentarium zwei weitere große Nachteile an: 1. Ist die Anlegung von zwei Einstichöffnungen im Thorax erforderlich. 2. Ist das Instrumentarium nach Jakobäus bzw. dessen Modifikationen nicht im chirurgischen Sinne aseptisch, d. h. nicht auskochbar, sondern nur durch Formalindämpfe zu sterilisieren, was mindestens 24 Stunden in Anspruch nimmt, somit auch neben der geringen Verläßlichkeit der Asepsis, die Unmöglichkeit, mit einem Instrument mehrere Fälle hintereinander zu operieren, mit sich bringt. 3. Die Blutungsgefahr.

In Gemeinschaft mit dem Wiener Urologen, Dr. Ernst Kornitzer und unterstützt durch die großen technischen Erfahrungen des Herrn Fritz

LEITER jun. der Firma Josef Leiter, Wien, wurden in mühevollen und zeitraubenden Versuchen diese hauptsächlichen Fehler und noch eine Reihe geringfügiger Mängel beseitigt und das Verfahren der Strangdurchtrennung ausgebaut: weiteer

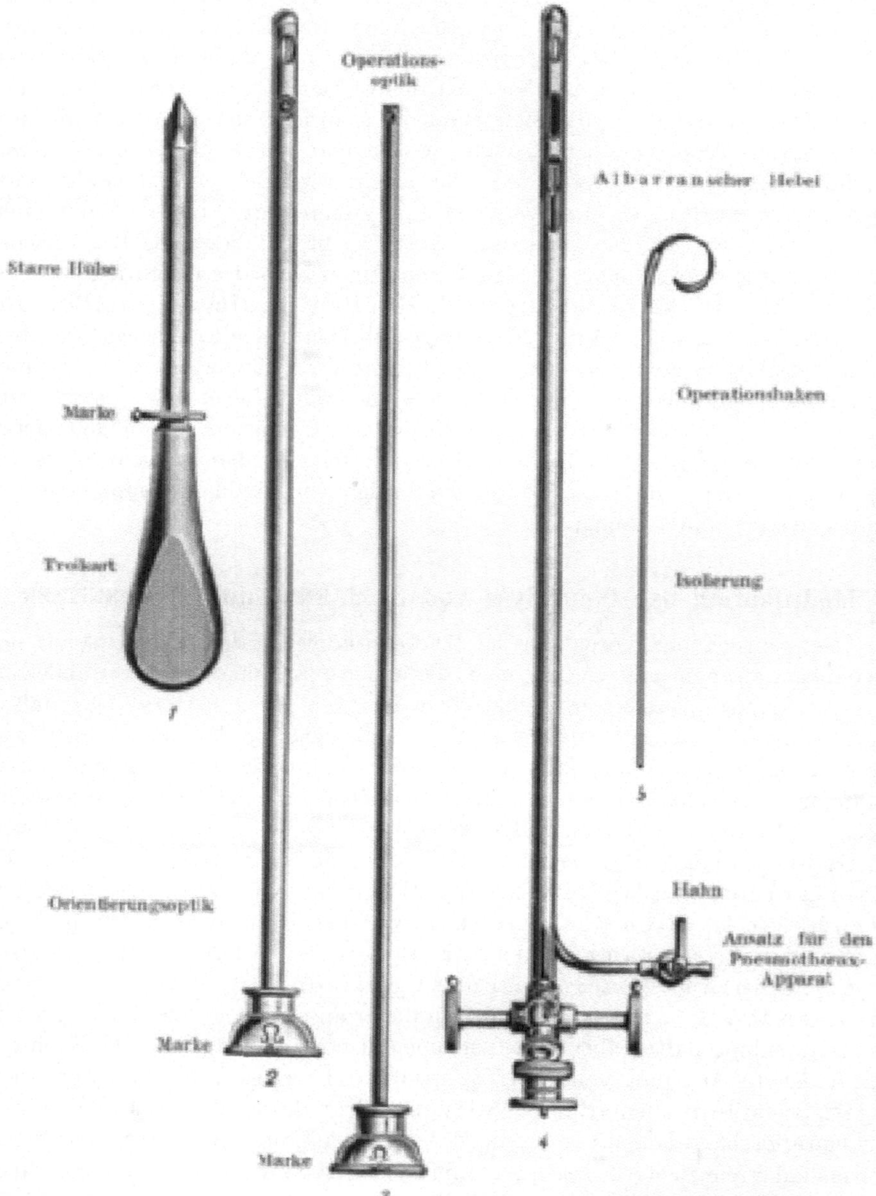

Abb. 56. Operationsthorakoskop nach H. M a e n d l und E. K o r n i t z e r (zerlegt).

Gesichtspunkte, die sich bei der Lösung dieses Problems ergaben, war die bisher überhaupt noch nicht angeschnittene Frage der sicheren Erfassung der zu durchtrennenden Stränge, weiters die absolut sichere Vermeidung der Nachblutung aus den Stümpfen durch Verwendung der Elektrokoagulation mittels Hochfrequenzströme („Kaltkaustik") an Stelle der bisher vorzugsweise geübten galvanokaustischen Durchtrennung.

Wir erfuhren durch Herrn Leiter, daß von A. V. Frisch und K. Eiselsberg ein ähnliches Instrument angegeben wurde, das in der Nr. 44 des 47. Jahrganges des Chirurgisch-technischen Korrespondenzblattes 1926 beschrieben wurde. Auch soll ein Franzose (Hervé) auf die gleiche Idee gekommen sein. Eine wissenschaftliche Publikation liegt unseres Wissens bisher nicht vor.

Das neue Instrumentarium[1] hat vor allem den Vorteil der vollständigen Auskochbarkeit in allen seinen Teilen einschließlich der Zuleitungskabel. Es erfordert ferner nur eine einzige Einstichöffnung: Beleuchtungseinrichtung, optischer Tubus und das eigentliche Durchtrennungsinstrument sind in einem einzigen Schafte untergebracht. Die Konstruktion entspricht im allgemeinen der des Harnleiterzystoskops. Die an sich naheliegende Idee, mit Hilfe des Albarranschen Hebels die Durchtrennungsvorrichtung zu dirigieren, gewährleistet wohl das Herankommen an den Strang, nicht aber die rein technische Sicherheit des Arbeitens. Die Stränge sind keineswegs absolut ruhende Gebilde, sondern befinden sich — wie wir es fast regelmäßig feststellen konnten —

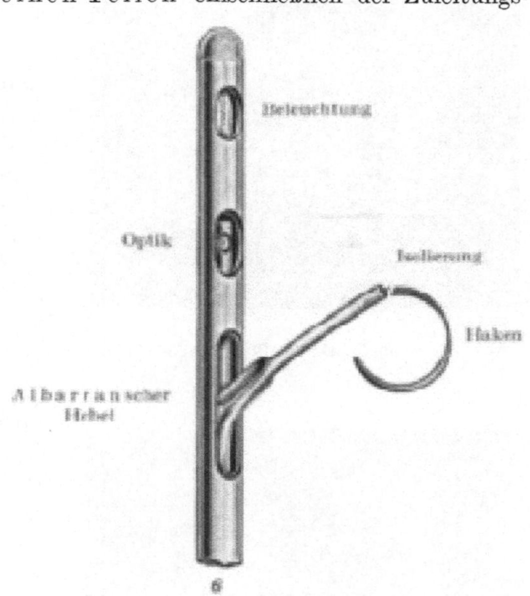

Abb. 57. Thorakoskop (zusammengesetzt)

durch die Atemexkursionen, mitgeteilte Pulsation usw. in dauernder Unruhe. In zwei Fällen sahen wir sogar Stränge, die nach Art einer langsam schwingenden, locker gespannten Saite dauernd mit beträchtlicher Amplitude vibrierten. Die aus diesen Tatsachen resultierenden operativ technischen Schwierigkeiten stellten uns erst vor das eigentliche, auf technisch konstruktivem Wege zu lösende Problem, das in der sicheren Erfassung und Fixierung des Stranges bis zum Ende der Durchtrennung bestand. Der erste Gedanke, dies mit Hilfe eines geräumigen Hakens zu bewerkstelligen, erwies sich auch nach mehreren — andere Wege versuchenden Konstruktionen — schließlich doch als der beste. Das nunmehr verwendete Instrumentarium ist das folgende: Eine starre Troikarthülse mit Stachel (1) als Führung für einen runden Schaft mit Lampe (3) (4), eingebautem Albarranschen Hebel und dem zugehörigen optischen System. Als Durchtrennungsinstrument dient eine elastische isolierte

---

[1] Erzeuger Firma J. Leiter, Wien IX, Mariannengasse 11.

Sonde (5) (6), die in einem federnden, fast zum Kreise geschlossenen Haken von etwa 15 mm Durchmesser endet. Dieser Haken läßt sich vermöge seiner Elastizität ohne Schädigung gerade strecken und ermöglicht seine Unterbringung im Sondenkanal des Schaftes, ohne einen eigenen Raum für sich zu beanspruchen. So konnte trotz des sehr umfangreichen Hakens das Kaliber des Instrumentes so gering gehalten werden, daß ausreichende Exkursionen im Interkostalraum gewährleistet blieben, ohne anderseits die vom Querschnitt des optischen Systems abhängige Leistungsfähigkeit verringern zu müssen. Zur besseren Orientierung und rascheren Auffindung der Stränge, verwenden wir vor Einführung des eigentlichen Operationsinstrumentes ein zweites überaus lichtstarkes optisches System (vgl. 56/2); dasselbe paßt in die gleiche Troikarthülse. Ist der Strang dann gefunden, merkt man sich die Richtung, markiert sich die Distanz von der Thoraxoberfläche und führt nunmehr das Operationsinstrument mit seiner etwas schwächeren Optik ein. Unter der Leitung des Auges wird der Haken entwickelt und möglichst entfernt von der Lungenoberfläche an den Strang angelegt. Jetzt wird durch einen Assistenten der Strom eingeschaltet. Die eine Elektrode des Diathermieapparates muß gut am Körper des Patienten anliegen, am besten in der Lendengegend. Bevor das Instrument aus dem Thorax entfernt wird, muß selbstverständlich der Haken vollständig zurückgezogen werden.

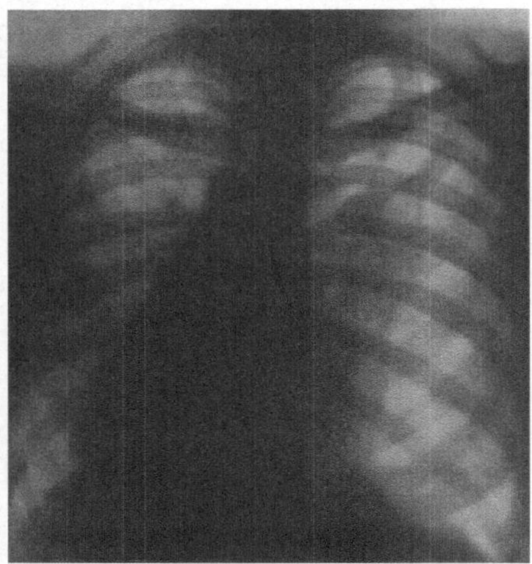

L.   R.

Abb. 58. Beob. M. B. Vor Pleurolyse. 4. 7. 26.

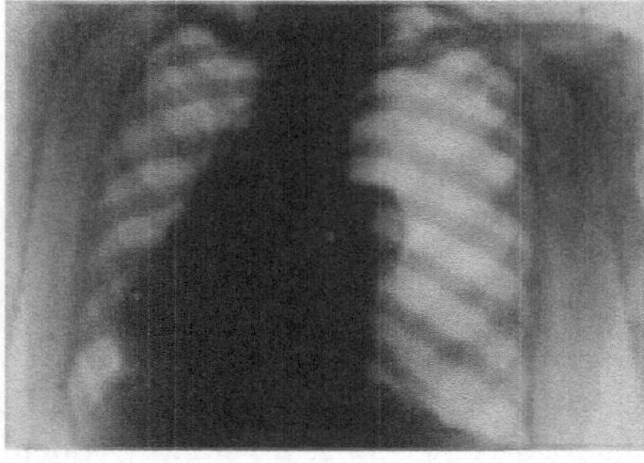

L.   R.

Abb. 59. Beob. M. B. Nach Pleurolyse. 13. 9. 26.

Ich glaube, daß mit unserem neuen Instrument ein wirklicher Fortschritt in der Methode der Thorakoskopie erzielt worden ist. Doch ist diese Lösung des Problems nur als eine vorläufige zu betrachten. Insbesondere ist die Art der Lokalisation der Stränge nach der heute zur Verfügung stehenden Methode noch eine zu mangelhafte. Wir müssen oft viel zu lange suchen, bevor wir den röntgenologisch festgestellten Strang richtig eingestellt haben und dann kann es vorkommen, daß er durch die unrichtig gewählte Einstichöffnung operativ nicht erreichbar ist! Ein neues, unbedingt verläßliches Lokalisationsverfahren wäre sehr zu begrüßen. Versuche in dieser Richtung sind im Gange. Auch sind wir dabei, die Fläche des Operationshakens zu verkleinern, weil das Durchbrennen eines dickeren Stranges zu lange Zeit in Anspruch nimmt, oft in einer Sitzung gar nicht mög-lich ist. (Vergleiche die ausführliche Arbeit über das gleiche Thema von H. MAENDL und E. KORNITZER in der Wiener klinischen Wochenschrift, Oktober 1927).

Die bisher nach unserer neuen Methode operierten neun Fälle haben die Asepsis der Methode zur Genüge bewiesen. Wir erlebten keinen bösen Zwischenfall, wir sahen weder Fieber-steigerungen, noch das Auftreten eines serösen Exsudates, geschweige denn eines Empyems. Aus unseren Kranken-geschichten möge die eines besonders gut gelungenen Falles (vgl. die Röntgen-bilder) folgen.

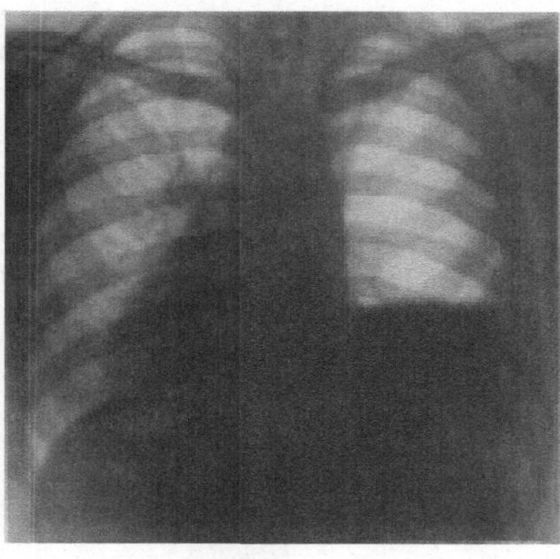

Abb. 60. Beob. M. B. Vier Monate später Auf-treten von Exsudat. 20. 1. 27

Frl. M. B., aufg. 16. 12. 1925, entl. 27. 1. 1927: Der Pneumothorax wurde vor der Aufnahme in die Heilanstalt von Prof. L. BRAUN am 19. 10. 1925 in Wien angelegt. Die Kaverne war durch einen seitlichen Strang gespannt (vgl. Abb. 58); bei der Thorakoskopie am 11. 9. 1926 fanden wir jedoch zwei Stränge, die durchtrennt wurden. Der Erfolg ist auf der Abb. 59 gut ersichtlich.

VIII. Erweiterte Indikationen

1. Entspannung von Teilen beider Lungen durch einseitigen Pneumothorax

In vereinzelten Fällen ist es möglich, durch einseitigen Pneumothorax Teile der anderen Lunge, in welchen aktive Herde sitzen, zu entspannen und dadurch einen guten klinischen Erfolg zu erzielen. Ein Beweis hiefür ist folgende eigene

Beob. Frl. H. D., 22 J. alt, aufg. 3. 6. 1922, entl. 15. 9. 1923 (Zuweisung durch Prof. E. LÖWENSTEIN). Anamnese: Keine Heredität, früher nie krank gewesen — plötzliche Erkrankung im Dezember 1921 mit Fieber bis 39°, Husten und Aus-wurf mit folgender „beiderseitiger Rippenfellentzündung" ohne Exsudat. Das Fieber — bis zu 40° — dauerte unverändert sechs Wochen an. Dann subfebril. Viel Nacht-schweiße, Stechen in der rechten Brustseite. — Status praesens (3. 6. 1922): Hochfebrile, vorwiegend exsudativ-pneumonische Tbc. mit ausgedehnter Kavernen-bildung rechts; links spärlich disseminierte Tuberkulose, mit vorwiegender Lokalisation am Hilus und vorne an der Lingula. Daselbst klingendes feuchtes Rasseln. Tbc. laryngis. Sputum: Tbc. ++, elastische Fasern ++. — Verlauf: Nach ein-monatiger Beobachtung keine Besserung, keine Entfieberung durch Bettruhe, Tuber-kulomuzin (WELEMINSKY) usw. Als Ultimum refugium wird Pneumothorax rechts versucht. 3. 7. 1922: Anlegung des Pneumothorax mit 700 ccm N —4 + 4,5 cm H_2O.

— Röntgen: Rechts kompletter Pneumothorax, die eigroße Kaverne im Oberlappen ist entspannt. Verschiebung des Herzens und des Mediastinums nach links
(vgl. Abb. 61 und 62). — 8. 7.: 1. Nachfüllung 800 ccm N —0 + 6 cm H_2O. 13. 7.: 2. Nachfüllung 700 ccm N —6 + 2 cm H_2O. 1. 8.: 3. Nachfüllung 800 ccm N —2 + 4 cm H_2O.
Das Fieber erreicht im Maximum 37,9°, Sputum von 25 ccm auf 10 ccm gefallen.
Tbc. +, elastische Fasern +. 21. 8. : 4. Nachfüllung. 350 ccm N —0 + 6 cm H_2O.
4. 9.: 5. Nachfüllung 600 ccm N —0 + 4 cm H_2O. Am 19. 9. plötzlich wieder
39,2°, am 25. 9. 40,5°, Erbrechen, Hämoptoe. (Die Pause war zu lang!) 26. 9.:
6. Nachfüllung 800 ccm N 0 + 6 cm H_2O. Fieber fällt bis 37,4° im Maximum.
23. 10.: 7. Nachfüllung 800 ccm N + 2 + 6 H_2O. — Nach jeder Nachfüllung erscheint
das Cor und das Mediastinum speziell in den unteren Partien verdrängt, wodurch
anscheinend auch der Hauptherd links (Lingula) zwischen Herz und Thoraxwand
entspannt wird. Läßt die Kompression links, auch bei noch guter Kompression rechts nach, so tritt sofort wieder hohes Fieber auf. 8. bis
15. Nachfüllung ohne Besonderheiten. Die Pat. ist noch immer leicht subfebril,
meist mit 37,4° im Maximum. Gute allgemeine Erholung, Körpergewicht hat sich
um 8 kg gehoben. 15. 2. 1923: 16. Nachfüllung 350 ccm N —0 + 8 H_2O. Am gleichen

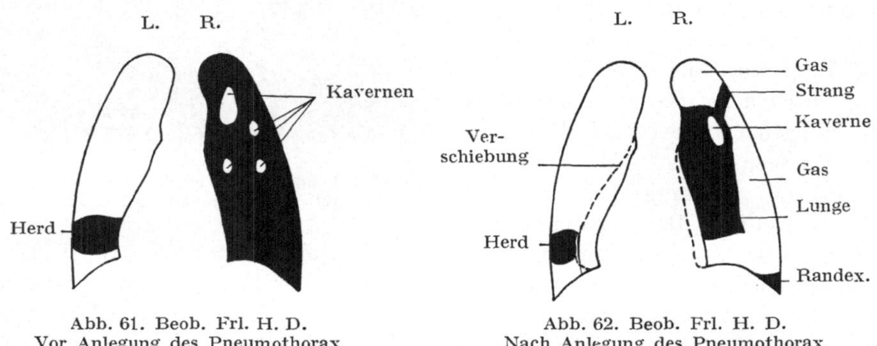

Abb. 61. Beob. Frl. H. D.
Vor Anlegung des Pneumothorax
Abb. 62. Beob. Frl. H. D.
Nach Anlegung des Pneumothorax

Tage Fieber bis 39,9°, das nicht abfällt. Am 16. 2. Succussio +, Exsudat (serös).
20. 2.: Abpunktion von Gas bis —4 + 4 H_2O. 26. 2.: Abpunktion von Gas bis
±0 H_2O. Beginn mit intravenöser Kalziumtherapie. Sputum auf 5 ccm gefallen;
langsame Entfieberung. Ab Mai 1923 völlig fieberfrei. Der weitere Verlauf ohne
Besonderheiten. Entlassung zur ambulatorischen Nachbehandlung mit 15 kg Gewichtszunahme. Die Pat. kommt regelmäßig zur Kontrolle, das Exsudat steht hoch
(zweite Rippe) mit kleiner Gasblase darüber, die bis 31. 7. 1923 knapp erhalten wird.
Im Feber 1924 heiratet die Pat.

Epikrise: Eine hochfebrile Kranke mit schwerer ulzeröser exsudativ-
pneumonischer Tbc. der rechten Lunge, Tbc. des Kehlkopfes, sowie des linken
Unterlappens wird mit rechtsseitigem Pneumothorax behandelt, da nichts mehr
zu verlieren, aber alles zu gewinnen ist. Dabei wird die Erfahrung gemacht, daß
es nötig ist, eine derartige Mediastinalverdrängung zu erzielen, daß auch der
linke Unterlappen unter eine gewisse Kompression gesetzt wird. So gelingt es
allmählich, im besonderen nach Auftreten eines Exsudates nach der sechzehnten
Füllung, den Umschwung des Krankheitsbildes, die Umstimmung des Organismus
zu erzwingen. Infolge der Nachgiebigkeit des Mediastinums kann ohne Druck
gearbeitet werden. Die Patientin blüht auf, nimmt 15 kg zu und fühlt sich
völlig wohl, die Kehlkopftuberkulose heilt aus. Der Erfolg hält bisher vier Jahre
an. Die Kranke hat weder Fieber noch Husten, noch Auswurf; weder links noch
rechts ist Rasseln hörbar. Letzte Kontrolle: Juli 1927. Patientin hat weiter,
in summa 19½ kg zugenommen, zeigt glänzendes Aussehen, lebt in Wien, ver-

sorgt den Haushalt. Der Pneumothorax ist seit 31. 7. 1923 aufgelassen; rechts hohe Schwarte, links und rechts kein Rasseln. Patientin hat keinerlei Symptome einer Krankheit.

2. Der doppelseitige Pneumothorax

Der nachträglich doppelseitige und der gleichzeitig doppelseitige Pneumothorax

FORLANINI hat 1909 damit begonnen, in Fällen, bei welchen nach Kompression der einen Lunge die andere tuberkulös erkrankte, den Pneumothorax auf der primären Seite aufzulassen und auf der sekundären anzulegen. Im Jahre 1911 konnte er über zwei so behandelte Kranke berichten. Der primäre Pneumothorax hatte zwei, bzw. sieben Jahre bestanden. Weitere Veröffentlichungen stammen von ASCOLI (1912), M. VOLHARD, L. BERNARD (1913), FAGUIOLI (1914), FELDMANN, BURNAND (1920), J. GWERDER (1917), F. JESSEN, SAUGMAN, M. VEILLON, M. P. DESTRÉS, CHMELNITZKY, DENÉCHAU und AMSLER, E. SERGENT, W. SCHULTZ, BRAUER und SPENGLER, H. DEIST, PETERS, O. HARMS, J. W. SAMSON, W. R. ABBOT, P. MORGAN, WILSON, N. BARLOW, P. AMEUILLE, RUFFIN, MATSON und BISAILLON, K. HENIUS, G. DORNER, W. NEUMANN, M. M. BESANCON und JAQUELIN, RIST, COULAUD, J. CHABAUD, WIESE, H. HERVÉ u. a. P. F. ZUCCOLA hat bei zehn Kranken den gleichzeitig doppelseitigen Pneumothorax angelegt. SAUGMAN hat über sieben Fälle berichtet; sechs davon starben, bei einem war der Erfolg ein vollständiger. v. ROSEN hat ebenfalls einen erfolgreich behandelten Fall veröffentlicht. SAUGMAN faßt seine Ansicht wie folgt zusammen: „Wenn auch eine solche alternierende Behandlung in der Mehrzahl der Fälle erfolglos sein wird, sieht man also doch, daß sie vereinzelt nützlich sein kann und man ist berechtigt, sie gegebenenfalls anzuwenden, namentlich wenn nicht allzu kurze Zeit vom Abschluß der einen bis zum Beginn der anderen Behandlung vergeht." BRAUER und SPENGLER hatten in zwei Fällen nur einen vorübergehenden Erfolg zu verzeichnen. J. GWERDER riet 1917 zum gleichzeitig doppelseitigen Pneumothorax. Der Vorschlag hiezu wurde nach SAUGMAN zuerst von ASCOLI, FAGIUOLI und P. MORGAN gleichzeitig gemacht. H. R. ABBOT hat die Indikationen und die Methodik angegeben. E. SERGENT legte in geeigneten Fällen bei Frauen gleich nach der Entbindung einen kleinen doppelseitigen Pneumothorax an. CHMELNITZKY hat einen Kranken mit beiderseitigem Entspannungspneumothorax durch acht Monate mit gutem Erfolg behandelt. R. W. MATSON, R. C. MATSON und M. BISAILLON haben bei ihrem Material von 600 Pneumothoraxfällen vierzehnmal einen beiderseitigen Pneumothorax durchgeführt. HERVÉ berichtete 1922 über seine Erfahrungen mit gleichzeitigem und wechselseitigem Pneumothorax und bringt einige Beispiele. Er bezeichnet es als gewagt, gleichzeitig auf beiden Seiten einen Pneumothorax vorzunehmen, hat aber dann befriedigende Resultate erzielt, wenn er einige Monate nach Eingehen des ersten Pneumothorax nunmehr auf der anderen Seite operierte. O. HARMS teilte mit, daß er so bei schweren indurativen, beiderseitigen Prozessen zum Teil mit Erfolg vorgegangen ist. Nach ihm ist bei gutartigem anatomisch-pathologischem

Charakter der Erkrankung auch durch doppelseitigen Pneumothorax eine klinische Heilung erreichbar.

Bei beiderseitigen exsudativen Tuberkulosen hat Harms in drei Fällen den doppelseitigen Pneumothorax ohne Erfolg angelegt. Auch G. Dorner berichtete aus der v. Strümpellschen Klinik über einige Kranke, bei welchen jahrelange Besserungen erzielt wurden. F. Jessen hat zweimal einen beiderseitigen Entspannungspneumothorax angelegt. Bei beiden Kranken ist in zwei bis fünf Monaten der Tod eingetreten.

Morgan, Wilson, Ruffin, Abbot haben gute Erfolge gesehen. Ihre Indikationen sind: 1. Ausgedehnte doppelseitige ulzerative Prozesse; 2. Wiederaufflackern eines inaktiven Prozesses auf der relativ gesunden Seite infolge Überkompensation bei einseitigem Pneumothorax; 3. alle aktiv doppelseitigen Prozesse; 4. doppelseitig bedingte Toxinämie. (Diese Indikationen scheinen mir viel zu weit gestellt zu sein.) Die doppelseitige Einfüllung geschieht niemals in einer Sitzung, sondern erst nach vorheriger zweimaliger Auffüllung in die stärker erkrankte Seite. Dann wird jede Seite für sich mit zweitägigen Pausen aufgefüllt. Vor der Wiederauffüllung müssen alle Störungen, die durch den Eingriff bedingt sind, geschwunden sein. Es werden 25% der auf der stärker erkrankten Seite verwendeten Gasmenge auf der zweiten Seite aufgefüllt. Bei Eintreten von Atemnot muß sofort der Eingriff unterbrochen, eventuell Gas abgelassen werden. Fagiuoli hat ebenfalls Fälle mit gleichzeitigem doppelseitigem Pneumothorax behandelt, von denen zwei einen guten Erfolg aufwiesen. K. Henius hält die Einwendungen von Deist, der die Gefahr einer beiderseitigen Pleuritis fürchtet, nicht für stichhaltig. ,,Dieser Pleuritiden, d. h. dieses Exsudates, kann man Herr werden und eventuell kann man in diesen schweren Fällen diese Gefahren in Kauf nehmen.'' H. Deist (zitiert nach K. Henius) berichtete über vier Kranke, welche er mit nachträglich beiderseitigem Pneumothorax mit vollem Erfolg behandelt hat.

In letzter Zeit hat außer Peters J. W. Samson zwei instruktive Fälle mitgeteilt. Bei beiden handelte es sich um vorwiegend indurative Tuberkulosen. Über die Indikationsstellung äußert sich J. W. Samson: ,,Lassen sich auch allgemeine, scharf gestellte Indikationen heute noch nicht geben, so scheint doch ein Gebiet für die Anwendung des doppelseitigen Pneumothorax aussichtsreich. Es sind dies diejenigen Fälle, in denen wegen zunächst einseitiger Erkrankung ein Pneumothorax in der bisher üblichen Weise durchgeführt wurde, in dessen Verlauf aber die bis dahin nicht erkrankte Seite Zeichen einer progredienten Tuberkulose entwickelt. Diese Fälle waren, falls der Pneumothorax noch nicht lange genug für eine hinreichende Bindegewebsbildung auf der ersterkrankten Seite bestanden hatte, verloren, weil man zur Entlastung der neuerkrankten Seite den Pneumothorax eingehen lassen mußte und sich meist hienach die Progredienz der anderen Seite nicht aufhalten ließ. In diesen Fällen dürfte ein Versuch, die kollabierte Lunge zu einer teilweisen Wiederentfaltung gelangen zu lassen und mit kleinen Gasmengen unter Entspannung zu halten, unter gleichzeitiger Anlage eines Entspannungspneumothorax auf der zweiterkrankten Seite durchaus lohnend sein. Auch diejenigen Fälle, bei denen der einseitige Pneumothorax wegen nur geringfügiger Läsion der anderen Seite angelegt wurde, in denen aber die Toxinämie durch einseitigen Kollaps nicht zum Schwinden gebracht werden kann, rechtfertigen einen Versuch mit dem doppelseitigen." Wohl die ausführlichste Darstellung der ganzen Frage hat uns J. Chabaud, der Assistent Rists in Paris, gebracht. Er geht von seinen negativen Erfolgen bei der einseitigen Pneumothoraxtherapie aus und zwar sah er bei seinem Material von 559 Fällen, darunter 24 käsigen Pneumonien, 50% positive und 50% negative Resultate. Von seinen 228 Fehlresultaten war 148mal der Grund dafür in der Verschlechterung der anderen Lunge zu finden, also in etwa einem Viertel seiner Fälle. Die Progredienz auf der Gegenseite trat bei 85 Fällen im ersten Jahre, bei 34 im zweiten und bei dem Rest von 29 nach zwei Jahren ein. Er hat nun bei 28 Kranken einen doppelseitigen Pneumothorax angelegt und bringt die folgende Gegenüberstellung:

Es starben von seinen Kranken:

An Progredienz auf der Gegenseite:		Bei nachträglich doppelseitigem Pneumothorax:
Nach 3 Monaten	40%	15%
„ 6 „	60%	22%
„ 9 „	69%	33%
„ 12 „	74%	41%.

Bei gleichzeitig doppelseitigem Pneumothorax 25%.

Seine Ergebnisse sind die folgenden:

Von zwanzig Fällen mit nachträglich doppelseitigem Pneumothorax konnte er von neunzehn Kranken Nachricht erhalten, davon waren:

1. gebessert ohne Nebengeräusche	3			39 Monate
2. „ mit Nebengeräuschen	2			40 „
3. stationär	5	Dauer des Primärkollapses im Durchschnitt		23 „
4. verschlechtert	2			23 „
5. gestorben	7			20 „

Von acht Kranken mit gleichzeitig doppelseitigem Pneumothorax waren fünf gebessert und drei verschlechtert oder gestorben. Die Progredienz des Prozesses auf der Gegenseite ist auch nach meinen Erfahrungen meist, wenn auch nicht immer, tödlich. Von Chabauds 131 Kranken lebten nach vier Jahren nur mehr fünf, alle anderen starben an dieser Komplikation. Auch ich habe die meisten meiner Kranken aus dieser Ursache verloren. Die Bedeutung des nachträglich doppelseitigen Pneumothorax wäre auch dann noch eine große, wenn es nur bei einem Teil dieser Fälle gelingt, das Leben des Kranken zu retten. Als Ursache der Progredienz auf der anderen Seite nennt Chabaud zu große und zu rasch aufeinanderfolgende Gaseinfüllungen, Anwendung zu hoher Druckwerte, Unterernährung, klimatische Einflüsse, Infektionskrankheiten (Masern, Scharlach), Exzesse in sexualibus, mangelnde Schonung bzw. zu schwere Arbeit, die Menstruation und die Schwangerschaft. Als besonders gefährdetes Alter bezeichnet er die ersten und die letzten beiden Dezennien. Bei Schwangeren sah er Progredienz der Tuberkulose der Gegenseite in 36% der Fälle innerhalb der ersten acht Monate nach der Entbindung. Die Ausheilung der primären Kollapslunge nimmt CHABAUD auf Grund von Sektionsergebnissen, die bei drei Fällen nach fünfzehn Monaten Pneumothoraxerhaltung, bei einem nach siebzehn und einem fünften Fall nach 30 Monaten erhoben wurden, erst nach einer dreijährigen Dauer des Pneumothorax an. Meiner Erfahrung nach ist es bei der Verschiedenheit des Materials und des pathologisch-anatomischen Charakters der Tuberkuloseformen nicht angängig, diesen Zeitraum von drei Jahren als Dogma aufzustellen. Ich bin sicher, wenn ich es auch durch autoptische Befunde nicht beweisen kann, in vielen Fällen auch nach zwei Jahren und früher volle Ausheilung der Primärlunge klinisch gesehen zu haben (vgl. die eigenen Krankengeschichten w. u.). CHABAUD verlangt auch das Fehlen von Bazillen im Sputum durch zweieinhalb Jahre. Diese Indikationsstellung für die Anlage des sekundären Pneumothorax ist schon deshalb nicht stichhaltig, da ja die Bazillen aus der anderen Lunge stammen können! Was die Wiederausdehnung der Primärlunge und ihre Wiederbeteiligung am Atemgeschäft anbetrifft, so sind die histologischen Befunde von ROLLAND bemerkenswert, der im Gegensatz zu den Tierversuchen KAUFMANNs behauptet, auch nach jahrelangem Kollaps gesunde Lungenteile wohl atelektatisch, aber nicht bindegewebig sklerosiert gefunden zu haben. Für die Richtigkeit dieser Befunde spricht auch meine eigene klinische Erfahrung. In der Beobachtung L. Qu., die ich weiter unten bringe, hat es sich zunächst um einen kompletten Pneumothorax (S. 124, Abb. 65—68) der rechten Seite gehandelt, der vom 11. 5. 1923 bis 16. 8. 1924, also durch fünfzehn Monate, unterhalten wurde. Würden die Ergebnisse der Tierversuche, die KAUFMANN an Hunden angestellt hat, für den Menschen zutreffen, so wäre die vollkommene Funktion der rechten Lunge nach der Anlegung des wieder kompletten sekundären Pneumothorax links (vgl. Abb. 68) unmöglich. (Vgl. das Fehlen jeder Atemnot, das glänzende Allgemeinbefinden und den Ernährungszustand der Kranken in der Krankengeschichte.) Es wäre daher zu wünschen, daß diese Frage an einem größeren Sektionsmaterial nochmals studiert und endgültig geklärt würde. Dies wäre nicht nur für die Frage des doppelseitigen Pneumothorax, sondern für die Dauer der Unterhaltung der Pneumothoraxtherapie überhaupt von großer Bedeutung.

Die Indikationsstellung für die Anlegung eines doppelseitigen Pneumothorax ergibt sich zum Teil schon aus den vorstehenden Ausführungen. Ist ein progredienter Prozeß der Gegenseite festgestellt, so kommen meines Erachtens zwei Methoden in Betracht: War die Primärlunge schon nach dem ursprünglich vorhandenen Befund — dessen Kenntnis natürlich unerläßlich ist — genügend lange behandelt, ist der Prozeß der Gegenseite relativ gutartig, mit geringen Fieberbewegungen oder gar afebril verlaufend, ist er nicht sehr ausgedehnt und nur langsam fortschreitend, so kann zunächst abgewartet werden. Die Sekundärlunge wird man eventuell durch Abpunktionen auf der Primärseite möglichst entlasten, selbstverständlich ist absolute Bettruhe anzuordnen. Auch die Prüfung der S. G. ist bedeutungsvoll. Der Prozeß auf der Gegenseite kann bei solchem Vorgehen sich wieder zurückbilden. Ist letzteres nicht der Fall, so wird man nach Aufsaugung des Primärpneumothorax den Sekundärpneumothorax anlegen. Ist dagegen die Ausbreitung des Prozesses auf der Gegenseite eine rapide, so darf keine Zeit verloren werden. Die rasche Verkleinerung der Atemoberfläche, die neuerliche Überschwemmung des Körpers mit Giftstoffen kann sehr rasch zum Tode führen. Man wird dann durch rasches, teilweises Absaugen des Primärpneumothorax die Atemoberfläche vergrößern und den Sekundärpneumothorax anlegen. Es ist selbstverständlich, daß wir mit dem gleichzeitig doppelseitigen Pneumothorax meist nur das Leben verlängern, vielleicht auch nur die Infektiosität dieser Schwerkranken ausschalten können. Dagegen kann man meiner Erfahrung nach mit dem nachträglich doppelseitigen Pneumothorax volle klinische Heilung erzielen. Gerade letztere Indikation wird aber, nachdem sie die Ausheilung der Primärlunge zur Voraussetzung hat, hiezu ein langer Zeitraum, jedenfalls Jahre nötig sind und auch nach unserer Erfahrung der Prozeß der Gegenseite meistens früher einsetzt, seltener zu stellen sein als die des gleichzeitig doppelseitigen Pneumothorax. Die Indikationsbreite für den nachträglich doppelseitigen Pneumothorax verhielt sich zu der für den gleichzeitig doppelseitigen Pneumothorax bei den Fällen

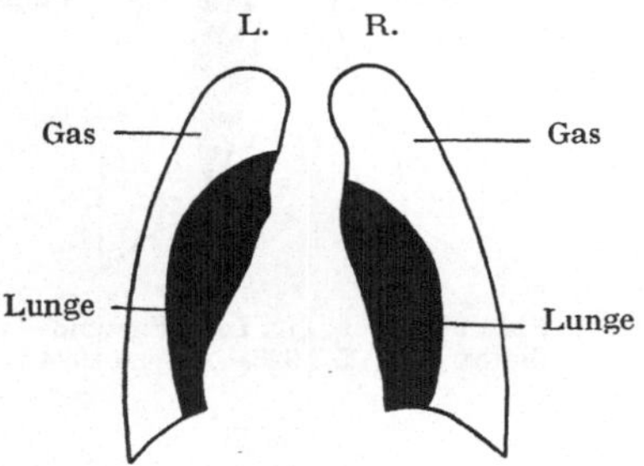

Abb. 63. Beob. Fr. H. R. 10. 7. 24. Anlegung R. 16. 6. 24, L. 9. 7. 24. Gleichzeitig doppelseitiger Pneumothorax

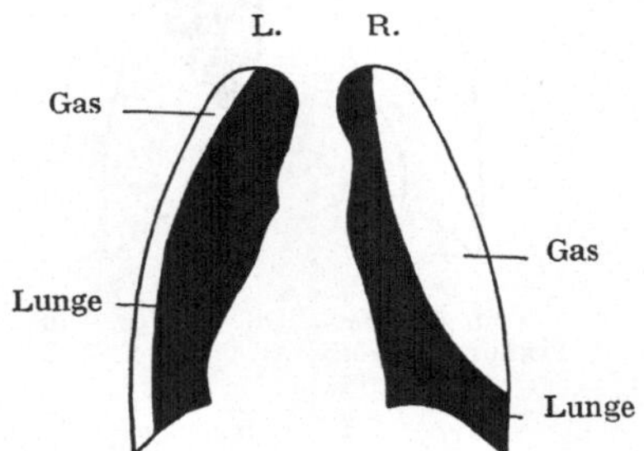

Abb. 64. Beob. H. B. 6. 6. 26. Anlegung R. Mai 26, L. Juni 26. Gleichzeitig doppelseitiger Pneumothorax

CHABAUDs wie 7% zu 93%! Die Komplikationen des doppelseitigen Pneumothorax sind bei dem gleichzeitigen Verfahren schon mit Rücksicht auf die große Herzbelastung größer. Dagegen ist CHABAUD beizupflichten, daß die Furcht vor der „Anoxhémie" bei vorsichtigem Vorgehen unbegründet ist. Ich war bei meinen Fällen erstaunt, wie gut der Eingriff vertragen wurde und wie vollkommen die erwartete Dyspnoe (in Ruhe!) ausblieb. Dabei war die Entspannung der Lunge zum Teil eine sehr beträchtliche (vgl. Abb. 63 und 64). Je langsamer man vorgeht, um so mehr hat der Körper im Sinne SAUERBRUCHs und ULRICIs Zeit, sich den geänderten Verhältnissen anzupassen. Bis zu einem gewissen Grade kann nach SAUERBRUCH die Erythropoese und die Herztätigkeit Minderleistungen der respiratorischen Organe ersetzen, wenn letztere nicht zu rasch eintreten.

Ich habe bisher den doppelseitigen Pneumothorax bei acht Kranken ausgeführt, davon viermal den gleichzeitigen Eingriff vorgenommen. Von diesen letzteren ist bei einem Fall die Beobachtungszeit noch zu kurz, eine Kranke starb an manifest werdender Darmtuberkulose, eine dritte mit multiplen Kavernen in beiden Lungen nahm an Gewicht ab, weshalb der sekundäre Pneumothorax aufgegeben, der primäre weiter unterhalten wurde. Einer Kranken ging es glänzend. Plötzlich starb sie an Perforation einer Kaverne im Sekundärpneumothorax. Bei der ersten Gruppe (nachträglich doppelseitiger Pneumothorax) entzog sich die eine Kranke der Behandlung und ist inzwischen gestorben, den beiden anderen geht es gut. (Vgl. S. 124.) Meine Erfahrung ist also heute noch viel zu gering, um mir ein abschließendes Urteil zu gestatten; ich glaube jedoch, daß besonders der **nachträglich doppelseitige** Pneumothorax einen Hoffnungstrahl bedeutet. Einige Krankengeschichten seien hier angeführt:

Beob. Qu. L., 24 J. alt, aufg. 26. 4. 1923, entl. 15. 9. 1923; wieder aufg. 12. 11. 1925, entl. 6. 3. 1926. — **Diagnose**: Offene, aktive, kleinkavernöse Tbc. des rechten Ober- und Mittelfeldes von vorwiegend indurativem Charakter, stationärer Herd in der linken Spitze. — **Pneumothoraxanlegung rechts** 11. 5. 1923: Subfebril bis 37,5° vor der Anlegung. S. G. 10/15 mm. 63,30 kg Gewicht. Sputum: Tb. +, elastische Fasern +. Anlegung rechts 11. 5. 1923 500 N —4— 3 H_2O, 1000 N —3 — 2 H_2O. 1. Nachfüllung (17. 5. 1923) bis 17. Nachfüllung (5. 7. 1924) ohne

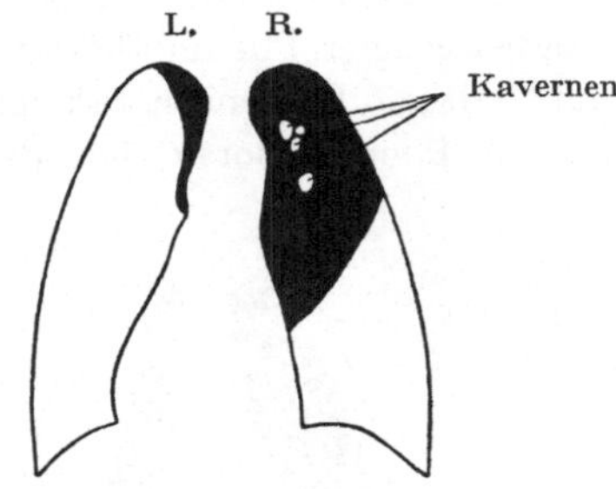

Abb. 65. Beob. Qu. L. Vor dem
Primärpneumothorax. 26. 4. 1923.

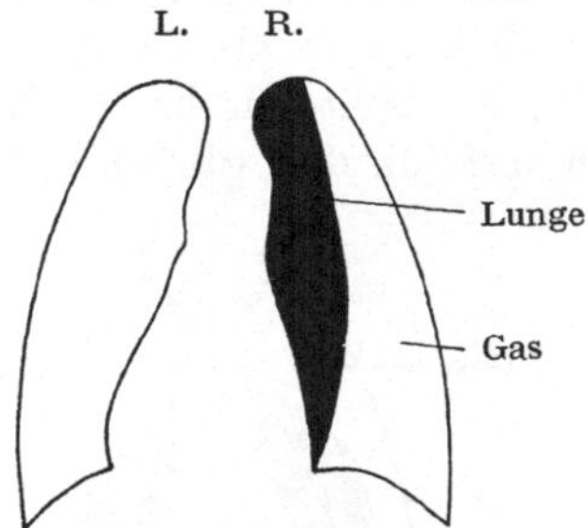

Abb. 66. Beob. Qu. L. I. Pneumothorax R. 11. 5. 1923—August 1924

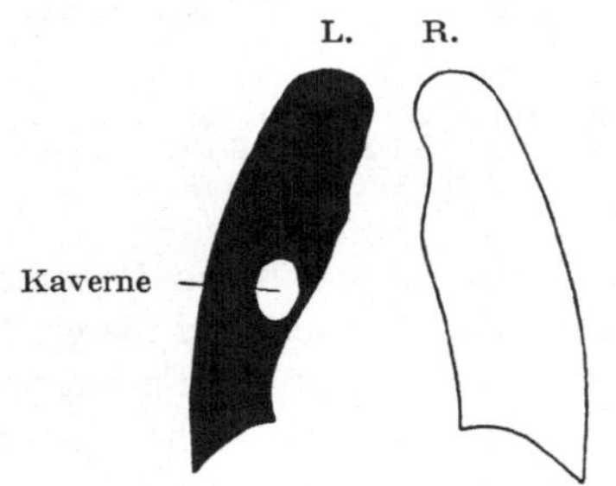

Abb. 67. Beob. Qu. L. Vor dem Sekundärpneumothorax. Oktober 1925.

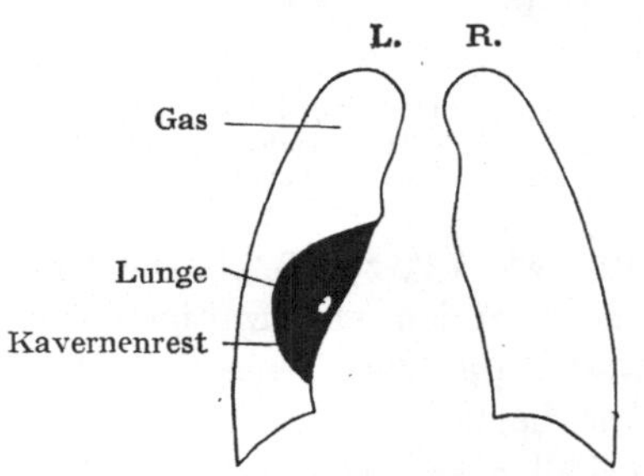

Abb. 68. Beob. Qu. L. Nach dem
II. Pneumothorax. 6. 11. 1925.

Besonderheiten. 5. 7. 1924 etwas vermehrter Husten und Auswurf. Objektiv: Etwas Giemen **links**, keine blasigen Nebengeräusche. Seit der Entlassung aus der Heilstätte weitere Zunahme um 9 kg: Gewicht 78 kg. 18. Nachfüllung 16. 8. 1924 900 N —4 — 1 H_2O Enddruck. Pat. fühlt sich vollkommen wohl, hat weder Husten noch Auswurf, ist ständig fieberfrei, schont sich in keiner Weise, lebt in der Stadt. Es wird der Versuch der Auflassung unter der Voraussetzung einer regelmäßigen Kontrolle erwogen. Dieser Kontrolle aber entzieht sich die Pat. bis März 1925 vollständig. Bei einer Untersuchung zu dieser Zeit finden sich wohl keine Nebengeräusche, aber etwas bazillenhältiges Sputum. Ich hörte dann wieder nichts von der Kranken, bis sie sich anfangs November 1925 mit allen Symptomen eines kavernösen Prozesses im **linken Unterfeld** vorstellte. Die rechte Lunge war ruhig. Daher entschloß ich mich zur Pneumothoraxbehandlung **links**. 6. 11. 1925 **Pneumothoraxanlegung links**. 650 N, 1. Nachfüllung 7. 11. 1925 900 N, 2. Nachfüllung 14. 11. 1925 700 N —8 — 4 H_2O Enddruck, 3. Nachfüllung 25. 11. 1925 600 N —6 — 2 H_2O Enddruck, 4. Nachfüllung 7. 12. 1925 450 N —6 — 4 H_2O Enddruck. Sputum ist geschwunden, Pat. ist fieberfrei, wiegt 76$^1/_2$ kg. Am rechten Apex inf. mäßig reichlich kleinblasiges, halbkonsonierendes Rasseln. 5. Nachfüllung 21. 12. 1925 550 N —6 — 0 H_2O End-

druck, 6. Nachfüllung 4. 1. 1926 550 N —5 — 0 H$_2$O Enddruck. Rechts und links
Nebengeräusche zu hören. 7. Nachfüllung 19. 1. 1926 600 N —9 — 4 H$_2$O Enddruck,
8. Nachfüllung 1. 2. 1926 600 N —6 — 0 H$_2$O Enddruck. Das menstruell spurweise
aufgetretene Sputum ist bazillenfrei. Im Dezember 1926 wird bei bestem Wohlbefinden der Pat. der linksseitige Sekundärpneumothorax noch unterhalten (Abb. 65
bis 68). Pat. wurde im Sommer 1927 in der Wiener Ges. f. inn. Mediz. vorgestellt.

Epikrise: Bei einer 24jährigen jungen Frau wird wegen einer
kavernösen Tuberkulose des rechten Oberlappens ein künstlicher Pneumothorax angelegt und 15 Monate lang unterhalten. Etwa 2 Jahre nach dem

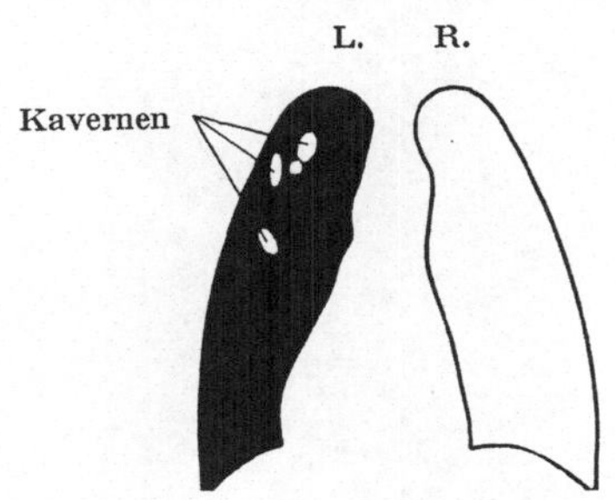

Abb. 69. Beob. K. H. 1. Indikation 9.11. 24.
Vor dem Primärpneumothorax

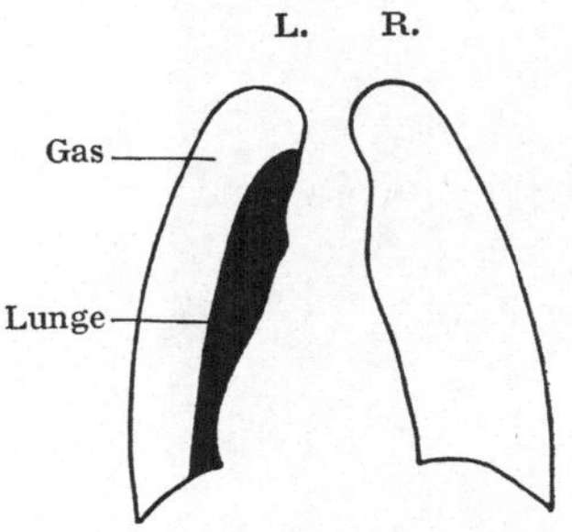

Abb. 70. Beob. K. H. Nach Anlegung des
Pneumothorax 18. 11. 24

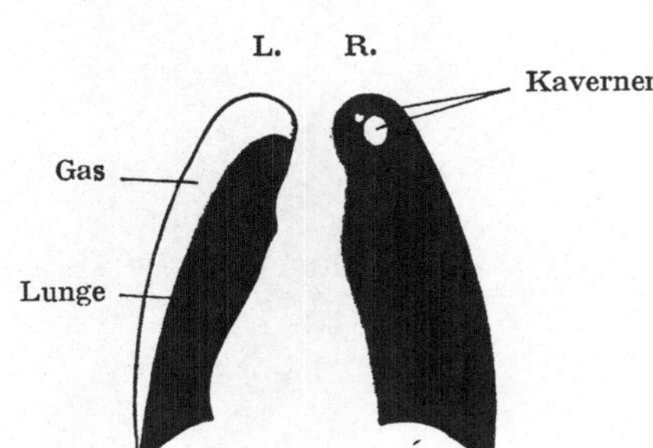

Abb. 71. Beob. K. H. 2. Indikation 7. 1. 26.
Vor dem Sekundärpneumothorax

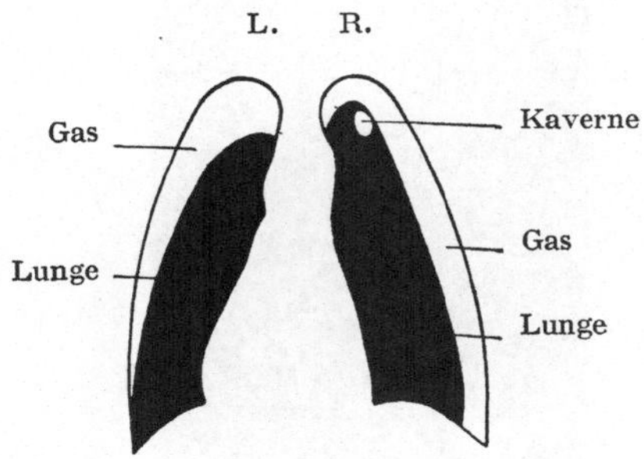

Abb. 72. Beob. K. H. Nach dem Sekundärpneumothorax. 15. 3. 26

Primärpneumothorax erkrankt Patientin an einer kavernösen Tuberkulose
des linken Unterlappens, weshalb links der Sekundärpneumothorax angelegt
wird. Derselbe wird mit vollem Erfolg heute (Juli 1927)' noch unterhalten.
Die rechte Lunge hält die Belastung aus.

Bei folgender Kranken wurde gleichzeitig ein doppelseitiger
Pneumothorax angelegt:

Beob. K. H., 27 J. alt, aufg. 30. 10. 1924, entl. 1. 3. 1925; wieder aufg. 8. 11.1925,
entl. 3. 5. 1926. — Diagnose: Offene, aktive, kleinkavernöse, progrediente, vorwiegend indurative, febrile Tbc. des linken Oberlappens. Stationärer Herd an der
rechten Spitze. Febril bis 39° vor der Anlegung. S. G. 20/28 mm (nach POINDECKER-
SIESS). 54 kg Körpergewicht. Sputum: Tb. +, elastische Fasern +. Anlegung
links 18. 11. 1924. 1. bis 7. Nachfüllung (20. 2. 1925) ohne Besonderheit. Körpergewicht 59 kg. Am 1. 3.1925 Entlassung in ambulatorische Behandlung. Nach der
15. Nachfüllung (3. 7. 1925) Sputum Tb. +, elastische Fasern +. Gewicht 62,20 kg.
Progredienz rechts! Rechts Apex sup. kleinblasiges Rasseln! Rechts über Klavi-

kula Andeutung von Konsonanz! Bei der 19. Nachfüllung (5. 9. 1925) Gewicht 61 kg.
Rechts vorne bis zweite Rippe. Rechts hinten bis halbe Skapula ut. prius. Links
keine Nebengeräusche. Am 8. 11. 1925 Wiederaufnahme in Grimmenstein. Zeitweilig
subfebril bis 37,3°. S. G. 11/19, 63,40 kg Körpergewicht. 8. 3. 1925: Rechts bis fast
zum Angulus scapulae und rechts vorne bis zweite Rippe dichtes bis mittelblasiges
konsonierendes Rasseln. Mit Rücksicht auf dieses Fortschreiten des Prozesses auf der

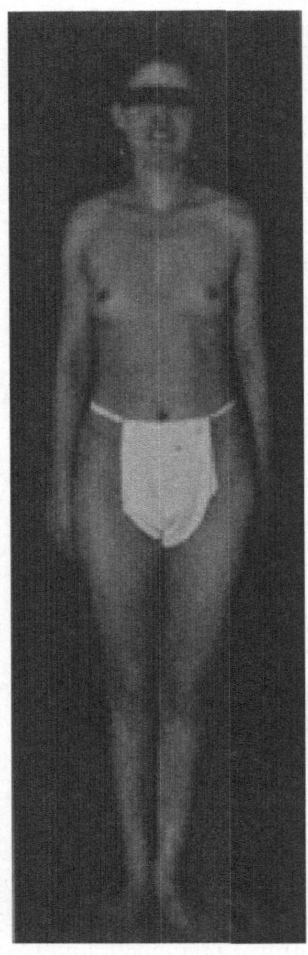

Abb. 73. Beob. K. H. Vor Anlegung des Sekundärpneumothorax

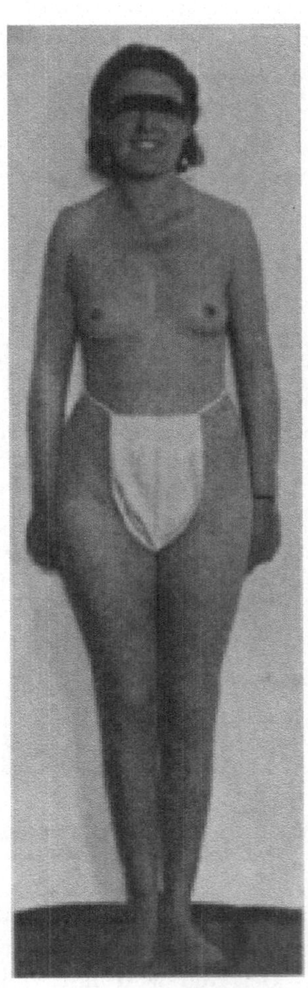

Abb. 74. Beob. K. H. 5 Monate
mit gleichzeitig doppelseitigem
Pneumothorax. 8 kg Zunahme

Gegenseite entschließen wir uns zur Anlegung rechts (12. 1. 1926) mit 400 ccm N
—10 — 5 H$_2$O Druck bei absoluter Bettruhe keine Dyspnoe Wohlbefinden (Abb. 69
bis 72), 1. Nachfüllung rechts 14. 1. 1926—12—6 H$_2$O, 200 ccm N —6—1 H$_2$O; 2. Nachfüllung rechts 18. 1. 1926 —16 — 4 H$_2$O, 400 ccm N —5 — 3 H$_2$O (leichte Hämoptyse!); 3. Nachfüllung rechts 25. 1. 1926 —20 — 0 H$_2$O, 450 ccm N —8 — 0 H$_2$O.
S. G. 11/18 600 ccm N —8 + 2 H$_2$O (leichte Hämoptyse!). 1. 2. 1926 23. Nachfüllung links —20 — 8 H$_2$O, 400 ccm N —7 — 1 H$_2$O. Nachts etwas Atemnot!
4. Nachfüllung rechts 3. 2. 1926 — 11 — 2 H$_2$O, 400 ccm N — 6 — 2 H$_2$O.
5. Nachfüllung rechts 8. 2. 1926 — 10 — 4 H$_2$O, 200 ccm N — 8 — 3 H$_2$O,

35) ccm N — 7 — 2 H_2O (leichte Hämoptyse!). 17. 2. 1926 24. Nachfüllung links —30 — 12 H_2O, 450 ccm N —6 — 0 H_2O. 6. Nachfüllung rechts 20. 2. 1926 —12 — 4 H_2O, 400 ccm N —3 — 2 H_2O. 71,60 kg Körpergewicht (Zunahme 17,60 kg). Konstant afebril. Sputum von 12 ccm auf Spuren gefallen. (Enthält noch spärlich Bazillen.) Am 28. 4. 1926 erfolgt die 12. Nachfüllung rechts mit 450 N bei Enddruck —5 — 0 cm H_2O, am 30. 4. 1926 die 26. Nachfüllung links mit 300 ccm N bei —7 — 2 cm H_2O; kein Sputum mehr. S. G. 11/19; Entlassung 3. 5. 1926. Die weitere Behandlung wird wegen der materiellen Lage der Kranken, die die Verpflegskosten in der Anstalt nicht mehr aufbringen kann, ambulatorisch fortgesetzt. Die Kranke ist dauernd fieberfrei und sieht glänzend aus (vgl. Abb. 74). Die Pat. trägt ihren doppelseitigen Pneumothorax seit fünf Monaten. Am 16. 7. 1926 erfolgte die letzte Nachfüllung rechts bei glänzendem Allgemeinbefinden (400 ccm N). Eine Woche später bekam die Kranke eine Lungenperforation auf der Pneumothoraxseite, der sie zwölf Stunden nach der Einlieferung ins Wilhelminenspital (Abteilung Prof. Sorgo) erlag. Dem Herrn Assistenten Dr. Weidinger verdanke ich folgenden Obduktionsbefund: „Chronische Lungentuberkulose. Rechtsseitige frische Perforation, Seropneumothorax infolge Durchbruch einer seitlich im rechten Oberlappen gelegenen etwa kirschgroßen Kaverne. Die rechte Lunge kollabiert, im Unterlappen atelektatisch. Die Spitze des rechten Oberlappens mit der Thoraxwand verwachsen, knapp darunter eine spulrunde Synechie. Mehrere kirschgroße Kavernen im rechten Oberlappen. In der Unterlappenspitze kleine Kaverne und kleine Käseherde, ebenso im linken Ober- und Unterlappen. Sonst über der ganzen Lunge verstreut spärliche, ältere und frischere Konglomerattuberkel. Synechien und flächenhafte Verwachsungen der linken Lunge. Die linke Lunge gebläht, hyperämisch und ödematös. Degeneration des Myokards. Chronischer, akut gestauter Milztumor."

Epikrise: Bei einer Kranken mit linksseitiger kavernöser Lungentuberkulose wird ein Pneumothorax angelegt. 14 Monate später erscheint es nötig, wegen einer rechtsseitigen kavernösen Oberlappentuberkulose, auch rechts den Pneumothorax anzulegen. Durch 5 Monate wird der doppelseitige, gleichzeitige Pneumothorax mit gutem Erfolg unterhalten. Die Kranke erholt sich sichtlich. Während der Zeit des doppelseitigen Pneumothorax 8 kg Gewichtszunahme. Plötzlich erliegt sie einer Kavernenperforation auf der Seite des Sekundärpneumothorax.

Burnand hat die Lungenperforation beim gleichzeitig doppelseitigen Pneumothorax auf der Seite des jüngeren Pneumothorax öfter beobachtet (in 21% seiner Fälle). Als einen der Gründe meint er das kompensatorische Emphysem dieser Lunge und den häufigen subpleuralen Sitz der Tuberkel annehmen zu müssen.

Aus Raumgründen habe ich nur je eine Krankengeschichte der beiden Typen des doppelseitigen Pneumothorax bringen können.

IX. Der Pneumothorax beim Kinde

Die ersten diesbezüglichen Veröffentlichungen stammten aus der Straßburger Klinik von F. Pielsticker und H. Vogt (1912) und betrafen zehn Kinder im Alter von ein bis vierzehn Jahren. 1914 stellte E. Nobel von der Klinik Pirquet in Wien ein mit Pneumothorax behandeltes sechsjähriges Mädchen vor. 1912 und 1913 wurden in Dänemark etwa 22 Kinder dieser Methode unterzogen. Weitere Mitteilungen erschienen von v. Kasteele, S. Bang, K. Henius, H. Eliasberg und Ph. Cahn, G. Baer, Klare, Wiese, O. Harms, Birk, Zadek, Arnsperger, v. Niederhäusern, G. E. Soltan, Babonneix und Denoyelle, Armand-

Delille und seinen Mitarbeitern u. v. a. Uns interessieren hier besonders die Eigenheiten des Kindesalters bezüglich Indikationsstellung, Technik, Verlauf und Dauer des Pneumothorax. Was die Breite der Anzeigen und Gegenanzeigen anbelangt, so sind beide entsprechend weiter zu wählen als beim Erwachsenen. Hinsichtlich der Kontraindikationen schließen meines Erachtens wegen des vorwiegend exsudativen Charakters auch kleine, klinisch nachweisbare Herde der Gegenseite die Anwendung des Pneumothorax aus. Anderseits wird man mit Rücksicht auf die im allgemeinen doch ungünstige Prognose der kindlichen Lungentuberkulose auch bei beginnenden progredienten Prozessen den Pneumothorax anlegen. H. Eliasberg stellte als Indikationen beginnende Tuberkulose, Hilustuberkulose des Sekundärstadiums (eine Anzeige, die von G. Baer mit Recht abgelehnt wird), Lungenblutung und Kavernen auf. Auch der doppelseitige Pneumothorax wurde schon auf der Czernyschen Klinik und von Wiese u. a. angewendet. Übereinstimmend wird die größere Verschieblichkeit des Mittelfelles und das seltenere Auftreten von Exsudaten im Kindesalter betont. Bei der Indikationsstellung muß man sich vor der Verwechslung mit unspezifischen Infiltraten, die ja in diesem Alter besonders häufig sind, hüten. Die Dosierung beträgt nach Eliasberg und Cahn, welche Autoren mit 125 Fällen anscheinend die bisher größte Erfahrung besitzen, bei Säuglingen 100, bei größeren Kindern 200 bis 300 ccm Gas pro Füllung. Bei offener Tbc. soll der Pneumothorax drei bis vier Jahre unterhalten werden. Die Prognose bei diesen Fällen ist in bezug auf die Erhaltung des Lebens 26 % zu 73 % bei den geschlossenen Formen. Bei Säuglingen waren die Erfolge schlecht. Die Gasresorption erfolgt beim Kinde rascher als beim Erwachsenen. Bei kleinen Kindern kann die Anwendung einer leichten Narkose in Betracht kommen. In technischer Hinsicht ist auf die Zartheit und große Beweglichkeit des kindlichen Mediastinums Rücksicht zu nehmen. Armand-Delille berichtet über 50 Fälle bei Kindern; bei komplettem Pneumothorax sah er schnelle Abfieberung, Verminderung und Verschwinden von Husten und Auswurf. Er unterhält den Pneumothorax durch zwei Jahre. Drei seiner Fälle sind dauernd geheilt (1924). Bei Fällen mit vollständigem Pneumothorax sah er meist wesentliche Besserung, auch wenn die Bazillen aus dem Sputum nicht verschwanden. Birk, Klare, Wiese und Zadek äußern sich hinsichtlich der Wirksamkeit des Pneumothorax bei kindlicher Tbc. sehr skeptisch. „Die Lungentuberkulose, die klinische Erscheinungen macht, führt bei Kindern wohl immer zum Tode. Möglich, daß es gelingt, durch Pneumothoraxbehandlung oder Hochgebirgskur die einseitige Spitzentuberkulose bei älteren Kindern zur Ausheilung zu bringen. Sicheres ist darüber noch nicht bekannt." (Birk). Dagegen befürworten diese Autoren die Anlegung des Pneumothorax einerseits wegen des in zahlreichen Fällen sehr günstigen symptomatischen Erfolges, anderseits, weil es in vielen Fällen gelingt, die betreffenden Kinder als Infektionsquelle auszuschalten. Ich habe den Pneumothorax bei Kindern mit Kavernen wiederholt mit vollem Erfolg zum Teil in Kombination mit der Phrenikus-Exhairese gemacht.

Beob. Kind T. B., 13 J. alt, aufg. 31. 7. 1923, entl. 23. 4. 1924. — Infektionsquelle unbekannt. Beginn der Erkrankung Ende April 1923 mit Drüsenschwellung am Halse, Fieber bis 38°; Behandlung mit Bettruhe und Umschlägen. Zwei Wochen später begann das Kind zu husten, die Temperatur stieg wieder. Es bestanden

Rückenschmerzen und Mattigkeit. Mitte Juni 1923 kam das Kind ins Sanatorium der Wiener Kaufmannschaft und es wurde dort ein rechtsseitiger künstlicher Pneumothorax ausgeführt (Prof. Dr. J. DONATH). Anlegung des Pneumothorax am 15. 6. 1923 460 ccm N, bis 25. 7. 1923 vier Nachfüllungen. Aus den mitgebrachten Temperaturkurven geht hervor, daß das Kind bis 39° fieberte. Nach Mitteilung des Hausarztes Dr. KÖNIGSTEIN bestand eine Infiltration des ganzen rechten Unterlappens, Husten und Auswurf (Bazillen +). Bei der Aufnahmsuntersuchung ergibt sich ein inkompletter rechtsseitiger Pneumothorax mit breiter basaler Adhäsion und positivem Sputum. Die Adhäsion läßt sich durch Druck nicht lösen. Im rechten Unterlappen eine nußgroße Kaverne. Am 2. 8. 1923 bei uns erste, im ganzen fünfte Nachfüllung.

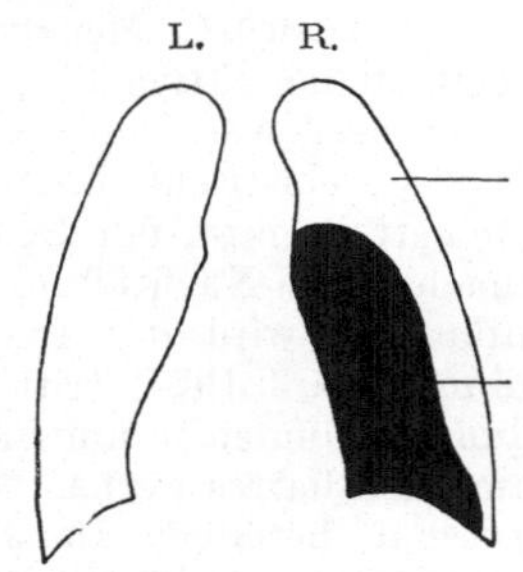

Abb. 75. Beob. T. B. Nach Anlegung

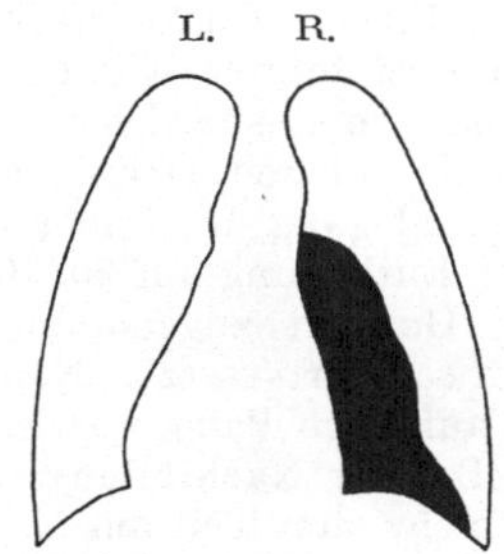

Abb. 76. Beob. T. B. Nach 5. Füllung

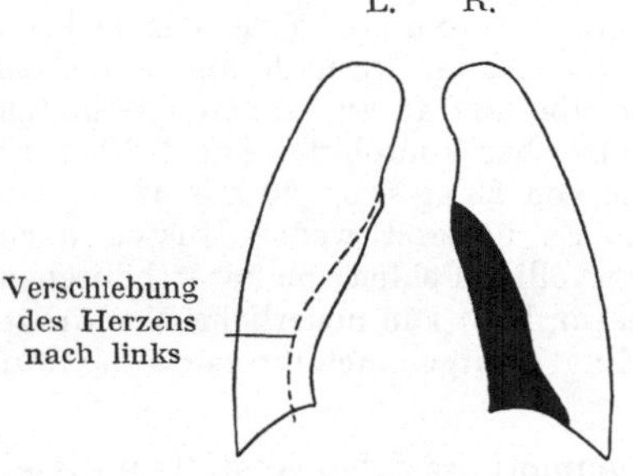

Abb. 77. Beob. T. B. Nach 6. Füllung unter
Druckanwendung

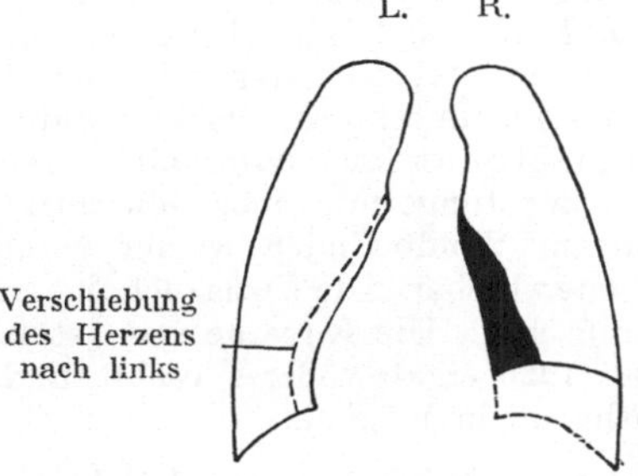

Abb. 78. Beob. T. B. Nach der Phrenikusexhairese

Auch nach dieser Füllung ist die breite Adhäsion unverändert, insbesonders noch immer bazillenhaltiges Sputum vorhanden, weshalb am 6. 8. 1923 die Exhairese des Phrenikus rechts (Operateur Prim. Dr. EMIL SCHWARZMANN, Wien) ausgeführt wird, wonach das Zwerchfell etwa drei Finger höher tritt. Nunmehr bessere Kompression der Lunge (vgl. Abb. 75 bis 78). Die weiteren Nachfüllungen ohne Besonderheiten, das Kind ist dauernd fieberfrei. Die andere Seite intakt. Seit der Phrenikotomie ist das Sputum vollständig geschwunden. Beachtenswert sind die immer länger werdenden Pausen zwischen den einzelnen Nachfüllungen. Am 17. 12. 1923 Auftreten eines kleinen Winkelexsudates. Am 3. 1. 1924 Beginn einer leichten Temperaturerhöhung. Das Exsudat ist bis zum achten Dorn gestiegen, daher am 8. 1. Abpunktion von 200 ccm Gas bis zu einem Enddruck von —14 — 2 H_2O, worauf die Temperatur wieder abfällt. Von da ab bis zur Entlassung am 19. 3. 1924 ist keine weitere Nachfüllung notwendig. Das Exsudat steht an der vierten Rippe, die Gasblase darüber gut erhalten. Der Pneumothorax wird in großen Zwischenräumen ambulatorisch fortgesetzt. Das Körpergewicht ist vom 54,80 auf 67,3 kg gestiegen. Im Februar 1926 wird der Pneumothorax aufgelassen, Pat. ist klinisch geheilt, es besteht weder Husten noch Auswurf, noch Rasseln; das Körpergewicht beträgt 70 kg (seit der Pneumothoraxanlegung Gewichtszunahme von über 15 kg). Die Nachuntersuchung im Oktober 1926 und September 1927 ergibt völlige klinische Heilung.

Im Pubertätsalter ist erfahrungsgemäß die Prognose der Lungentuberkulose eine besonders ernste und muß bei solchen Kindern der Pneumothorax recht lange unterhalten werden. Es kam in einem derartigen Fall zu einer förmlichen Sklerosierung der Lunge (vgl. S. 157, Abb. 102).

Beob. G. D., 15 J. alt, aufg. 14. 5. 1923, entl. 30. 10. 1923. — Eine Schwester hat eine offene, kavernöse Oberlappentuberkulose. Gemeinsames Schlafzimmer. Masern, 1920 „Grippe" (Primäraffekt?). Beginn der Erkrankung angeblich 1922 mit Hämoptoe. Im Jänner 1923 wieder Hämoptoe ohne sonstige Beschwerden. Eine eingeleitete Alttuberkulinbehandlung ergab Fieberreaktionen. Derzeit starke Abmagerung, Fieber, Rückenstechen, wenig Husten und Auswurf. Menstruiert regelmäßig seit drei Jahren. Die Untersuchung ergibt eine offene, aktive Tbc. des rechten Oberlappens mit spärlichen klingenden Rasselgeräuschen. Radiologisch kleine Kavernen im oberen Drittel rechts. Sputum: Tb. +, elastische Fasern +. Am 9. 7. 1923 Anlegung des Pneumothorax. Pat. entfiebert prompt, der Pneumothorax ist bei der Entlassung am 30. 10. 1923 komplett (nach der 5. Nachfüllung). Pat. hat 10 kg an Gewicht zugenommen. Nach der Entlassung wird der Pneumothorax ambulatorisch fortgesetzt. Nach der 11. Nachfüllung (15. 3. 1924) tritt ein seröses Exsudat auf. Die Pausen zwischen den Nachfüllungen können nunmehr verlängert werden. Bei der Nachfüllung tastet man die Lunge als hartes derbes Gebilde, das sich nur mehr zum Teil ausdehnt und am Atemgeschäft beteiligt. Im Jänner 1925 wird der Pneumothorax noch unterhalten. Pat. lebt in der Stadt und befindet sich völlig wohl. Im Juni 1926: Der Pneumothorax mit Restexsudat (vgl. ähnliche Beobachtung S. 157, Abb. 103) aufgelassen, Pat. klinisch geheilt.

Beob. F. K., 13 J. alt, fieberhafte, offene kavernöse Tbc. des rechten Oberlappens mit wiederholten schweren Lungenblutungen, weshalb am 7. 4. 1923 von mir der Pneumothorax angelegt wurde. Derselbe konnte aus äußeren Gründen nur einen Monat lang unterhalten werden, war aber komplett. Am 6. 12. 1924 wurde mir der Junge mit einer Gewichtszunahme von 23 kg (von 29 auf 52 kg) bei vollständigem Wohlbefinden wieder vorgestellt. Es bestand weder Husten noch Auswurf oder Fieber. Die Untersuchung ergab das völlige Fehlen von katarrhalischen Nebengeräuschen. Die Kaverne war „stumm" geworden. Die neuerliche Nachfrage am 8. Juli 1926 ergab völliges Wohlbefinden. Eine Röntgennachuntersuchung war leider bisher nicht möglich.

Epikrise: Möglicherweise hat hier der Pneumothorax den Anstoß zu dieser überraschenden Umstimmung des Krankheitsbildes gegeben. Diese Beobachtung spricht vor allem für die Unsicherheit der Prognose bei Tbc. überhaupt und besonders dafür, daß auch die kindliche Lungentuberkulose nicht so infaust aufzufassen ist, wie man dies noch häufig hört.

X. Die Phrenikotomie

Diese Operation wurde im Jahre 1911 von STUERTZ zur Behandlung schwerer einseitiger Unterlappentuberkulose empfohlen und ausgeführt. Die Technik wurde in klassischer Weise von F. SAUERBRUCH und seinen Mitarbeitern verbessert und beschrieben: „Die Technik der Operation ist einfach. Die anatomischen Verhältnisse sind für die Durchtrennung des Nervus phrenicus sehr günstig. Der Nerv entstammt in der Hauptsache dem vierten Zervikalsegment. Daneben enthält er Fasern vom dritten, fünften und sechsten. Aus dem unteren Halsganglion treten feine Sympathikusfasern an ihn heran. Ihre Bedeutung für die Zwerchfellinnervation ist noch nicht sichergestellt. Ein Teil der Fasern geht als Nervus phrenico-abdominalis zum serösen Überzug der Leber und zum

Plexus solaris. Der Hauptstrang des Nerven verläuft am Halse auf dem M. scalenus ant. Seine Richtung geht von lateral oben nach medial unten. Dann tritt er zwischen Arteria und Vena subclavia lateral vom Truncus thyreocervicalis in den Thorax. Die Durchtrennung erfolgt am besten auf dem M. scalenus ant. Der Kranke ist in halbsitzender Stellung. Der Kopf wird über eine Rolle nach hinten gebeugt und das Gesicht nach der entgegengesetzten Seite gedreht. Am hinteren Rande des Kopfnickers, etwa zwei Querfinger über dem Schlüsselbein, fühlt man eine kleine Delle, unter der, nur mit Fettgewebe verdeckt, der M. scalenus ant. sich befindet. An dieser Stelle können wir ihn und damit den Nerven am leichtesten, ohne Durchtrennung der Halsmuskulatur erreichen. Der Schnitt verläuft entweder quer oder schräg von oben nach unten in dieser Delle und durchtrennt die Haut und das Platysma. Das lockere Fettgewebe wird mit der Schere gespalten. Gewöhnlich trifft man dabei auf ein größeres Gefäß, das von der medialen zur lateralen Seite hinüberzieht: die Arteria cervicalis transversa. Sie kann verschoben oder nach doppelter Unterbindung durchtrennt werden. Man kommt nun direkt auf den Scalenus anticus mit dem auf seiner Vorderfläche laufenden Nerven. Mit stumpfen Häkchen wird der Phrenikus isoliert, einfach durchtrennt oder besser reseziert. In dem Augenblick, in dem der Nerv gefaßt oder durchschnitten wird, spüren die Patienten einen zuckenden Schmerz, der in die Oberbauchgegend verlegt wird. Nicht selten beobachtet man eine krampfartige Einziehung der unteren Brustkorbabschnitte. Manche Kranke empfinden einen Schmerz ‚in der Lunge‘. Die Weichteilwunde wird durch Nähte geschlossen und mit einem leichten Verband versehen. Die Operation ist als ungefährlich zu bezeichnen.“ Auf Grund von anatomisch-physiologischen Studien hat W. FELIX später statt der einfachen Phrenikotomie, welche die häufig vorkommenden anatomischen Varietäten der Nerven nicht berücksichtigt (Nebenphrenikus), die Exhairese des Nerven vorgeschlagen. Sie besteht im langsamen Herausdrehen des Nerven und Entfernung von mindestens 10 bis 12 cm langen Stücken, wobei der Nebenphrenikus, der etwa in einem Fünftel der Fälle vorhanden ist und nahe dem Lungenhilus in den Hauptstamm einmündet, sicher mitzuexstirpieren ist. Sorgfältige anatomische Untersuchungen über die Verschiedenheiten im Verlaufe des Nerven wurden neben W. FELIX von E. RUHEMANN, G. MORONE, A. PLENK und C. MATSON u. a. angestellt. Nach einer Arbeit von E. RUHEMANN war die Topographie des Nervens in fünf von 117 Fällen so ungewöhnlich, „daß die Nichtauffindbarkeit oder die Verwechslung durch den Chirurgen dem Anatomen durchaus verständlich ist“. Die Gefahren dieser Methode sind nach BRAUER und SPENGLER folgende:

1. Einreißen der Arteria pericardio-phrenica. Dieses Gefäß liegt nebst zwei Begleitnerven mit dem Phrenikus in gemeinsamer Bindegewebsscheide. FELIX konnte ein Einreißen des Gefäßstammes bei der Methode der langsamen Herausdrehung nicht feststellen.

2. Einreißen der Vena subclavia dadurch, daß sich aus dem Phrenikus, der hinter der Vene verläuft, und dem Nebenphrenikus, der von ihr nach unten zieht, eine Schlinge bildet.

3. Reflexstörungen der Atmungs- und Herztätigkeit dadurch, daß namentlich bei Verwachsungen, durch Zug ein kräftiger Reiz auf Perikard und Pleura ausgelöst wird. F. SAUERBRUCH erwähnt, daß er einige Fälle von Luftembolien

nach zufälliger Eröffnung größerer Halsvenen bei der Phrenikotomie erlebte, die
glücklicherweise ohne Folgen blieben. Einmal beobachtete er auch eine lästige
Chylusfistel im Anschluß an die Eröffnung des Ductus thoracicus. Unter weit
mehr als 300 Phrenikoexhairesen hatte SAUERBRUCH einen Exitus während der
Operation. RIST (vgl. Zentralbl. f. Tuberkul., Bd. 25, 1926, S. 786) sah einen
Todesfall unmittelbar nach der Operation durch tödliche Blutung aus Bronchiektasien. H. ALEXANDER veröffentlichte einen Fall mit Verletzung der Vena
transversa colli und nachfolgend nötiger Unterbindung der Vena subclavia mit
Exitus letalis. Unter 78 Exhairesen erlebte H. DEIST im unmittelbaren Anschluß
an die Operation zweimal tödlich verlaufende Aspirationspneumonien, weshalb
man den Eingriff keineswegs als harmlos bezeichnen könne. W. DENK berichtet
über 39 Phrenikotomien (ohne Zwischenfälle oder direkte unangenehme Folgeerscheinungen), die er meist zur Ergänzung des Pneumothorax ausgeführt hat.
Auch ich habe bei etwa der gleichen Zahl niemals eine unangenehme ernstere
Komplikation beobachtet. Leichte Kollapse kamen vor.

Die Anzeigen

GOETZE, ZADEK und SONNENFELD forderten die Ausführung der Phrenikusexhairese vor jedem Pneumothorax. Der Eingriff erleichtere die Durchführung des Pneumothorax, bedingen eine geringere Belästigung des Kranken,
seltenere Exsudatbildung und Vermeidung der Überblähung des Mediastinums;
er kürze die Behandlungsdauer ab und verringere die Gefahren beim Eingehenlassen des Pneumothorax durch die Ausdehnung der Lunge auf ein geringeres
Volumen und trage zur Verhütung der Kavernenentfaltung, des Narbenzuges
und der Exazerbation verheilender Herde bei. Diese Autoren sahen bei Pneumothorax allein 40%, bei dem kombinierten Verfahren nur 8% Exsudate.
J. W. SAMSON, A. BRUNNER, UNVERRICHT u. a. wenden sich gegen den Vorschlag J. ZADEKs, bei jedem Fall die Pneumothoraxtherapie, acht bis vierzehn
Tage vorher durch die Phrenikusexhairese der kranken Seite einzuleiten. Auch
ich bin der Ansicht, daß eine derartige Empfehlung zu weit geht, wissen wir doch
aus den Arbeiten von KEN KURÉ und seinen Mitarbeitern, welch schwere de-
generative Veränderungen das Zwerchfell nach dieser Operation erleiden kann.
Die Vornahme der kombinierten Methode sollte nur bei ganz
bestimmten Fällen angewandt werden, bei welchen die Lähmung
und das Hochsteigen des Zwerchfelles für die Kompression
oder Entspannung der erkrankten Lunge wirklich notwendig
erscheint und auch mechanisch möglich ist. Auch KOHLHAAS spricht
sich entschieden dagegen aus, den künstlichen Pneumothorax grundsätzlich
mit der Phrenikoexhairese zu kombinieren. Dagegen pflichtet er mir bei, daß die
Kombination bei den im Unterlappen sitzenden Kavernen und Infiltrationen
angezeigt ist. Auch bei lange andauernden sich nicht aufsaugenden Exsudaten
ist er für die Phrenikotomie, „da der sich anschließende Zwerchfellhochstand
sicher geeignet ist, das Exsudat einzuengen und rascher zur Aufsaugung zu
bringen". Nach O. PRIBRAM bedeutet die Phrenikusdurchschneidung eine ganz
bedeutende Herabsetzung der respiratorischen Volumschwankungen der Lunge;
es kann daher bei einseitiger Tbc. mit und ohne Hämoptoe ein Versuch mit der

Phrenikotomie empfohlen werden. Speziell bei der Hämoptoe scheint sie sich nach PRIBRAM als ein die Blutstillung beförderndes Moment zu bewähren. Ich habe diese Indikation bisher nicht stellen können. Das Maß der Einengung durch die Phrenikusexhairese beträgt nach A. BRUNNER 400 bis 800 ccm, d. h. ein Sechstel bis ein Drittel des Lungenvolumens. Die Verkleinerung der Brusthöhle wirkt sich nicht nur über den basalen Abschnitten, sondern in erster Linie an den Stellen aus, wo Neigung zur Schrumpfung vorhanden ist. Die Expektoration wird nicht etwa erschwert, sondern im Gegenteil erleichtert, da sie von der Bauchmuskulatur bewirkt wird und das gelähmte Zwerchfell dieser weniger Widerstand entgegensetzt als das intakte. Die Indikation zur Phrenikusexhairese als selbständigem Eingriff ist nach A. BRUNNER gegeben: 1. Bei umschriebenen Unterlappenprozessen, besonders bei frischen exsudativen Aussaaten; 2. bei mittelschweren und schweren, vorwiegend exsudativen Phthisen, wenn ein Pneumothoraxversuch fehlschlägt; später kann eine Thorakoplastik ergänzend dazukommen; 3. als Funktionsprüfung der anderen Lunge vor einer Thorakoplastik; 4. als grundsätzliche Ergänzung jeder Thorakoplastik; 5. beim künstlichen Pneumothorax, wenn basale Verwachsungen bestehen (H. MAENDL, A. V. FRISCH); 6. wenn beim Eingehenlassen des Pneumothorax die starre Lunge sich nicht ausdehnen will. A. BACMEISTER bevorzugt die Phrenikotomie in Verbindung mit Röntgenbestrahlung, besonders bei langsam progredienten, relativ gutartigen Tuberkulosen, die überwiegend zirrhotischer Natur sind. H. ALEXANDER, H. ADLER, A. BACMEISTER, G. BAER, W. DENK, FISCHER, K. FRIEDMANN, A. FREUND, E. GUTH, GRAU, GUTSTEIN, TH. LANDGRAF, H. MAENDL und E. SCHWARZMANN, E. RANZI, R. PAMPERL, SCHULTE-TIGGES, ULRICI, W. UNVERRICHT, ZINN u. a. haben gute Erfolge von der Phrenikotomie gesehen. SULTAN hat 44 Kranke operiert und Nervenstücke bis zu 41 cm Länge ohne Todesfall reseziert. Der stärkste Zwerchfellhochstand betrug 11 cm. H. SCHLESINGER lehnt die Phrenikotomie prinzipiell ab und meint: ,,Man hat — es ist dies meine persönliche Anschauung — nicht das Recht, den Kranken durch eine künstlich herbeigeführte Diaphragmalähmung in eine dauernde Gefahr zu bringen, weil man nicht imstande ist, nach erreichtem Zweck die Paralyse zu beseitigen. Wenn der unglückliche Zufall eintritt, daß auf der kontralateralen Seite sich eine basale Pneumonie etabliert, so wird eine Rettung des Kranken nur ausnahmsweise gelingen. Eine therapeutische Maßnahme darf nicht eine lebensgefährliche Bedrohung des Kranken bis an dessen Ende nach sich ziehen.'' Dieser Auffassung widerspricht A. BACMEISTER auf Grund seiner großen Erfahrung (95 im November 1925 veröffentlichte Fälle) und sagt: ,,Gelingt es durch eine Methode, eine sonst unheilbare Tbc. zu heilen oder wesentlich zu bessern und sonst sicher verlorene Fälle zu retten oder zu halten, so wäre ihre Unterlassung ein Kunstfehler, selbst wenn eine gewisse Funktionsschädigung — durch die Operation — zurückbliebe.'' W. JULLIEN hat bei einer kavernösen Unterlappentuberkulose rechts die Phrenikotomie und acht Tage später wegen kavernöser Phthise links den Pneumothorax mit klinisch ausgezeichnetem Erfolg ohne wesentliche Atemnot ausgeführt. Ich glaube, daß die Pneumonie der Gegenseite, die auch nach meiner Erfahrung eine sehr gefährliche wenn auch seltene Komplikation ist, bei derartigen schweren Phthisen schon an und für sich, ohne Phrenikotomie, zum Tode führt. Zur Zeit der großen Grippeepidemie habe ich zwei Pneumothoraxträger durch Pneumonie der Gegenseite verloren. Die Absaugung des Gases erfolgt bei älteren Pneumothoraxfällen mit wenig elastischer Lunge meist zu spät. H. Schlesinger ist nur insoferne zuzustimmen, als die Phrenikotomie kein gleichgültiger Eingriff ist, daher nicht zur „Modeoperation" (A. Brunner) werden darf und daß die Indikationsstellung eine sorgfältige sein muß, da auch Todesfälle (Alexander, F. Sauerbruch, H. Deist, Rist u. a.) dabei beobachtet wurden. Namentlich bei Herzkranken mahnt A. Brunner zur Vorsicht. Bezüglich der Technik möchte ich noch hervorheben, daß der Eingriff oft keineswegs so leicht ausführbar ist, wie dies nach Sauerbruch u. a. zu sein scheint. In der Praxis kann er sehr schwierig werden, insbesondere, wenn durch viel Fett und tuberkulöse Drüsen die topographische Anatomie gestört ist. Auf die Angaben des Kranken kann man sich entgegen der Meinung einiger anderer Autoren nicht verlassen. Wir haben, ebenso wie andere Beobachter, die Erfahrung gemacht, daß Kranke bei Berührung des Nerven Schmerzen in der Schulter und im Arm statt in der Brust äußerten, wodurch man zur irrtümlichen Annahme, einen Ast des Plexus präpariert zu haben, gedrängt wurde. Wir haben den Nerven in zehn Minuten gefunden und manchmal, insbesondere bei kurzem fetten Halse, ein Vielfaches dieser Zeit gebraucht. In einem Falle konnten wir, ähnlich wie R. Pamperl u. a., den Nerven überhaupt nicht auffinden — wir waren jedenfalls in eine falsche Schicht abgeirrt. Bezüglich der Indikationsstellung folgen wir Brunner mit der Einschränkung, daß ich meines Erachtens bei Verschwartung besonders des unteren und des Zwerchfellrippenfelles irgend einen Einfluß der Operation nicht feststellen konnte. In solchen Fällen besteht ja oft eine derartige Einmauerung des Zwerchfelles, daß sein Hochtreten mechanisch unmöglich ist. Die Phrenikusexhairese kann auch durch mediastinale Schwartenbildung technisch undurchführbar werden, wie wir dies in einem von anderer Seite operierten Falle gesehen haben. Im allgemeinen sind meine Erfahrungen mit dieser Methode gute; ernste Zwischenfälle habe ich nicht gesehen. Die Indikation, in Fällen mit breiten basalen Adhäsionen den Eingriff mit dem Pneumothorax zu kombinieren, stammt von mir. Ich habe den ersten derartigen Fall gemeinsam mit E. Schwarzmann am 4. Oktober 1921 operiert. A. V. Frisch hat die erste Mitteilung über das gleiche Thema am 9. Juni 1922 publiziert. Die Phrenikotomie ist — als neue Indikation — als der leichteste Eingriff bei „unsicherer" anderer Seite meines Erachtens auch angezeigt zur Vorbereitung für den künstlichen Pneumothorax (vgl. Beob. H. B., S. 137, Abb. 82).

Ergebnisse

Mein Material umfaßt derzeit 32 Fälle.[1]

Die Phrenikotomie als selbständiger Eingriff wurde zwölfmal, als Vorbereitung für den Pneumothorax zweimal, in Kombination mit der Plombe einmal, mit Pneumothorax kombiniert siebzehnmal ausgeführt. Der älteste kombiniert operierte Fall liegt an sechs Jahre zurück. Von der ersten Gruppe (Phrenikoexhairese allein) sind zwei gestorben, einer unverändert und neun

---

[1] Anm. b. d. Korr.: Bereits 40 Fälle.

Tabelle 3. Übersichtstabelle der Erfolge nach Phrenikotomie[1]

Eingriff	Zahl der Fälle	Erfolg			
		klinisch geheilt	gebessert	unverändert	gestorben
Phrenikoexhairese allein.............	12	—	9	1	2
Phrenikoexhairese + Pneumothorax ..	19	7	7	3	2
Phrenikoexhairese + Plombe....	1	—	1	—	—
Summe...	32	7	17	4	4

Erfolge: 24 positiv   8 negativ

gebessert, von der zweiten Gruppe (Phrenikoexhairese + Pneumothorax) sind zwei gestorben, drei unbeeinflußt, sieben gebessert und sieben klinisch geheilt. Die Kombination der Phrenikoexhairese mit dem Pneumothorax ist bei richtiger Indikation, also bei Unterlappenkavernen, breiten basalen Adhäsionen (abgelaufene Pleuritis diaphragmatica?), zur Entspannung von gezerrten und gereizten Kavernen, zur Beförderung der Schrumpfung und Retraktion usw. anscheinend eine glückliche. Da es sich bei meinem Material um durchaus schwere und schwerste kavernöse Prozesse handelt (von 32 Kranken hatten 28 Kavernen, 20 Fieber, davon 11 sehr hohe, ständige Temperaturen, 29 Bazillen und elastische Fasern im Auswurf, alle Fälle gehörten dem dritten Stadium nach Turban an und 16 davon hatten ausgedehnte Prozesse auf der Gegenseite), so ist die Erfolgsziffer von drei Viertel positiven Ergebnissen sicher beachtens

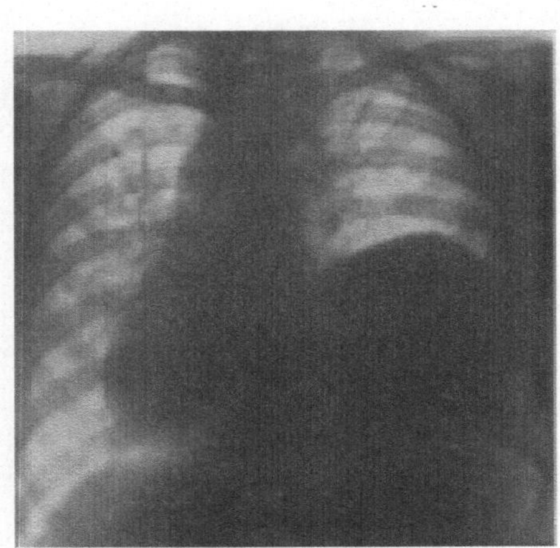

Abb. 79. Beob. H. S. Enormer Zwerchfellhochstand nach Phrenikusexhairese

wert. Einen Einfluß auf den Pneumothorax hinsichtlich des längeren Intervalles habe ich betreffs der Möglichkeit seltenerer Nachfüllungen bestätigt gefunden. Bei trockenen Pneumothoraces, die noch nicht zu lange bestanden, bei welchen also noch eine halbwegs normale Pleura vorausgesetzt werden konnte, ergab sich folgendes:

Beob. Frl. A. H., aufg. 8. 8. 1924, entl. 3. 2. 1925. — Pneumothoraxanlegung 13. 8. 1924, Phrenikusexhairese am 22. 10. 1924. In den 68 Tagen vor der Phrenikoexhairese wurden 3900, in den 100 Tagen der Beobachtungszeit nach der Phrenikoexhairese 4650 ccm Stickstoff resorbiert. In Dekaden ausgedrückt, war das Resorptionsverhältnis wie 570 : 460 ccm N.

---

[1] Es ist immer die Phrenikusexhairese gemeint.

Beob. Frl. J. H., aufg. 7. 11. 1922, entl. 5. 5. 1923. — Pneumothoraxanlegung
8. 11. 1922, Phrenikoexhairese 2. 1. 1923. In den 55 Tagen v o r der Phrenikoexhairese
wurden 3000, in 114 Tagen n a c h der Phrenikoexhairese wurden 2400 ccm N resorbiert.
Das Dekadenverhältnis war also wie 540 : 210, d. h. die Resorptionszeit war u m
mehr als die Hälfte gegen früher verlängert.

Einfluß der Phrenikusexhairese auf die S. G. der roten Blutkörperchen. Bei
elf Kranken wurde die S. G. ausnahmslos nach dem Eingriff verlangsamt und
zwar oft sehr beträchtlich, z. B. von 23/28 auf 3/6, 15/20 auf 5/10 mm usw. Natürlich
ist ein Teil der Veränderungen auf die Heilstättenbehandlung und den öfter
gleichzeitig durchgeführten Pneumothorax zurückzuführen, doch war der Einfluß der Phrenikusexhairese sehr deutlich (vgl. S. 170).

Einfluß der Phrenikusexhairese auf Auswurfmenge und Fieber. Von dreizehn
Kranken verloren sechs den Auswurf vollständig, obwohl sie vorher bis zu 60 ccm

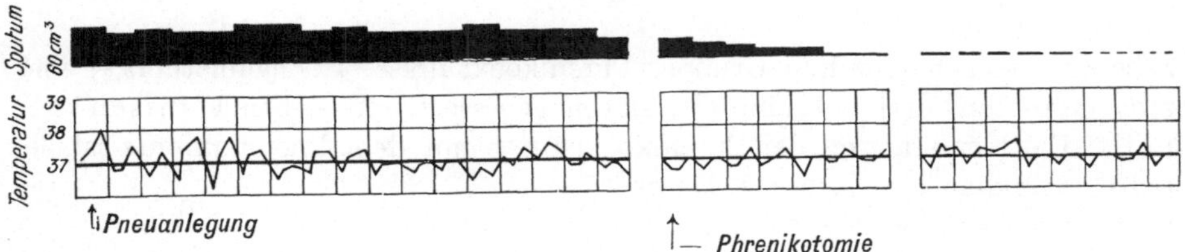

Abb. 80. Beob. S. M. Sputum- und Fieberkurve nach Pneumothorax und Phrenikotomie

täglich produziert hatten. Sieben verloren die Bazillen. Bei einigen wiederum
stieg die Sputummenge, das waren aber Fälle, die infolge Verschwartung der
Pleura auch sonst jeden Erfolg der Therapie vermissen ließen.

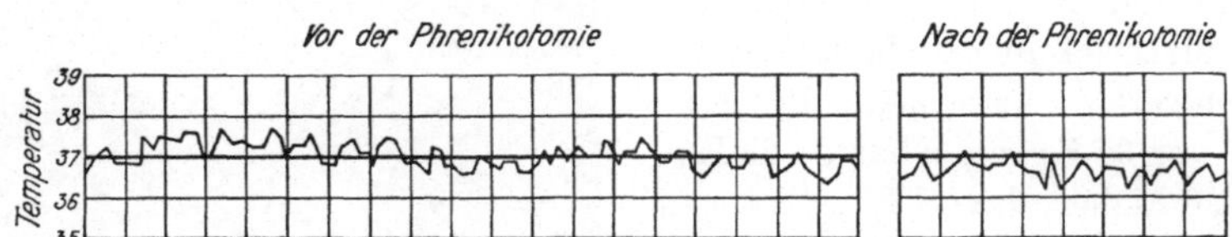

Abb. 81. Beob. H. J. Beeinflussung der Temperatur durch Phrenikotomie

Der Einfluß auf das Körpergewicht war folgender: Acht Kranke zeigten
eine Gewichtsabnahme, fünfzehn eine Gewichtszunahme, der Rest blieb unverändert. Unter den Zunahmen befindet sich eine solche von 19½ kg.

Als Einzelbeobachtung wäre eine Kranke zu erwähnen, bei welcher trotz der
Phrenikoexhairese eine Wiederanlegung des Pneumothorax nach vier-
monatlicher Pause und vollständiger Wiederentfaltung der Lunge technisch gut
durchführbar war.

Beob. Frl. G. R., aufg. 29. 1. 1923, entl. 28. 4. 1923. — Pneumothoraxanlegung
14. 12. 1922, Phrenikoexhairese am 18. 3. 1923. E r s t e P n e u m o thoraxdauer 14. 12.
1922 bis 25. 4. 1924. Vom 26. 4. 1924 bis 26. 8. 1924 entzog sich die Pat., die sich
völlig wohl befand, der Behandlung. Da aber wieder Aktivitätszeichen auftraten,
wurde am 30. 8. 1924 der z w e i t e P n e u m o t h o r a x angelegt, der trotz der
Phrenikusexhairese auf d e r s e l b e n Seite glatt gelang und dann noch weitere zehn
Monate, bis 24. 6. 1925 fortgeführt wurde. Die Kranke berichtet mir am 17. 6. 1926
von ihrem völligen Wohlbefinden.

Beob. Fr. H. K., aufg. 28. 11. 1925. — Bei einer Kranken mit großem trockenem
Pneumothorax, bei der eine apfelgroße Kaverne durch breiten seitlichen Strang

fixiert war, kam es zu einer schweren Kavernenzerrung mit Reizhusten, vermehrtem
Auswurf und höherem Fieber. Obwohl sich die Kaverne im Spitzenanteil befand
und in der Erwägung, daß der Strang durch Galvanokaustik nach JAKOBAEUS infolge
seiner Breite nicht angehbar wäre, wurde die Entspannung der Kaverne durch die
Phrenikusexhairese am 25. 4. 1926 versucht. Der Eingriff führte zu dem gewünschten
Erfolg, der Reizzustand verschwand rasch.

    Beob. H. B., 20 J. alt, aufg. 29. 9. 1925, entl. 23. 3. 1926. — Es handelte sich
um eine offene, progrediente ulzeröse Tbc. der ganzen rechten Lunge mit andauerndem Fieber und sicher aktiven, disseminierten Herden im linken Ober- und
Unterlappen. Wegen des Befundes an der anderen Lunge entschloß ich mich am
1. 11. 1925 als leichtestem Eingriff zunächst nur zur Phrenikoexhairese rechts,
nachdem es durch die üblichen Entfieberungsversuche bei absoluter Bettruhe usw.
in keiner Weise gelungen war, eine Änderung in dem schweren Krankheitsbilde zu
erzielen. Der Zwerchfellhochstand war ein guter, es zeigten sich deutliche Ansätze
einer Entfieberung (vgl. Abb. 82). Dadurch sah ich mich veranlaßt, am
18. 11. 1925 rechts den Entspannungspneumothorax anzulegen, der in Verbindung mit der Phrenikoexhairese zur völligen Entfieberung führte.

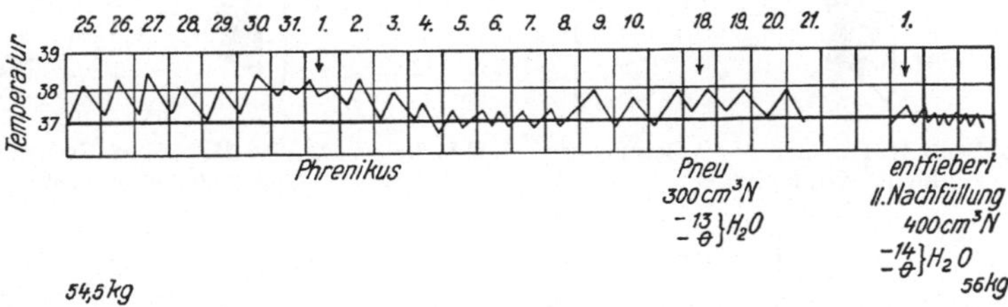

Abb. 82. Beob. H. B. Phrenikotomie als Testoperation vor Pneumothorax bei unsicherer anderer Seite

    Auf Grund dieser und ähnlicher Beobachtungen ist es also möglich, die
Phrenikoexhairese als Testoperation für den Pneumothorax vor-
zuschlagen. Der Kranke ist heute, wie ich bei einer Nachuntersuchung am
5. Juni 1926 feststellen konnte, wohl noch nicht arbeitsfähig, lebt aber bereits
in der Stadt und in seinem Befinden ist ein vollständiger Umschwung zum
Besseren eingetreten.

    Beob. E. H., 21. J. alt, aufg. 4. 10. 1921. — Eine Schwester leidet an offener
Lungentuberkulose. Gemeinsamer Schlafraum. Pat. fiebert seit einigen Monaten
bis 38°, hustet und hat Auswurf. Tb. +. Beträchtliche Abmagerung, Nachtschweiße.
Die Untersuchung ergibt klinisch und radiologisch eine Infiltration des linken Unterlappens mit beginnender Einschmelzung daselbst. Am 4. 10. 1921 Phrenikoexhairese
in Lokalanästhesie (Operateur Dr. E. SCHWARZMANN) und gleich nachher Pneumothoraxanlegung (Dr. MAENDL). Beide Eingriffe gelingen vollständig. Nach der
Operation lytische Entfieberung nach kurzem, etwas höherem Temperaturanstieg.
Die radiologische Untersuchung ergibt kompletten Pneumothorax der linken Seite,
Hochstand des Zwerchfelles von etwa zwei Querfingern. Die Kranke fährt drei Tage
nach der Operation über eigenen Wunsch in ihre Heimat und kommt regelmäßig
zu den Einblasungen in die Stadt, wo dieselben im Sanatorium vorgenommen werden.
Der weitere Verlauf bietet keine Komplikationen. Es werden durchschnittlich
jedesmal 800 ccm Stickstoff nachgefüllt. Gewöhnlicher Enddruck + 2 + 6 cm H₂O.
Der Pneumothorax wird aus äußeren Gründen (beschwerliche Reise usw.) nur bis
Ende Juni 1922, also durch etwa acht Monate, unterhalten. Die Pat. ist ständig
fieberfrei, erholt sich sehr gut, nimmt an Gewicht zu, hat nach der ersten Nachfüllung
sowohl Husten wie Auswurf verloren. Dieser Zustand hält bis jetzt (Sommer 1927)
an. Die periodischen Nachuntersuchungen ergeben bis auf rauhes Atmen über dem
Unterlappen links das Fehlen von Nebengeräuschen bei bestem Allgemeinbefinden.
Dauererfolg sechs Jahre.

Erfahrungsgemäß geben ausgedehntere Unterlappentuberkulosen eine ungünstige Prognose. Gelingt ein Pneumothorax, so muß er meist durch Jahre unterhalten werden. Ich habe den Eindruck, daß die Kombination der beiden oben erwähnten Eingriffe bei dieser Kranken eine glückliche war und rascher zum Ziele geführt hat, als etwa der Pneumothorax allein. Zu erwähnen wäre noch, daß die Einblasungen trotz der Zwerchfellähmung nicht die geringsten technischen Schwierigkeiten verursachten.

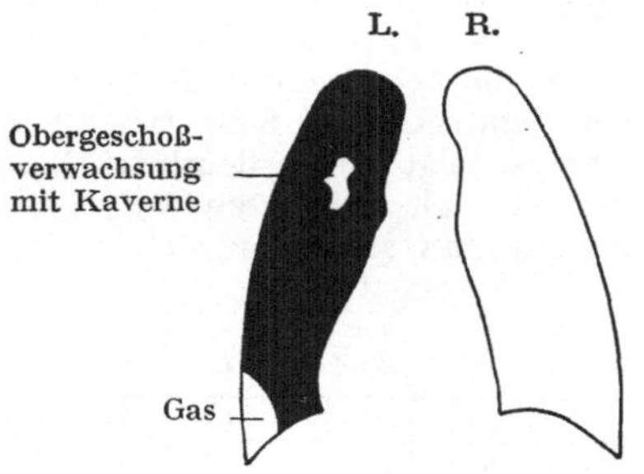

Abb. 83. Beob. K. H. Nach der Anlegung nur kleine Winkelblase

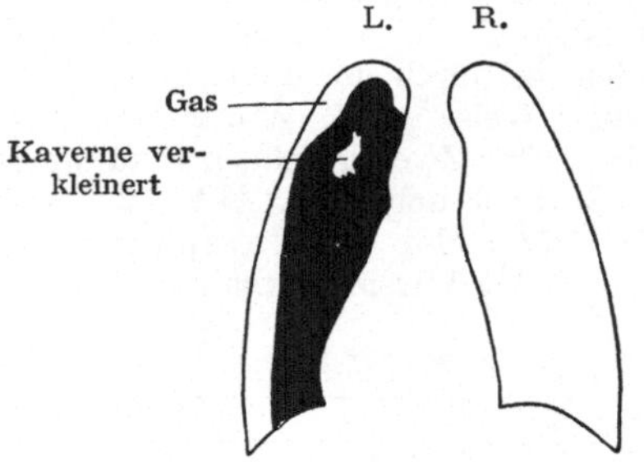

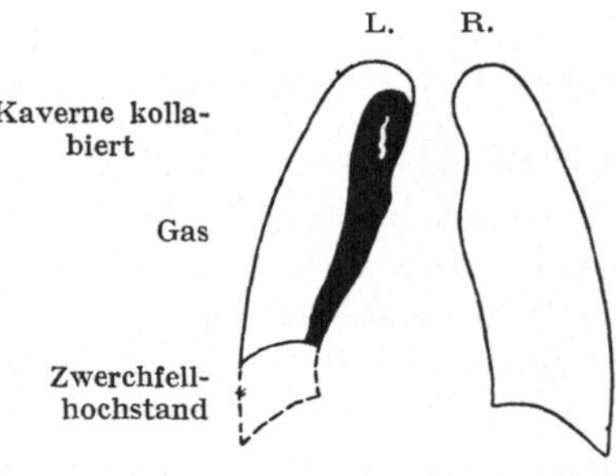

Abb. 84. Beob. K. H. Obere Verwachsung gelöst, diaphragmale unlösbar

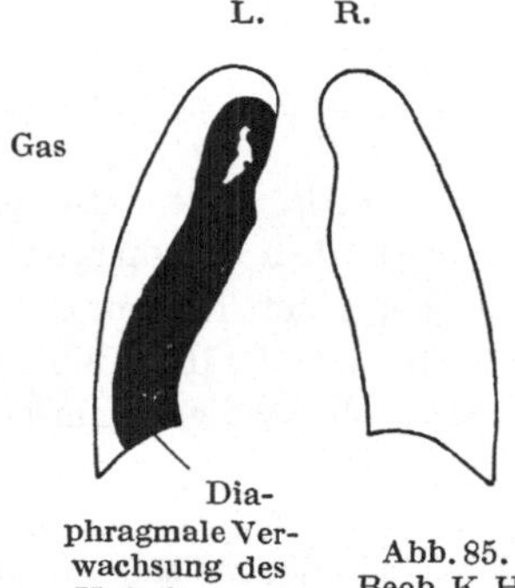

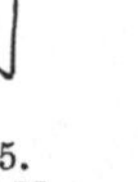

Abb. 85. Beob. K. H.

Abb. 86. Beob. K. H. Nach Phrenikotomie

Ein Vollresultat durch künstlichen Pneumothorax in Verbindung mit Phrenikotomie ergab folgende Beobachtung Frl. K. H. (vgl. Abb. 83 bis 86).

Es gelang hier durch Abhebelung von Verwachsungen durch vorsichtig gesteigerten Druck von einer Winkelblase aus den Pneumothorax bis auf eine basale Verwachsung zu vervollständigen. Durch die angeschlossene Phrenikotomie konnte dann der endgültige Kollaps der Kaverne erzwungen werden.

Selbstverständlich gibt es auch

Mißerfolge

z. B. *Beob. M. Sch.*, 23 J. alt, aufg. 17. 9. 1925, entl. 12. 4. 1926. — Offene indurative, klein-kavernöse, febrile Tbc. der rechten Lunge und linken Spitze. S. G. 15/20. Körpergewicht 49 kg. Anlegung des Pneumothorax rechts am 7. 10. 1925. Radiologisch großer Mantelpneumothorax mit diaphragmaler basaler Verwachsung. Deshalb am 1. 11. 1925 Phrenikoexhairese rechts (Operateur Dr. Durban). Zwerchfellhochstand vier Querfinger. Kein Einfluß auf das Fieber. Am 14. 11. 1925 Auftreten eines serösen Exsudates, das allmählich ansteigt und wiederholt zum Teil abpunktiert werden muß, um die Fortsetzung des Pneumothorax zu ermöglichen. Am 12. 4. 1926 Entlassung in ungebessertem Zustand, Gewicht wie anfangs (49,60 kg), S. G. 5/10.

XI. Die Thorakoplastik

Ihre Geschichte ist mit den beiden Namen BRAUER und SAUERBRUCH unlösbar verknüpft. In der Technik folgen wir SAUERBRUCH und verwenden die von ihm angegebene paravertebrale Rippenresektion. Der Vollständigkeit halber sei der Gang der Operation mit den Worten SAUERBRUCHS geschildert:

„Der Arm wird nach vorn und medialwärts gezogen, so daß der hintere Rand des Schulterblattes sich möglichst von der Wirbelsäule und hinteren Brustwand entfernt. Der Schnitt beginnt in der Höhe des fünften oder sechsten Dornfortsatzes und etwa drei querfingerbreit von der Wirbelsäule entfernt. Er verläuft parallel der Dornfortsatzlinie nach abwärts, um an der neunten Rippe hakenförmig nach vorn abzubiegen. Er endet in der vorderen oder mittleren Axillarlinie. Mit diesem Hakenschnitt werden alle Weichteile, Haut, Faszien und Muskeln bis auf die Rippen durchtrennt und breit mit umwickelten Muskelhaltern auseinandergezogen. Spritzende Gefäße werden gefaßt, kleinere durch Tampons komprimiert. Man beginnt zweckmäßigerweise die Resektion der Rippen mit der zehnten. Es folgt dann schnell die subperiostale Kürzung der neunten bis fünften Rippe. Erst dann durchtrennt man die elfte Rippe. Das ganze Wundgebiet wird mit Gaze fest ausgelegt und durch die Hand eines Assistenten komprimiert. Wichtig ist, daß bei allen Hustenstößen des Kranken durch die Kompression ein Gegendruck auf die Lunge ausgeübt wird. Erst jetzt wird der Hautschnitt nach oben bis zur Nackenlinie verlängert. Man verringert durch diese Zweiteilung des Schnittes den Blutverlust und setzt die nervöse Rückwirkung der plötzlichen großen Gewebsdurchtrennung herab. Im Verlauf dieses Schnittes werden wiederum die Faszien und Muskeln bis auf die Rippen scharf durchtrennt und mit breiten Haken auseinandergezogen. Die Skapula wird so an ihrem medialen Rand frei, läßt sich um die vordere Kante drehen und von der Brustwand abhebeln. Es gelingt jetzt leicht die Resektion der fünften bis zweiten Rippe. Die Größe der resezierten Stücke sollte hier, bei hauptsächlichem Sitz der Erkrankung im Oberlappen, mindestens je 6 bis 8 cm betragen. Auch in diesem Abschnitt Tamponade und Kompression. Zuletzt folgt die Kürzung der ersten Rippe. Es empfiehlt sich, den Schnitt bis auf die Vorderfläche des M. trapezius zu verlängern und den oberen Rand dieses Muskels etwas einzukerben. Hier werden regelmäßig zwei große Arterien durchtrennt, die gefaßt und unterbunden werden müssen. Es sind Äste der Aa. cervicalis superficialis et transversa colli. Unter starkem Anziehen des oberen Wundwinkels bringt man sich dann die erste Rippe deutlich zu Gesicht. Man sieht an der Vorderfläche und oberen Kante sehr schön die Ansatzstelle des M. scalenus I, die Arteria subclavia und den Plexus. Der Nachteil der Muskeldurchtrennung wird reichlich aufgewogen durch die gute Übersicht bei diesem Akte der Operation. Es sei betont, daß wir seit langem so vorgehen, ohne jemals später eine funktionelle Störung gesehen zu haben. Zur Durchtrennung der ersten Rippe bedient man sich am besten eines besonderen Instrumentes, das sich leicht um den breiten Knochen herumführen läßt. Man schneidet mit der Schere ein Stück von 3 cm heraus und kürzt dann mit großer LUERscher Knochenzange das vertebrale Stück bis auf einen kleinen Rest an der Wirbelsäule und den vorderen Teil über die Ansatzstelle des Musculus scalenus hinaus. Dieser wird vorher dicht über der Rippe durchtrennt. Regelmäßig nehmen wir dann die vertebralen Stümpfe auch der anderen Rippen bis an die Wirbelsäule fort. Man schiebt die Weichteile mit dem Raspatorium zurück und schneidet mit großer LUERscher Zange den Rippenstumpf mit seinem Periost heraus. Dabei ist die Schonung der Vasa intercostalia zu beachten. Je nach dem Verhältnis löst man jetzt die Weichteile extrapleural von dem darunterliegenden

Brustfell ab, entfernt und durchtrennt sie. Die großen Gefäße, Arteria und Vena intercostalis können dabei geschont werden, andernfalls werden sie doppelt unterbunden. Der Nerv wird reseziert. Es folgt die weitere genaue Blutstillung. Nur die kleinen Gefäße in der Schnittfläche der Muskeln brauchen nicht isoliert gefaßt zu werden. Ihre Blutung steht durch die Naht von selbst. Dann nähen wir mit breiten und durchgreifenden Nadeln die durchtrennte Muskulatur samt ihrer Faszie. In den oberen Abschnitten der Wunde, wo die dicke Schicht der Skapulamuskulatur durchtrennt wurde, empfiehlt es sich, die Muskeln in zwei Schichten zu vereinigen.

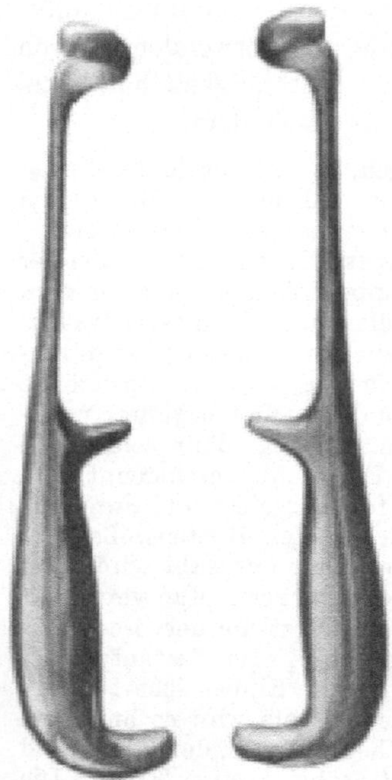

Abb. 87. Rippenraspatorium nach E. Schwarzmann[1]

Ein langes durchlöchertes Drain führt man bis in den Bereich der ersten Rippe und läßt es durch das ganze Wundgebiet hindurchlaufen und am unteren Ende des Schnittes austreten. Es folgt die Hautnaht und ein aseptischer Verband, dessen komprimierende Wirkung durch breite Heftpflasterstreifen mit eingenähtem Stück elastischer Gummibinde verstärkt wird. Das eine Ende dieses Druckverbandes wird auf der gesunden Schulter befestigt. Die Streifen laufen hierauf spiralig nach hinten um den Brustkorb herum und enden an der Vorderseite des Bauches. Gewöhnlich sind zwei oder drei solcher Streifen nötig, um eine ausreichende Fixation und Eindellung der verlagerten Brustwand zu erzielen. Darüber wird eine Schicht Gaze und Watte gelegt, die durch einen leichten, nicht komprimierenden Mullverband gehalten wird."

Statt der großen LUERschen Zange verwenden wir zur Kürzung der Rippenstümpfe eine starke Kneifzange. Mein chirurgischer Mitarbeiter, Primarius E. SCHWARZMANN, hat zwei neue Raspatorien angegeben, die wir mit Vorteil verwenden und die über meine Empfehlung auch von Professor DENK (Wien) versucht und sehr gelobt wurden. Sie besitzen die Krümmung eines DESCHAMPschen Hakens und liegen sehr gut in der Hand (vgl. Abb. 87).

Was unsere rein zahlenmäßig geringen Erfahrungen mit der Thorakoplastik anbelangt, so möchten wir folgendes bemerken:

1. Bei exsudativ-pneumonischen Fällen haben wir sowie fast alle Autoren von dem Eingriff keinen Nutzen gesehen. Bei einem derartigen Fall bestand infolge mangelnder Starre des Mittelfelles ein noch Monate nach dem Eingriff bestehendes Mediastinalflattern. Bei jeder Inspiration wurde die operierte Thoraxseite tief eingezogen und das Herz wanderte gegen die „gesunde" Seite hin.

2. Wenn es nicht gelingt, die Kaverne durch die Plastik völlig zum Kollabieren zu bringen, so ist der Erfolg der Operation ein geringer. Früher oder später kommt es meist zur Aussaat in die „bessere" Lunge oder in andere Organe, wenn nicht rechtzeitig Ergänzungsoperationen folgen.

3. Ich habe es erlebt, daß mir ein Chirurg die Vornahme der Plastik wegen bestehender ulzeröser Tbc. des Kehldeckels ablehnte. „Zuerst sollte der Kehlkopf ausgeheilt werden" hieß es. Das ist natürlich falsch. Der Kranke wurde einem anderen Chirurgen (RANZI) zugewiesen, in zwei Sitzungen operiert, der

---

[1] Kutill u. Urban, Wien IX/2, Spitalgasse 7.

Kollaps der faustgroßen Kaverne des rechten Oberlappens war ideal und zwei Monate später war der Kehlkopf ausgeheilt. Der Kranke (Fall K.) ist heute noch, fünf Jahre nach der Operation, vollständig arbeitsfähig und lebt in Wien. Hätte er dem Rate des ersten Chirurgen gefolgt, wäre er wahrscheinlich längst gestorben.

4. Von der Teilplastik als Ergänzung zum Pneumothorax, die von v. MURALT, WEINBERGER, F. SAUERBRUCH, EIGAZUIRRE u. a. empfohlen wird, sind wir abgekommen. Auch BRAUER vertritt heute diesen Standpunkt. Bei unvollständigem, längere Zeit unterhaltenem Pneumothorax sind hingegen die Aussichten, durch nachfolgende totale Plastik ein gutes Resultat zu erzielen, besonders gute. Der Operationsschock ist bei diesen Kranken auch unserer Erfahrung nach geringer, wahrscheinlich, weil die Toxinüberschwemmung nach dem Eingriff durch den bereits bestehenden teilweisen Kollaps der Lunge eine verminderte ist (SAUERBRUCH). Wenn sich aber der Kranke zu dem großen Eingriff der Plastik schon einmal entschließt, dann soll womöglich die Reihe der Eingriffe auch für ihn abgeschlossen sein und er nicht mehr weitere Pneumothoraxbehandlung nötig haben (O. ZIEGLER). Bei einem unserer Fälle bestand unterer Pneumothorax, oben Verschwartung mit großer Kaverne. Es wurde nur die obere Plastik gemacht. Die Kaverne kollabierte nicht besonders gut. Der Pneumothorax mußte weiter unterhalten werden. Die Kranke erholte sich glänzend, nahm fast 20 kg an Körpergewicht zu, es bestand aber die Gefahr der Aspiration aus der Kaverne in den Unterlappen beim Versuch der Auflassung. Schließlich ließ ich den restlichen Pneumothorax mit Exsudat vollaufen und verschwarten. Das Endresultat war ein gutes (vgl. Beobachtung A. D., S. 146).

5. Die Perforation der Lunge (Kaverne) in den Pneumothorax, also die Kombination von artefiziellem und spontanem Pneumothorax, ist stets als eine sehr ernste Komplikation aufzufassen (vgl. S. 85). Die bezügliche Zusammenfassung von FORLANINI erwähnt 100% Mortalität. Der Kranke erliegt meist binnen 48 Stunden der schwer septischen Infektion seiner Pleurahöhle, vorausgesetzt, daß die Perforation der Kaverne in einen großen Pneumothorax erfolgte. Unserer Meinung nach sind sofortige schmale Resektion einer Rippe und ausgiebige Spülung mit modifizierter BÜLAUscher Drainage angezeigt. So gelingt es manchmal, den Kranken zu retten. Später muß dann die Plastik angeschlossen werden.

Die Indikationen zur Plastik sind meines Erachtens gegeben:

1. Als Nachoperation nach unwirksamem (unvollständigem oder zu früh eingegangenem oder vom Arzte oder vom Kranken zu früh aufgegebenem) Pneumothorax.

2. Als Nachoperation nach unwirksamer Plombe und Pleurolyse.

3. In Kombination mit der Phrenikusexhairese.

4. Als Primäroperation bei technisch unmöglichem Pneumothorax.

5. Bei Empyem oder Lungenperforation.

In letzter Zeit wurden in der Literatur Stimmen laut, welche die Thorakoplastik an Stelle des Pneumothorax sehen wollen. Nach E. PETERS wird man vielleicht in seltenen Fällen aus sozialen Gründen die Plastik dem Pneumothorax vorziehen, wenn nämlich der Kranke infolge seines Berufes, seines Wohnortes oder seiner schlechten finanziellen Lage sich eine lange Pneumothoraxbehandlung nicht leisten kann und es darauf ankommt, ihn so rasch wie möglich arbeitsfähig zu machen. W. Jehn (zitiert nach Deist) stellt sich bezüglich des Pneumothorax auf einen ganz auffallend scharf ablehnenden Standpunkt. Nach seiner Ansicht gelinge es zwar unter ganz besonderer Auswahl, beginnende (!) und vorgeschrittene Fälle von Lungentuberkulose zu heilen, die Gefahren und Komplikationen der Methode seien aber außerordentlich groß. Jedenfalls blieben die Dauerresultate weit hinter den Erwartungen zurück. Neben der Gasembolie zählt er zu den Gefahren und Komplikationen vor allem die verschiedenen Formen der Exsudate. Er will auch mehr Lungenperforationen gesehen haben als der Internist, „zu dem diese Fälle eben nicht mehr kämen". Jehn ist der Ansicht, bei allen Fällen, die für den Pneumothorax in Frage kämen, auch bei freier Pleura die Thorakoplastik durchzuführen, und schließt: „Entgegen den immer wieder auftauchenden Mitteilungen über günstige Resultate der Pneumothoraxbehandlung bei den verschiedensten Erkrankungen der Lunge betonen wir vom chirurgischen Standpunkt aus die Unsicherheit und die Gefährlichkeit der Methode, außerdem die Tatsache, daß oft kostbare Zeit für wirkungsvollere chirurgische Eingriffe verloren geht." Die Arbeit von W. Jehn stammt aus der Sauerbruchschen Klinik. Meine Rundfrage und die Verwertung von 300 eigenen abgeschlossenen Pneumothoraxfällen, die ich 1924 publiziert habe, gibt mir den Anlaß, den von W. Jehn aufgeworfenen Fragen näherzutreten und zu untersuchen, ob seine scharfe Kritik, die geradezu die Verwerfung des Pneumothorax bedeutet, berechtigt ist oder nicht. Betrachten wir die Dauererfolge nach Thorakoplastik, die Sauerbruch in seiner „Chirurgie der Brustorgane" (S. 833) angibt, mit meinen Dauererfolgen nach Pneumothorax in der erwähnten Arbeit, so ergibt sich beide Male eine Beobachtungszeit von über zwölf Jahren.

Bei einem Vergleich dieser beiden Statistiken, der ja zufolge der gleich strengen Indikationsstellung, die sich ausschließlich auf schwere und schwerste Fälle beschränkt, der ungefähr gleichen Anzahl der Fälle und endlich der gleichen Beobachtungsdauer erlaubt sein mag, kommen wir zu folgenden Ziffern:

Thorakoplastik Beobachtungszeit 12 Jahre		Pneumothorax Beobachtungszeit 12 Jahre	
Zahl der Fälle	223	Zahl der Fälle	230
Gestorben	74	Gestorben	90
Gebessert	131	Gebessert	87
?	18	?	53

Wenn ich die aus anderen Ursachen verstorbenen Kranken (vgl. später) nicht mitrechne, so ist die Zahl der Todesfälle nach zwölf Jahren ungefähr gleich. Dagegen konnte ich bei der dreifachen Anzahl wie Sauerbruch keinerlei Nachricht von meinen Kranken erhalten und es ist wohl nicht anzunehmen, daß alle 53 gestorben sind. Bezüglich der Dauererfolge, die ich bei meinem Material mit rund 50% errechne, sind also die beiden Statistiken nicht weit auseinander.

Wie verhält es sich nun mit den Gefahren beim Pneumothorax? Die gefürchtetste Komplikation ist die Gasembolie. Anläßlich meiner Rundfrage ergab sich folgendes: Von 29 Fachkollegen haben, wenn wir einen Fall von „Pleuraschock" mit Brauer ebenfalls als Embolie deuten, sechs (15) Fälle von

Dauererfolge nach operativer Brustkorbeinengung von SAUERBRUCH
(Resektion der XI. bis I. Rippe) 1907 bis 1919

Zahl der Fälle 223

Einzeitig operiert 169

Frühtod 2

Gestorben in den ersten drei Wochen (an Pneumonie, Aspiration, Mediastinitis,
    Verschlechterung der anderen Seite, Blutungen aus Aneurysma der Art.
    intercostal.).. 21

Gestorben nach vier Monaten bis sieben Jahren 38

Gebessert 41

Geheilt (eineinhalb bis sechs Jahren) 61

Ohne Bericht und Kontrolle 6

Mehrzeitig operiert 54

Frühtod 1

Gestorben binnen drei Wochen 5

Gestorben nach einem bis 4 Jahren 7

Erheblich gebessert 6

Geheilt 23

Ohne Kontrolle 12

Dauererfolge nach künstlichem Pneumothorax von H. MAENDL
(1911 bis 1923)

Zahl der Fälle.............................230

Gasembolie................................. —

Sonstige tödliche Komplikation .... —

Frühtod .... —

Gestorben in den ersten drei Wochen .... —

  „   nach 1 Jahre.................... 26

  „   „ 2 „ 14

  „   „ 3 „ .... 12 davon 7 an Darmtuberkulose

  „   „ 4 „ 8   „   5 „ Empyem

  „   „ 5 „ 4   „   4 „ Grippepneumonie

  „   „ 6 „ 1   „   1 „ Selbstmord

  „   „ 7 „ 3   „   3 nach Thorakoplastik

                                           68   20

Unbekannt wann 22

                                           90

Abzüglich der aus anderen Ursachen gestor-
    benen 20

                                           70

Gebessert oder geheilt seit 2 bis 12 Jahren.. 85 + 2 nach Thorakoplastik

Davon vollständig arbeitsfähig 77

Ohne Bericht und Kontrolle................ 53

Gasembolien beobachtet: Einmal entstand eine Gasembolie bei Anlegung, die anderen vierzehn bei Nachfüllung, kein tödlicher Ausgang. Diese Komplikation, auf die 1330 Fälle meiner Statistik bezogen, ergibt, wenn wir pro Pneumothorax nur zwölf Nachfüllungen rechnen, etwa zusammen 15000 Gaseinblasungen, einen Prozentsatz beobachteter Gasembolien von etwa 0,1%, eine Zahl, die so niedrig ist wie wohl bei keinem anderen Eingriff von gleicher Größe. Bei rund 15 000 Eingriffen wurden also fünfzehn Gasembolien beobachtet, keine mit tödlichem Ausgang. Dagegen hat SAUERBRUCH bei 169 operativen Eingriffen dreiundzwanzig Todesfälle in den ersten drei Wochen zu verzeichnen und wenn wir die Statistik der zweizeitigen Operation hinzurechnen, bei 223 Fällen neunundzwanzig Todesfälle in den ersten drei Wochen. Ich glaube, daß diese Gegenüberstellung genügt, um zu beweisen, daß das größere Gefahrenmoment sicher nicht bei der Pneumothoraxbehandlung besteht, wie dies ja infolge der verschiedenen Schwere der beiden Eingriffe auch nicht anders zu erwarten war. W. JEHN hat, wie bereits erwähnt, eine Frage aufgeworfen, deren Diskussion meines Erachtens nicht fruchtbringend sein kann. Pneumothorax und Thorakoplastik sollen einander nicht ausschließen, sondern ergänzen und auch nach meiner Erfahrung sind gerade in ihrer Ergänzung (Plastik nach Pneumothorax) nach dem Vorschlag SAUERBRUCHs die besten Resultate zu verzeichnen. Ich zitiere hier L. BRAUER: „Der Ansicht, daß die Pneumothoraxbehandlung durch die Plastik ersetzt werden soll, muß entschieden entgegengetreten werden. Man soll nicht, weil Arzt und Patient die Geduld verlieren oder weil man zufällig etwa reichlich schädliche Nachwirkungen des Pneumothoraxverfahrens gesehen hat, das an sich so glänzend wirkende Verfahren diskreditieren und aufgeben. Das Operieren über breitem, freiem Pleuraspalt wird selbst bei bester Technik zu Pleurarissen und damit zu einer schweren Gefährdung der Patienten führen." Und ferner O. ZIEGLER: „Es kann deshalb SAUERBRUCH nicht recht gegeben werden, wenn er auf dem diesjährigen Chirurgenkongreß so scharfe Worte gegen den Pneumothorax gebrauchte. Es ist ja verständlich, daß sich bei dem Material einer großen chirurgischen Klinik eine Anzahl jener unglücklichen Pneumothoraxausgänge zusammenfindet, die ich vorhin unter die Rubrik der dritten Ausgangsmöglichkeit gerechnet habe und daß sich dem Arzt unwillkürlich eine Abneigung gegen den Pneumothorax mitteilen muß, wenn er immer wieder derartige Fälle zur Behandlung bekommt. Dagegen muß aber nicht vergessen werden, wieviele Lungenkranke geheilt oder wesentlich gebessert durch Pneumothoraxbehandlung draußen im Beruf stehen und ihrer Arbeit nachgehen. Diese Fälle lernt der Chirurg allerdings nicht kennen, diese Fälle kennt nur der Tuberkulosearzt." Und endlich C. SIESS: „Die Schwere des Eingriffes und die dauernde Verstümmlung läßt uns jedoch bei der Indikationsstellung im Gegensatz zu dem jederzeit wieder auflaßbaren Pneumothorax noch rigoroser vorgehen. Nicht entschieden genug kann der Ansicht mancher Chirurgen entgegengetreten werden, die Plastik als Methode der Wahl hinzustellen. Wer je Gelegenheit hatte, die ideale Kompression bei einem gut gelungenen Pneumothorax und die doch nur relative Ausschaltung der kranken Seite bei einer Plastik zu vergleichen, wird, abgesehen von dem nicht vergleichbaren kosmetischen Unterschied der beiden Methoden, nicht zögern, die Plastik nur als eine traurige Folge früher versäumter Gelegenheit zur Pneumothoraxanlegung zu be trachten."

Die Plastik wurde bei unseren Kranken ausgeführt:

1. Als Nachoperation nach unvollständigem oder zu früh aufgelassenem oder vorzeitig verödetem Pneumothorax: 13 Fälle.

2. Als Nachoperation nach Fettplombe und Pleurolyse: 1 Fall.

3. In Kombination mit Pneumothorax: 1 Fall.

4. Als Primäroperation 15 Fälle, und zwar als Totalplastik: 28 Fälle; als Teilplastik: 2 Fälle.

Bei den 28 Totalplastiken wurde die Operation ausgeführt: Einzeitig in 1 Fall, zweizeitig in 25 Fällen, mehrzeitig in 2 Fällen. Die Operateure, denen ich auch an dieser Stelle meinen besten Dank ausdrücken möchte, waren (in alphabetischer Reihenfolge) die Herren DEMMER, W. DENK, H. FINSTERER, F. FRIEDLÄNDER (†), LEISCHNER, E. RANZI und E. SCHWARZMANN. Todesfälle durch den Eingriff hatten wir keinen. Das Ergebnis ist nach mehr wie zehn Jahren:

$$
\begin{array}{lrl}
\text{Gestorben} & 7 & = 26\% \\
\text{Verschlechtert} & 2 & = 7\% \\
\text{Fraglich} & 3 & = 11\% \\
\text{Gebessert} & 10 & = 38\% \\
\text{Klinisch geheilt} & 4 & = 15\% \text{ (nach 2, 2, 10 und} \\
& & \text{14 Jahren).}
\end{array}
$$

Vier Fälle sind noch zu kurz nach der Operation. Die weitaus meisten Kranken gehörten der arbeitenden Klasse in schlechten materiellen Verhältnissen an, zum Teil waren es Schwerarbeiter (Allander Material), zum Teil geistige Arbeiter, Beamte und Angestellte (Grimmensteiner Material), durchwegs schwerste Fälle, die vorher vergeblich der Heilstättenbehandlung oder anderen chirurgischen Eingriffen (Pneumothorax, Phrenikotomie, Plombe) unterzogen worden waren. Die überwiegende Mehrzahl litt an einer vorwiegend indurativen Tuberkuloseform. Nur in wenigen Fällen besitze ich Notizen über die Sinkgeschwindigkeitsprobe, da diese zur Zeit der älteren Fälle noch unbekannt war. Die gelungene Thorakoplastik scheint ähnlich wie der Pneumothorax, aber nicht so auffallend, eine Herabsetzung der S. G.-Werte zur Folge zu haben. In einem Fall (Beobachtung Dr. M. A.) betrug sie 3/9: 20/25 mm. Bei einzelnen Kranken war die Wiederherstellung der körperlichen Leistungsfähigkeit geradezu erstaunlich:

Beob. J. R., Thorakoplastik links 1921 (RANZI). — Der Kranke erschien bei mir am 7. 7. 1923 zur Kontrolle und berichtete mir, daß er unter den schwierigsten Verhältnissen seinen Beruf als Tuchhausierer, bei dem er mit schweren Packen beladen die entlegensten Gebirgsdörfer besuchen müßte, ohne Beschwerden ausüben könne. Dabei handelte es sich um eine kavernöse Phthise der ganzen linken Lunge. Der Kranke hatte mehrere profuse Lungenblutungen erlitten, bevor ich ihn operieren ließ. Bei der Untersuchung ergab sich die praktische Heilung, die rechte Lunge war ruhig, über der operierten der typische Narbenkatarrh mit reichlichem, zähem, kleinblasigem, nichtklingendem Rasseln. Es bestand weder Husten noch Auswurf, die Körpertemperatur blieb auch nach Anstrengungen normal.

Pneumothorax und obere Thorakoplastik

Beob. A. D., 31 J. alt, aufg. 9. 4. 1923, entl. 5. 10. 1923, dann ambulatorisch weiter behandelt (vgl. Abb. 88 bis 91). — Hochfebrile Tbc. der oberen zwei Drittel der rechten Lunge mit großer Kaverne im rechten Oberlappen. Sehr viel Husten und 75 ccm täglich Auswurf, reichlich Bazillen und elastische Fasern enthaltend, Röntgenbefund siehe Skizze. Körpergewicht 71 kg. Am 13. 4. 1923 Anlegung des Pneumothorax. Schlechtes Allgemeinbefinden, Temperatur über 40°, die in den nächsten Tagen lytisch fällt. 1. bis 3. Nachfüllung ohne Besonderheiten. Das Fieber ist im allgemeinen etwas geringer, erreicht aber doch noch hie und da 39°. Das Sputum ist ziemlich unverändert. Vom 27. 5. 1923 an sind die Temperaturen subfebril, erreichen

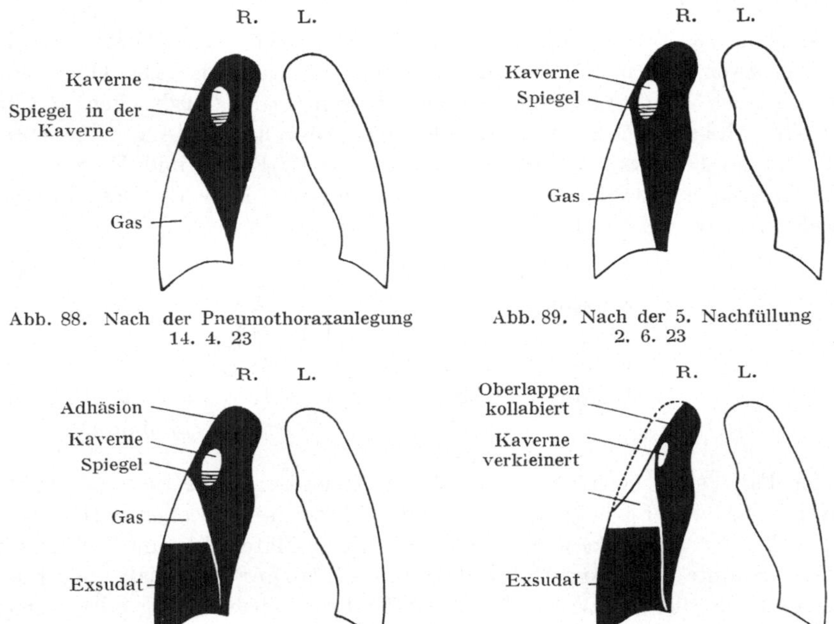

Abb. 88. Nach der Pneumothoraxanlegung 14. 4. 23

Abb. 89. Nach der 5. Nachfüllung 2. 6. 23

Abb. 90. Vor der oberen Plastik. 6. 5. 24

Abb. 91. Nach der oberen Plastik. 6. 6. 24

nur 37,5° im Maximum. Wie aus den Skizzen ersichtlich ist, ist der größte Teil des Oberlappens, im besonderen die Kaverne adhärent und ausgespannt, doch gelingt nach der 5. Nachfüllung am 2. 6. 1923 eine gewisse Entspannung der Kaverne, wonach das Sputum auf 25 ccm täglich heruntergeht. Ab 8. 6. 1923 ist die Pat. entfiebert. 6. Nachfüllung am 18. 6. 1923. Am 27. 6. 1923 vermehrter Husten, Sputum wieder 50 ccm, die Temperatur steigt wieder bis 38,7°. Die radiologische Kontrolle ergibt wieder Spannung und vermutlich Reizung der Kaverne. Nach der 7. Nachfüllung am 30. 6. 1923 wieder prompter Abfall des Fiebers. Nach der 8. Nachfüllung am 13. 7. 1923 andauernd Temperaturerhöhung bis 38,6° im Maximum, als deren Grund das Auftreten eines Exsudates anzusehen ist. Am 18. 7., ebenso am 23. 7. und am 28. 7. 1923 Druckentlastung auf ± H$_2$O, danach wieder lytische Entfieberung. Ab 2. 8. 1923 ist die Pat. wieder vollständig fieberfrei. Das Exsudat wird nicht angetastet und steht nach der 12. Nachfüllung am 8. 8. 1923 an der vierten Rippe. Tägliche Sputummenge wieder auf 25 ccm gefallen, die Kaverne leicht entspannt. Die nächste Nachfüllung erfolgt erst am 25. 9. 1923. Spontan 150 ccm N —6 + 0 H$_2$O, + 8 + 14 H$_2$O. Die weiteren Nachfüllungen werden ambulatorisch in ziemlich großen Zwischenräumen fortgesetzt. Da das Exsudat, um das immunbiologische Gleichgewicht nicht zu stören, absichtlich nicht abgelassen wurde, gestaltete sich die Technik der Nachfüllungen, wie aus Abb. 90 ersichtlich ist, ziemlich schwierig. Die Pat. hatte sich nämlich sehr gut erholt (eine Gewichtszunahme von 9 kg) und war jetzt sehr fett. Über dem Exsudat befand sich nur eine kleine Luftblase (vgl. Abb. 90), über welcher man unmittelbar die große Kaverne sieht. Trotzdem gehen die weiteren Nachfüllungen, bzw. die Erhaltung der Gasblase ohne Hindernis vor sich, Pat. fühlt sich leidlich wohl, ist dauernd fieberfrei, doch gelingt es nicht mehr, die Kaverne zu entspannen, weshalb die Pat. ziemlich viel hustet und auswirft; sie ist daher berufsunfähig. Aus diesem Grunde empfahl ich eine obere Thorakoplastik, die am 6. 6. 1924 im Rudolfsspital in Wien von Prof. RANZI in meiner Anwesenheit vorgenommen wurde. Unmittelbar vor der Thorakoplastik wurden 500 ccm Exsudat abgelassen und von mir

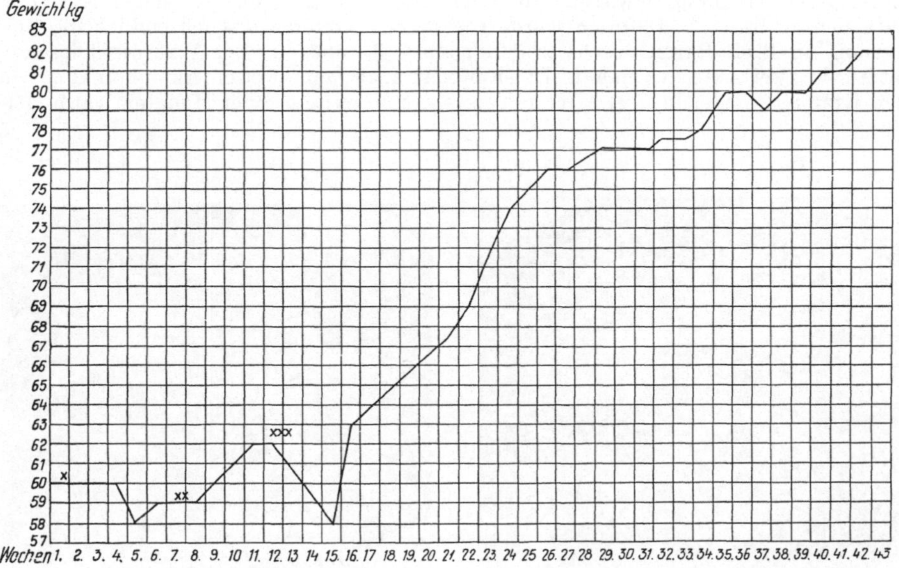

Abb. 92. Gewichtsbewegung bei Beob. H. D. (Pneumothorax + Plastik)

× Bei Anlegung des Pneumothorax 13. 4. 1923. ×·× Nach Entfiebernung. × × × Auftreten des Exsudates mit 3 Wochen dauerndem Fieber bis 38·6. Man beachte den steilen Anstieg der Gewichtskurve nach Bildung des Exsudates!

durch Stickstoff ersetzt, um die Kompression des rechten Unter- und Mittellappens aufrechtzuerhalten und eine postoperative Aspirationspneumonie von der Kaverne her zu verhüten. Dies gelang auch, die Pat. überstand den Eingriff gut. Es wurde dabei von Herrn Prof. RANZI die paravertebrale Resektion der ersten bis fünften Rippe ausgeführt, von der fünften Rippe 8 cm, von der vierten und dritten 6 cm, von der zweiten 4 cm und von der ersten $1^1/_2$ cm entfernt. Die Kaverne kollabierte nicht vollständig. Am 19. 7. 1924 wurden wieder 500 ccm Exsudat abgelassen und durch 300 ccm N ersetzt. Ich nahm dann die Kranke wieder zur Erholung nach der Plastik in Grimmenstein auf. Am 25. 9. 1924 erfolgte daselbst die 22. Nachfüllung mit 300 N (Enddruck —6 + 8 H_2O). Weitere Einblasungen fanden statt am 15. 10. 1924 (250 N), 11. 10. 1924 (550 N), 30. 12. 1924 (650 N), 4. 2. 1925 (600 N), 28. 2. 1925 (800 N). Am 18. 4. 1925 war das Exsudat völlig aufgesaugt, am 18. 5. 1925 zeigte es sich jedoch wieder. Pat. war die ganze Zeit über völlig wohl, hatte weder Husten noch Auswurf, war ständig fieberfrei und wog 80 kg. Erst am 18. 7. 1925 wurde wieder eine Füllung nötig (450 N). Die nächste nahm ich am 17. 10. 1925 vor. Nunmehr entschloß ich mich, den Pneumothorax vollaufen zu lassen. (Vgl. Abb. 94.) Die letzte Kontrolle am 19. 6. 1926 ergab völliges Wohlbefinden. Die Kranke hat seit dem Pneumothorax 20 kg zugenommen. Die klinische Untersuchung ergab eine Verziehung des Herzens zur Pneumothoraxseite (rechts), rauhes Atmen über dem rechten Oberlappen mit trocken knitternden, kleinblasigen, spärlichen Rasselgeräuschen. Die linke Lunge ist klinisch frei.

Beob. J. K., 20 J. alt, aufg. 8. 11. 1921, entl. 13. 3. 1922; wieder aufg. 26. 5. 1923, entl. 22. 9. 1923. — Es handelte sich bei diesem Kranken um eine schwere kavernöse, vorwiegend indurative Tbc. der rechten Lunge mit totaler Verschwartung und um eine ulzeröse Kehlkopftuberkulose. Defekt an der Epiglottis von 2 cm Breite und Ulkus an der Vorderfläche der Hinterwand. Links bestand ein stationärer Prozeß des Oberfeldes, die Kaverne im rechten Oberlappen faustgroß. Da eine interne Behandlung naturgemäß aussichtslos erschien, wurde der Kranke sofort an eine chirurgische Abteilung gewiesen, wo er den Rat erhielt, „zunächst seinen Kehlkopf ausheilen zu lassen". Dadurch wurde wieder Zeit verloren, bis ich endlich die Zuweisung an Prof. RANZI durchsetzte, der am 7. 3. und am 3. 4. 1923 die Thorakoplastik in zwei Akten vornahm. Einen Monat nach dem zweiten Akt übernahm ich den Kranken wieder in Grimmenstein. Nach weiteren vier Monaten wurde der

R.   L.

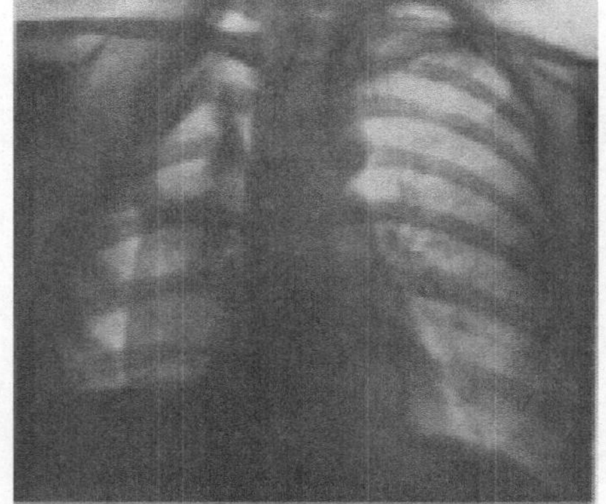

Abb. 93. Beob. A. D. 3 Monate nach der oberen Thorakoplastik. 27. 9. 24.

R.   L.

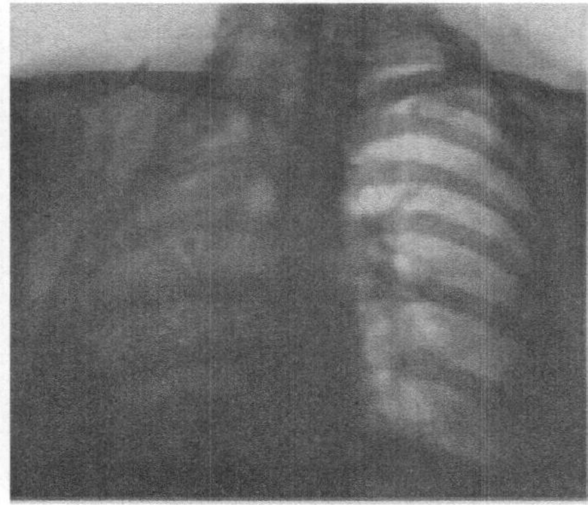

Abb. 94. Beob. A. D. Endresultat nach Vollaufen der Pneumothoraxresthöhle. 19. 6. 26. (38 Monate nach der Anlegung)

Pat. in glänzendem Allgemeinzustand mit vollständig ausgeheilter Kehlkopftuberkulose und einer Zunahme von 3,10 kg entlassen. Die Nachfrage am 10. 7. 1926 und die persönliche Nachuntersuchung im September 1926 ergab: Morgens etwas Husten, kein Auswurf, keine Nachtschweiße, kein Fieber. Pat. hat seit der Entlassung keine Kuren durchgemacht und ist seit der Entlassung ohne Unterbrechung vollkommen arbeitsfähig. Er hat „bereits gänzlich vergessen, jemals überhaupt krank gewesen zu sein" und betreibt Ruder- und Schwimmsport! (Vgl. Abb. 95, 96.)

Hätte der Kranke dem Rate des ersten Chirurgen, „zuerst den Kehlkopf ausheilen zu lassen" gefolgt, so wäre er aller Wahrscheinlichkeit nach heute nicht mehr am Leben.

Mißerfolg bei übergroßer Kaverne

Beob. J. H., 28 J. alt, aufg. 1. 8. 1924, entl. 26. 4. 1925. — Beginn des Leidens im Jahre 1921 mit 12 kg Gewichtsverlust innerhalb eines halben Jahres und großer Mattigkeit. Im Winter 1922 vergeblicher Versuch, einen Pneumothorax anzulegen (Prof. WEINBERGER). Bei der Aufnahme bestand eine offene schwere Tbc. der ganzen

L.   R.

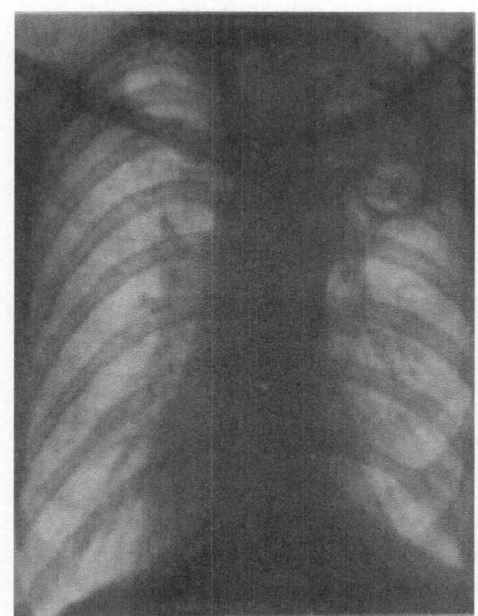

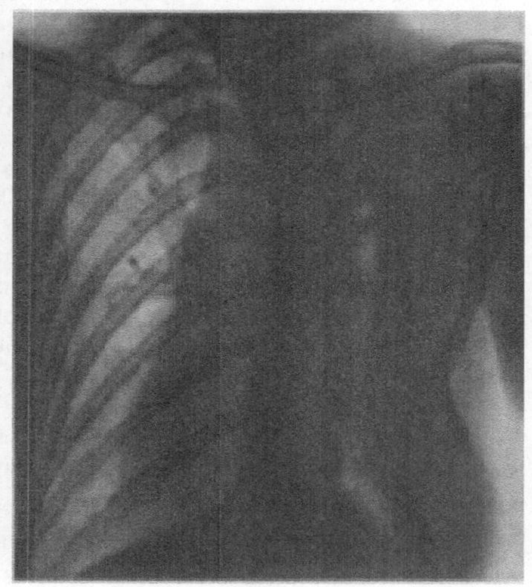

Abb. 95. Beob. J. K. 13. 3. 22. Indikation zur
Plastik

Abb. 96. Beob. J. K. 22. 9. 23. Fertig operiert
(Ranzi)

L.   R.

L.   R.

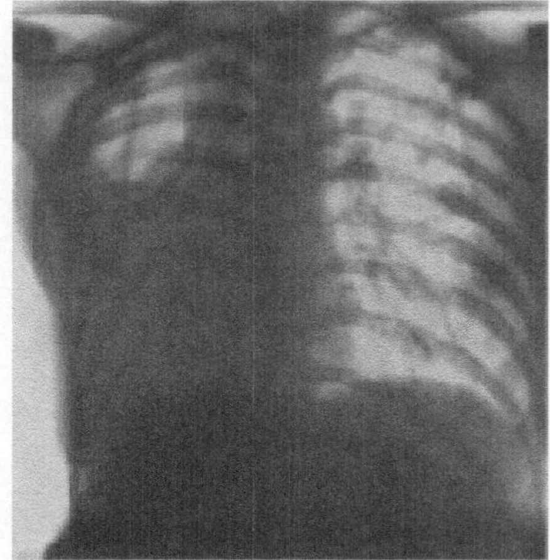

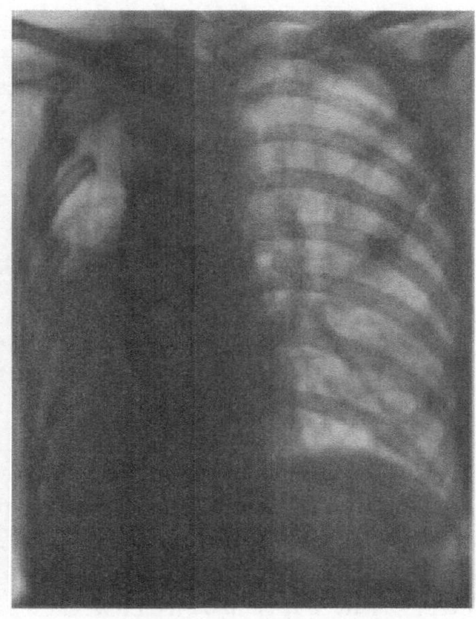

Abb. 97. Beob. J. H. Nach I. Akt. 12. 9. 24.

Abb. 98. Beob. J. H. Nach II. Akt. 7. 10. 24

rechten Lunge mit einer isolierten, über mannsfaustgroßen, wandständigen Kaverne im Oberlappen (Mittelfeld), Schwarte des Rippenfells mit Verziehung des Herzens nach rechts. Die linke Seite erschien bis auf einen alten Spitzenprozeß frei und ruhig. Im Kehlkopf bestand ein Infiltrat der Hinterwand. Die tägliche Auswurfsmenge betrug 50 ccm und enthielt reichlich Bazillen und elastische Fasern. S. G. 10/25. Subfebrile Temperaturen bis 37,8 (oral). Bei dem herabgekommenen Zustand der Kranken (45 kg Gewicht) war keine Zeit zu verlieren und entschlossen wir uns daher zur Thorakoplastik, die am 6. 8. 1924 mit dem ersten Akt (elfte bis sechste Rippe, Operation Primarius Dr. E. Schwarzmann) begonnen wurde. Im Anschluß daran ging die Sputummenge auf 15 ccm täglich zurück. Am 14. 9. wurde der zweite Akt (sechste bis erste Rippe) angeschlossen und 40 cm Rippenstücke entfernt. Die Kranke entfieberte nicht. Aus den Röntgenbildern (vgl. Abb. 97, 98) ist ersichtlich, daß die Kaverne nicht kollabierte. Für einen dritten Eingriff war die Kranke nicht mehr widerstandsfähig genug. Trotz weiterer siebenmonatlicher Heilstättenbehandlung trat keine Erholung ein. Schließlich kam es zur Aussaat in die linke Lunge und die Nachkontrolle am 7. 11. 1925, also vierzehn Monate nach der Beendigung der Plastik, ergab einen desolaten Zustand. Die Kranke fieberte täglich bis 39°, es bestand diffuses Rasseln über beiden Lungen, sehr viel Auswurf und quälender Husten. Im Mai 1926 Exitus letalis.

Ich habe heute beim Studium dieser Krankengeschichte den Eindruck, daß es doch besser gewesen wäre, in diesem Falle die Kaverneneröffnung nach Brauer vorzunehmen, da ja durch die Plastik, obwohl wir den Eingriff so ausgedehnt machten, als es der Zustand der Kranken irgend erlaubte, die Kaverne nicht beherrscht werden konnte.

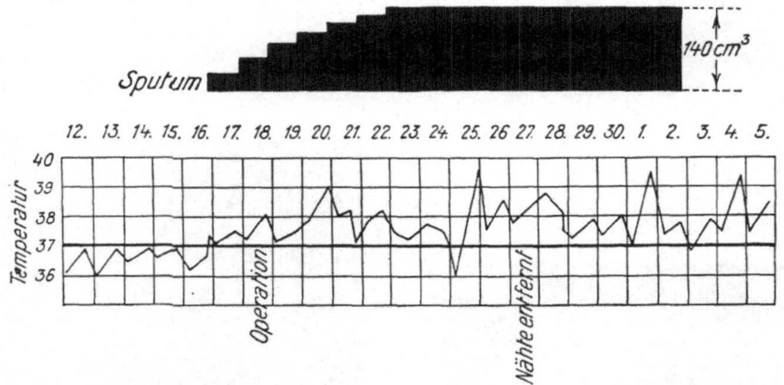

Abb. 99. Beob. Ch. K. Sputumvermehrung nach einzeitiger Plastik

Die obige Kurve stammt von einer Beobachtung Ch. K., bei der eine Thorakoplastik einzeitig ausgeführt wurde. Die Sputummenge stieg enorm bis 140 ccm täglich an, die früher afebrile Patientin zeigte durch Monate hindurch hohe Temperaturen.

Aus Raumgründen muß ich mich mit der Wiedergabe dieser Krankengeschichten begnügen. Mein Standpunkt bezüglich der Indikationsstellung zur Thorakoplastik ist der Größe des Eingriffes entsprechend ein zurückhaltender, um so mehr als er im Gegensatz zum Pneumothorax irreparabel ist und das Schicksal des Kranken schließlich von den Verhältnissen entschieden wird, in welchen er nachher leben muß.

XII. Allgemeinbehandlung des Kranken

„Der Träger eines Pneumothorax braucht eher noch mehr besondere Fürsorge wie ein anderer Tuberkulöser. Das Rüstzeug der gesamten modernen Tuberkulosetherapie ist für ihn zu verwenden." (H. Deist.)

Wenn irgend möglich, soll der Kranke, bei welchem die Anlegung eines Pneumothorax in Aussicht genommen ist, zunächst einige Wochen in klinische Beobachtung am besten in die Heilstätte genommen werden. Man ist immer wieder erstaunt, wie rasch sich oft nur durch den Wechsel der Umgebung und die Freiluftliegekur Prozesse zurückbilden, die man anfangs für spezifisch gehalten hat und die sich durch die Beobachtung als harmlose Begleitkatarrhe entpuppen. Anderseits haben wir schwerwiegende Befunde, die unmittelbar nach anstrengender Reise usw. aufgenommen wurden, als Bewegungsreaktionen im Sinne der von J. Sorgo und mir angegebenen „Bewegungsprüfung" zu deuten gelernt. Läßt man den Kranken einige Tage ruhig im Bett und kontrolliert dann, so fällt der Unterschied in der auskultatorischen Ausbeute auf. Bei Frauen ist der Zeitpunkt hinsichtlich der Menses wichtig, der Befund ist meist different, wenn er im Intervall oder prä- und intramenstruell erhoben wurde („Mensesreaktion"). Leider ist bei der beschränkten Aufenthaltsbewilligung unserer Versicherten eine zu lange ausgedehnte Beobachtungszeit vor der Operation meist undurchführbar. Immerhin kann man sich aber während dieser nicht nur von der hauptsächlich erkrankten Lunge, sondern auch vom Zustand der besseren Lunge ein Bild machen und danach sein Handeln einrichten. Bei der Allgemeinbehandlung des Kranken ist immer wieder daran zu erinnern, daß die Tuberkulose eine Allgemeinerkrankung ist und der ganze Körper, nicht nur die Lunge der Therapie unterzogen werden muß. Der Pneumothorax in der Großstadt stellt nur einen Notbehelf dar. Meiner Ansicht nach gehört der Kranke bei normalem fieberfreien Verlaufe mindestens für die ersten vier Monate in die Heilstätte. Wir werden also selbstverständlich auch unsere Pneumothoraxkranken einer sehr sorgfältigen Heilstättenbehandlung unterziehen und hiezu unser ganzes therapeutisches Rüstzeug, wie Freiluftbehandlung, leichte Hydrotherapie, milde, meist perkutane Tuberkulinanwendung, Kalk, wenn möglich Arsen und ausgesprochene Mastkur in Anwendung bringen. Im Abschnitt „Gewicht" habe ich bereits erwähnt, wie häufig Gewichtsverluste oder Gleichbleiben des Gewichtes im Beginn der Pneumothoraxbehandlung zu beobachten sind; erstere sind nur bei gut genährten Menschen bedeutungslos, nicht aber bei den meist herabgekommenen Schwerkranken. In vielen Fällen ist an der weiteren Abmagerung die Schädigung der Herzarbeit durch Mediastinalverdrängung schuld. Hier ist die Herabsetzung der Druckwerte und öftere Einblasung von kleinen Gasmengen angezeigt. Manchmal gelingt es durch ausgesprochene Überernährung, Fettansatz zu erzwingen. Das Wichtigste aber bei solchen schlecht zunehmenden Kranken ist Ruhe. Wir pflegen solche Patienten in den ersten zwei Monaten der Pneumothoraxbehandlung auf ihrem Liegestuhl oder im Bett auf gedecktem Balkon zu immobilisieren, verbieten das Aufstehen und das Aufsuchen des Abortes, lassen die Mahlzeiten möglichst im Freien einnehmen und haben so auch bei toxisch schwer Geschädigten in manchen Fällen sehr

schöne Zunahmen und oft wundervolle Erholung erzielt (vgl. Abb. 100 und 101).
Natürlich darf man auch hier nicht schematisieren. Ist das immunbiologische
Gleichgewicht hergestellt, sind die Temperaturen nicht mehr labil, so
werden wir leichte Belastungsproben einschalten, um übermäßigen Fettansatz
(Cor adiposum!) und Muskelatrophie zu verhüten. Medikamente sollen nur
selten gereicht werden, um den Magen möglichst zu schonen. Die Appetit-

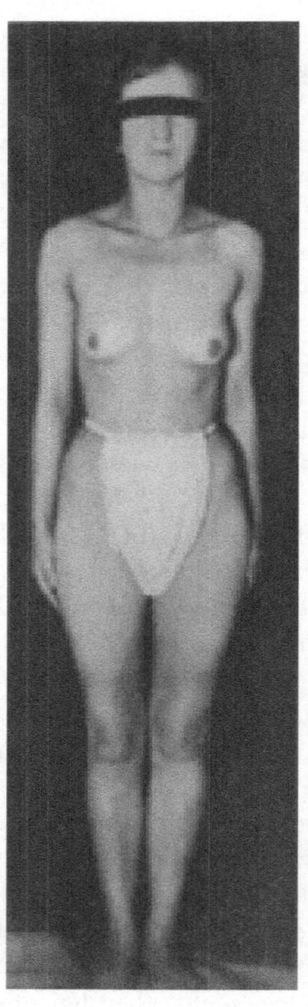

Abb. 100. Beob. R. G.
Vor dem Pneumothorax

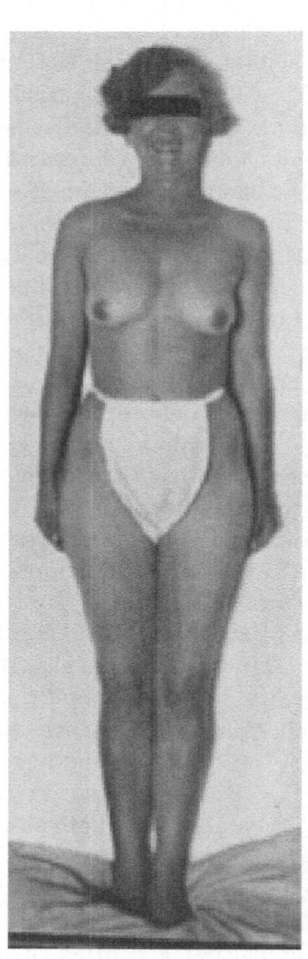

Abb. 101. Beob. R. G.
Nach dem Pneumothorax.

losigkeit unserer Phthisiker ist ja eine bekannte Crux media, die wir in einer
großen Zahl von Fällen mit Erfolg durch kleine Insulingaben bekämpften.
Gerne verwenden wir bei reichlichem Sputum die Kalkmedikation, tunlichst
in Form der venösen Injektionen von 10 % Calcium chloratum cristallis.
(MERCK). Wir glauben, daß auch der Einfluß dieser Medikation auf die Herzarbeit nicht zu unterschätzen ist. Gewöhnlich verabreichen wir jeden zweiten
Tag eine 10-ccm-Spritze und geben 60 bis 80 Injektionen, natürlich nur, wenn
sie wie meist gut vertragen werden. Bei schlechter Herzarbeit kann man das

Kalzium auch mit Vorteil in 10%iger Lösung per os, nach dem Vorschlag A. ARNSTEINS mit Digitalis kombiniert, wegen des schlechten Geschmackes am besten in der Suppe verabreichen. Eine sorgfältige Führung von Temperatur-, Puls- und Sputumkurven, sowie eine ständige radiologische Kontrolle halte ich für unerläßlich. Über die Sputumveränderungen, die fortlaufende Prüfung der Sinkgeschwindigkeit usw. habe ich in den entsprechenden Abschnitten (s. w. u.) berichtet. Ich bin der Ansicht, daß man bei geeigneter Auswahl der Fälle, entsprechender Dosierung und strenger Überwachung — um unangenehme Zufälle zu verhüten — auch bei Lungenkranken von der Heliotherapie ausgiebig und mit Nutzen Gebrauch machen kann. In unserer Heilstätte, in welcher die Liegekur durch den Arzt und geschulte Schwestern überwacht wird und in welcher durch ihre Lage in zirka 800 m Seehöhe die Sonnenintensität auch im Winter eine beträchtliche ist, haben wir bei dem oben geschilderten Vorgehen keine Schädigung durch Sonnenbestrahlung gesehen. Wir verwenden auch bei unseren Lungenkranken ein von uns etwas modifiziertes ROLLIERsches Bestrahlungsschema. Exsudativ-pneumonische Prozesse und fiebernde Fälle werden natürlich nicht besonnt. Bei diesem individualisierenden Vorgehen muß man die verschiedenen Berichte über die große Gefährlichkeit der Heliotherapie, die wir selbst in unserem so geringen therapeutischen Rüstzeug nicht mehr missen möchten, für zu ängstlich halten. Freilich gilt das Gesagte nur für die Heilstätte, und ich gebe gerne zu, daß übertriebene, kritiklose Sonnenbestrahlungen unter Umständen Schaden stiften können. Neben Sonnenbestrahlungen verwenden wir mit gutem Erfolg Kohlenbogenlichtbäder. Von der Verwendung der leicht zerbrechlichen Quarzlampen sind wir seit Jahren abgekommen. Aber nicht nur der Pneumothorax, auch die Phrenikotomie und die Thorakoplastik sollen womöglich in der Heilstätte ausgeführt werden, damit eben die Allgemeinbehandlung und Freiluftkur nicht notgedrungen mit der sattsam bekannten „Spitalsluft" vertauscht werden muß. J. GRAVESEN, L. ST. BURRELL, ZIEGLER, G. SCHRÖDER und FR. MICHELSSON, COURCOUX, H. MAENDL und E. SCHWARZMANN u. a. wiesen darauf hin, daß die Ausführung der Thorakoplastik in der Heilstätte das zu erstrebende Ziel ist. Auch wir stehen auf dem Standpunkt, daß die gesamte Kollapstherapie mit ihren Nebenoperationen womöglich in der Heilstätte ausgeführt werden soll. Wir wissen, daß die chirurgische Therapie der Tbc. nur in den seltensten Fällen allein ohne weitere Maßnahmen zur vollen Heilung führt, nämlich dann, wenn es gelingt, einen primären Herd restlos zu entfernen. Leider ist die Tbc. so gut wie immer eine Allgemeinerkrankung des Körpers und deshalb darf die Allgemeinbehandlung nicht vernachlässigt werden. Mit Recht sagt ein so erfahrener Kenner der Thoraxchirurgie wie W. DENK: „Ich will bei dieser Gelegenheit nochmals besonders hervorheben, daß zur Nachbehandlung Operierter eine Heilstättenbehandlung unerläßlich ist, da durch den Eingriff ja nur die Voraussetzungen für die Heilungsmöglichkeit geschaffen werden. An der Undurchführbarkeit einer entsprechenden Nachbehandlung scheitern bisweilen alle unsere Bemühungen", und R. PAMPERL „beneidet jede chirurgische Station, die über entsprechende, von den Krankenzimmern aus leicht erreichbare Liegeräume verfügt". Nun stelle man sich vor, daß ein Chirurg gezwungen ist, ohne Verbindung mit einer Heilstätte Kollapstherapie in der Großstadt zu treiben und zusehen muß, wie der erzielte Operationserfolg durch den wochenlangen Aufenthalt in einem vielleicht unmodernen Krankenhaus, den Mangel an frischer Luft und Sonne in Frage gestellt, ja oft genug vernichtet wird. Wird in einer chirurgisch gut eingerichteten Heilstätte operiert, braucht die Freiluftkur des Operierten nicht unterbrochen zu werden. Nach wenigen Tagen besteht die Möglichkeit, den Kranken mit seinem Bett ins Freie zu schieben, lange bevor er transportfähig wäre, wenn er in der Großstadt operiert wurde. Ein entsprechender Operationssaal, einwandfreie Asepsis, gute Sterilisierapparate, auf Rädern fahrbare Betten und Sonnenterrassen, die direkt vom Krankenzimmer zugängig sind, chirurgisch geschulte Ärzte und geschultes Pflegepersonal sind, wie jüngst SAUERBRUCH betonte, die notwendigen Voraussetzungen. Treffen diese zu, dann ist die Bedingung erfüllt, die man von einer modernen Tuberkuloseheilstätte fordern darf, in welcher es möglich ist, alle Formen der Tbc. sachgemäß zu behandeln. Kann aus verschiedenen Gründen nicht in der Heilstätte operiert werden, so muß der Chirurg wenigstens die Möglichkeit haben, seine Kranken, sobald sie reisefähig sind, hinzusenden.

XIII. Die Dauer und der Abschluß der Behandlung

Über die Dauer der Unterhaltung des Pneumothorax sind in der Literatur vielfach widersprechende Angaben zu finden. H. DEIST will in rasch gebesserten Fällen schon nach Jahresfrist den Auflassungsversuch unternehmen. PIGUET, G. MICHELS, F. JESSEN, BRECCIA u. a. sprechen von zwei Jahren, ZINK, DORNER und H. TIDESTRÖM von zwei bis drei Jahren, SAUGMAN hat die Behandlung gelegentlich bis zu neun Jahren ausgedehnt; FORLANINI war ursprünglich der Ansicht, die Einblasungen ad infinitum fortzusetzen, um einen Rückfall zu vermeiden. Auch JAQUEROD will den Pneumothorax in bestimmten Fällen das ganze Leben hindurch nicht eingehen lassen. Alle diese Zeitangaben beruhen auf der persönlichen Erfahrung der einzelnen Autoren und sind wohl je nach der Verschiedenheit ihres Krankenmaterials entstanden. Sie haben aber nur eine bedingte Gültigkeit für die nicht zu häufigen Fälle, bei welchen es unserem Willen überlassen ist, die Behandlung zu beenden. Ich muß da SACHS beipflichten, daß die Frage, wann ein Pneumothorax aufgelassen werden soll, sich in zirka 70% der Fälle durch innere oder äußere Umstände (Exsudate, Verwachsungen, Auftreten von Darmtuberkulose usw., Abbruch der Behandlung durch den Kranken selbst usw.) von selbst erledigt. Es bleibt also nur eine relativ geringe Zahl von Kranken übrig, bei welchen wir den Zeitpunkt der Auflassung bestimmen können. Bei dem Material meiner Rundfrage bin ich zu einer durchschnittlichen Behandlungsdauer von acht Monaten, bei meinem im Jahre 1924 veröffentlichten eigenen seit zwölf Jahren abgeschlossenen Material ebenfalls zu dem gleichen Zeitraum gekommen. An den beobachteten Fällen der letzten fünf Jahre berechnet, wäre die durchschnittliche Behandlungsdauer eine bedeutend längere, etwa zwei Jahre. Die Ursache hiefür waren Mißerfolge, die auf einen anscheinend zu kurzen Pneumothoraxbestand zurückgeführt werden mußten. Eine besondere Stellung nehmen vereinzelte Autoren ein, die nur die Erstanlegung vornehmen und dann den Pneumothorax wieder eingehen lassen (L. BRAUN). Dies mag für die seltenen Fälle mit schweren

Lungenblutungen (W. Neumann) bei ganz geringfügigen tuberkulösen Spitzenprozessen gelten, muß aber für die schweren Grundprozesse um so entschiedener abgelehnt werden, als es durch die Erstanlegung zur Reizung der Pleura kommt, wodurch in wenigen Tagen eine Verwachsung der Pleurablätter erfolgen kann, wie ich dies wiederholt beobachtet habe. Eine Wiederanlegung bei solchen „Einmalfüllungen" ist dann unmöglich. Die Behandlungszeit muß meiner Ansicht nach von dem Zustand der Lunge vor der Anlegung bestimmt werden. Es ist Forlanini und Jaquerod beizupflichten, wenn sie bei gewissen, mit schwerster Zerstörung einhergehenden Formen auf die Wiederentfaltung der Lunge bewußt verzichten. Es ist ja in solchen Fällen so wenig atemtüchtiges Gewebe vorhanden, daß die Wiederausdehnung nur Schaden, aber keinen Nutzen bringen kann. Abgesehen von einer gewissen Mindestbehandlungsdauer, die auch ich heute etwa mit zwei Jahren angeben möchte, muß der Versuch der Auflassung entscheidend sein. Der Pneumothorax darf aber wieder wegen zu großer Ängstlichkeit des Arztes nicht überflüssig lange unterhalten werden. Wir wissen aus den schönen, allerdings nicht unwidersprochenen Tierexperimenten Kaufmanns (vgl. Kapitel „Anzeigen und Gegenanzeigen"), aber auch aus Sektionen und klinischen Beobachtungen, daß der Pneumothorax auf den Organismus, auf das Herz usw. einen bedeutenden Einfluß ausübt.

Bei einer meiner Kranken, Fr. H. K. (1919), die nach nur viermonatlichem Bestehen des Pneumothorax einer Pneumonie der anderen Lunge erlag, konnte ich am Sektionstisch bereits eine gute, bindegewebige Umwallung der vorhandenen großknotigen Tbc. nachweisen. Harms sagt sehr richtig: „Der Entschluß der Einstellung der Nachfüllung ist wohl die schwerste Entscheidung, die der Arzt in den verschiedenen Stadien der Luftbehandlung zu treffen hat." Ich glaube, daß hier in erster Linie der Allgemeinzustand des Kranken entscheidend ist. Zu einer genauen Beurteilung gehört die klinische Beobachtung. Deshalb ist die Wiederaufnahme des Kranken womöglich in dieselbe Heilstätte, in der die Anlegung vorgenommen wurde, sehr erwünscht, weil derselbe Arzt, der den Kranken vor dem Pneumothorax beobachtet und genau gekannt hat, am besten auch den Abschluß der Behandlung überwachen und entscheiden kann. Die Beurteilung des Ausheilungsgrades der Pneumothoraxlunge mit Hilfe unserer gewöhnlichen klinischen Untersuchungsmethoden ist recht unsicher. H. Alexander, A. Scherer, Brauer und Spengler u. a. weisen darauf hin, daß Perkussion und Auskultation und wie ich hinzufügen möchte, auch die Röntgenuntersuchung unverläßlich sind und irreführen können. Jeder von uns kennt die Kranken mit reichlichen Rasselgeräuschen, deren ganzes sonstiges klinisches Verhalten, deren normale Sinkgeschwindigkeit der roten Blutkörperchen, deren Unempfindlichkeit gegen hohe Tuberkulindosen usw. die praktische Ausheilung der vorliegenden Tbc. beweisen. Ähnlich kann es sich mit wiederausgedehnten Lungen nach Pneumothorax verhalten. Ich kenne solche Kranke, bei welchen der Abschluß der Behandlung mehr wie zehn Jahre zurückliegt und bei welchen, trotz völliger klinischer Ausheilung, bei der jährlichen Kontrolle regelmäßig die gleichen Rasselgeräusche hörbar sind. Dieses „Narbenrasseln" (Alexander) sagt uns gar nichts. Entscheidend ist das Fehlen aller toxischen Symptome, die gute Widerstandsfähigkeit des Kranken auch bei der Arbeit (Renon u. a.) und das Fehlen der „Mensesreaktion" (MAENDL) bei Frauen. Wiederholte (nicht die erste!) Auswurfuntersuchungen müssen das Fehlen von KOCHschen Bazillen und von elastischen Fasern ergeben, eventuell wäre das Vorhandensein ersterer durch Kulturversuche nach Vermischung des Sputums mit 15% Schwefelsäure nach der von E. LÖWENSTEIN angegebenen Methode mit Sicherheit auszuschließen. Die (wiederholte) Messung der Sinkgeschwindigkeit der roten Blutkörperchen nach POINDECKER und SIESS hat auch uns oft gute Dienste geleistet, falls der Pneumothorax nicht von Exsudat begleitet war, wodurch diese Probe prognostisch unverwertbar werden kann. Trotz alledem sind wir vor Rückfällen nicht sicher. Das kann aber nicht immer der Methode zur Last gelegt werden! Die Tbc. ist eben eine Allgemeinerkrankung und der Pneumothorax nur eine Lokalbehandlung. Wir vereinigen ihn ja deshalb mit der möglichst besten Allgemeinbehandlung. Es braucht hier nicht näher ausgeführt zu werden, wie wichtig die sozialen und hygienischen Verhältnisse sind, in welche der Kranke nach der Entlassung aus der Heilstätte nach dem Abschluß der Pneumothoraxbehandlung kommt, wie oft daneben psychische Insulte den erzielten Erfolg in kurzer Zeit vernichten und zu Rückfällen führen können. So berichten VAUCHER und KAUFMANN, sowie SAUGMAN über Rezidive fünf Jahre nach der Auflassung des Pneumothorax, die ersteren nach fünfjähriger Unterhaltung des Pneumothorax. Ich selbst sah eine schwere Kavernenblutung bei einem Pneumothorax, der seit drei Jahren bestand, die sicher aus der Pneumothoraxlunge stammte und vielleicht durch plötzliche Zerrung infolge zu langer Pause zwischen den Füllungen und dadurch eingetretenem, zu niedrigem intrapleuralem Druckwert zustande kam.

Beob. A. R., 24 J. alt, aufg. 16. 11. 1921, entl. 12. 8. 1922. — Familienanamnese o. B. Am 16. 7. 1920 aus anscheinend vollster Gesundheit plötzlich Lungenblutung. Behandlung im Elisabethspital (Wien). Danach Erholung in der Heilstätte Grafenhof, dort Wohlbefinden, nur morgens etwas Husten, afebriler Verlauf. Juni 1921 neuerlich Blutspuren im Auswurf, die nach zweitägiger Bettruhe schwinden. Seither bei Anstrengung Kurzatmigkeit und häufiger Hustenreiz. Wegen einer vorwiegend indurativen, kavernösen Tbc. der ganzen rechten Lunge am 30. 11. 1921 Anlegung des künstlichen Pneumothorax. Nach der Entlassung aus der Anstalt werden die weiteren Nachfüllungen von anderer Seite in Wien vorgenommen. Am 15. 11. 1924 erscheint der Kranke bei mir zur Nachuntersuchung und ich höre zu meiner Überraschung, daß er vor drei Monaten eine schwere Lungenblutung hatte, weshalb der Pneumothorax weiter unterhalten werden mußte. Derselbe bestand also damals bereits ohne Unterbrechung fast volle drei Jahre. Die klinische Untersuchung ergibt rechts einen großen Pneumothorax (die letzte Nachfüllung hatte vor vier Wochen stattgefunden) mit beginnender Ausdehnung des Unterlappens, keinerlei Nebengeräusche. Am 15. 12. 1924 berichtet mir der Kranke: „Vier Wochen nach meiner Entlassung aus Grimmenstein ging ich ins Krankenhaus, wo ich untersucht und röntgenisiert wurde. Gleichzeitig wurde eine Probepunktion vorgenommen, welche eine helle Flüssigkeit ergab. Hierauf bekam ich eine Nachfüllung und zwar 700 ccm N. Von dieser Zeit an erhielt ich die Nachfüllungen in Zwischenräumen von vier bis sechs Wochen (500 bis 700 ccm N). Nach der Füllung blieb ich immer drei bis vier Stunden im Krankenhaus und konnte am nächsten Tag ohne Beschwerden meinem Beruf nachgehen. Seit meiner Entlassung aus Grimmenstein (12. 8. 1922) bis zum 30. 7. 1924 habe ich mich sehr wohl gefühlt, war fieberfrei, hatte keinen Auswurf und auch keinen Husten und konnte meinem Beruf wie vor meiner Erkrankung voll und ganz nachgehen. Im Mai 1924 bekam ich an einer alten

Einstichstelle eine nußgroße Geschwulst, welche geöffnet werden mußte (Stichkanal-infektion? Ref.). Aus diesem Grunde (? Ref.) bekam ich zirka zehn Wochen keine Nachfüllung. Gegen Ende Juli 1924 fühlte ich auf der Pneumothoraxseite ziemlich starken Druck (sehr charakteristisches Symptom für zu langes Intervall! Ref.) und hatte ich damals auch etwas Blutspuren im Auswurf. Am 30. 7. 1924 ließ ich mich im Krankenhaus mit Röntgen untersuchen. Man teilte mir mit, daß mein Zustand zufriedenstellend sei und ich den Blutspuren keine Bedeutung beimessen soll. Kaum zu Hause angekommen, erlitt ich einen ziemlich starken Blutsturz. Drei Tage nachher hatte ich noch Blutspuren im Auswurf, war aber im Verlauf von acht Wochen so weit hergestellt, daß ich wieder meine Arbeit aufnehmen konnte und fühle mich bis heute wieder ganz wohl." — Irregeführt durch den Röntgenbefund, wurde hier der Fehler einer zu langen Pause zwischen den Nachfüllungen begangen. Eine Messung des intrapleuralen Druckes hätte bedeutende negative Werte ergeben, die Nachfüllung erfordert hätten. Der Fall ist typisch für die Unverläßlich-

R.   L.   R.   L.

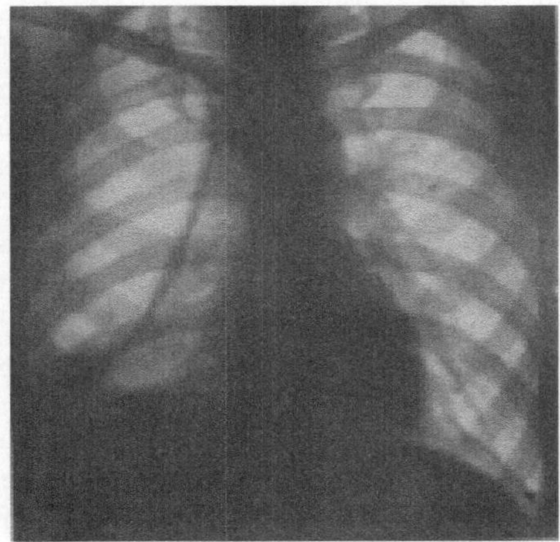 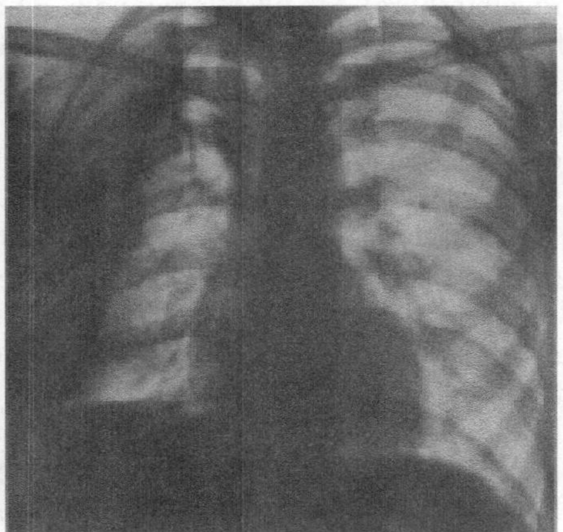

Abb. 102. Beob. A. R. Starre Lunge mit verdickter Pleura visceralis. 20. 12. 24. Pn. 3 Jahre bestehend.

Abb. 103. Beob. A. R. Endausgang. Resthöhle vollgelaufen. 15. 5. 26.

keit des Schirmbildes — insbesondere bei alten Pneumothoraces, bei denen die Lunge „starr" geworden ist — für die Bestimmung des Zeitpunktes der Füllung.

Der Kranke steht noch heute in meiner Beobachtung. Der Pneumothorax konnte erst im Mai 1926 aufgelassen werden, nachdem die durch die starr gewordene Lunge begrenzte Pneumothoraxresthöhle sich durch ein neuerliches seröses Exsudat (ex vacuo?) gefüllt hatte. In diesem Fall betrug die Behandlungsdauer zirka viereinhalb Jahre. Heute ist der Kranke klinisch geheilt (vgl. Abb. 102 und 103).

Der Fall beweist, wie schwer es ist, ein bestimmtes Zeitmaß für die Unterhaltung eines Pneumothorax anzugeben und daß auch noch im dritten Jahre der Pneumothoraxbehandlung Überraschungen möglich sind, wenn zu lange Intervalle eingeschaltet werden.

Damit kommen wir zu der Art des Endresultates der Pneumothoraxbehandlung überhaupt. O. Ziegler unterscheidet drei Formen: 1. Die restlose Ausheilung der erkrankten Lunge bei erhaltener Ausdehnungsfähigkeit, 2. Ausheilung mit wesentlicher Schrumpfung und starker Bindegewebsneubildung in der erkrankten Lunge, 3. Zurückbleiben einer Pneumothoraxhöhle bei geschrumpfter Lunge (Resthöhle), die eventuell eine Nachoperation (Thorakoplastik — Ziegler, oder Phrenikusexhairese) erfordert, zu der ich in keinem meiner Fälle Zuflucht nehmen mußte. Diesen drei Arten möchte ich 4. die des „Restexsudates“ (Maendl) anfügen. Wie schon oben erwähnt, ergibt sich in der Mehrzahl der Fälle der Abschluß der Behandlung von selbst, sei es durch die technische Unmöglichkeit, den Pneumothorax fortzusetzen, sei es durch äußere Umstände, z. B. wenn sich der Kranke vorzeitig der Behandlung entzieht. Ein charakteristisches Beispiel hiefür möchte ich anführen. Es betrifft einen Umstand, auf welchen in den verschiedenen Lehrbüchern und Monographien zu wenig Gewicht gelegt wird und bezieht sich auf den vorzeitigen Abbruch der Behandlung durch das Wohlbefinden des Patienten, das ihn glauben läßt, bereits seine volle Gesundheit erlangt zu haben, weshalb er eine Fortsetzung des Pneumothorax für überflüssig hält. Mir ist es aber auch bekannt, daß die Behandlung auf Anraten des Hausarztes, der sich wie der Patient selbst durch dessen blühendes Aussehen täuschen ließ, vorzeitig abgebrochen wurde. Es bedarf oft der ganzen Energie des Facharztes, um derartiges zu verhindern, oft ist aber auch er machtlos gegenüber der mangelnden Krankheitseinsicht.

W. Denk erwähnt einen Spättodesfall bei einer seiner Kranken, die sich (nach der Phrenikotomie) so wohl fühlte, daß sie sich den weiteren Nachfüllungen des gleichzeitig bestehenden Pneumothorax entzog. Die Tbc. machte aber bald rapide Fortschritte und die Kranke war dann nicht mehr zu retten. Die „Pleuritis fibrinoplastica“, die von manchen Autoren als Hindernis der Pneumothoraxfortsetzung gefürchtet wird, habe ich nur in ganz vereinzelten Fällen beobachtet. Möglicherweise verursacht das fortwährende Absaugen von Exsudat, das wir vermeiden und der damit verbundene immer neue Reiz raschere Verwachsungen, als wir solche bei unserem, dem Exsudat gegenüber abwartenden Verhalten beobachten konnten. Wir greifen beim sterilen, serösen oder nicht mischinfizierten eitrigen Exsudat prinzipiell nur dann ein, wenn es durch seine Größe starke Beschwerden und Atemnot verursacht oder durch Vollaufen des Pneumothorax dessen Fortführung bedroht (vgl. Kapitel „Exsudat“). Die folgenden Skizzen geben ein Beispiel für die allmähliche Auflassung eines Pneumothorax in schematischer Darstellung (Typus I, Abb. 104—108).

Ist der Pneumothorax genügend alt, die Pleura starr, so haben wir unter strenger Kontrolle in einigen Fällen den Pneumothorax absichtlich vollaufen lassen und so einen Endzustand erreicht, der keiner weiteren Lokalbehandlung bedarf. Die Kontrolle ist aber unerläßlich, weil sonst einmal (vgl. Brunner, S. 86) eine Perforation des Restexsudates in die Lunge oder nach außen denkbar wäre. Ich bringe einen solchen, ziemlich typischen Fall in Form von schematischen Skizzen. Es handelt sich hiebei durchaus um schwere destruktive Prozesse, bei welchen eine Wiederausdehnung der Kollapslunge unerwünscht und gefährlich erschien. Bei einzelnen haben wir dann noch die Phrenikusexhairese angeschlossen. Ein ähnlicher Typus (vgl. Abb. 109) ist die sogenannte „starre Lunge“, die nicht wieder ausdehnbar ist. Die hier wiedergegebene Skizze betrifft die oben angeführte Beob. A. R. In einer solchen Resthöhle entstehen sehr bedeutende negative Druckwerte, die zur Ansaugung der Nachbarorgane führen und starke Schmerzen und Beschwerden verursachen können. Auch ich habe die von v. MURALT beschriebenen Herzverschiebungen, Zwerchfellansaugung und Atemnot durch

Auflassungsperiode, Typus I (Abb. 104—108)

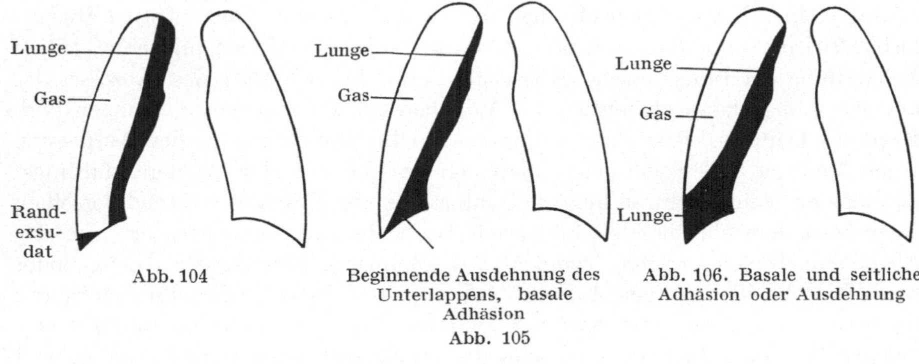

Abb. 104

Beginnende Ausdehnung des Unterlappens, basale Adhäsion
Abb. 105

Abb. 106. Basale und seitliche Adhäsion oder Ausdehnung

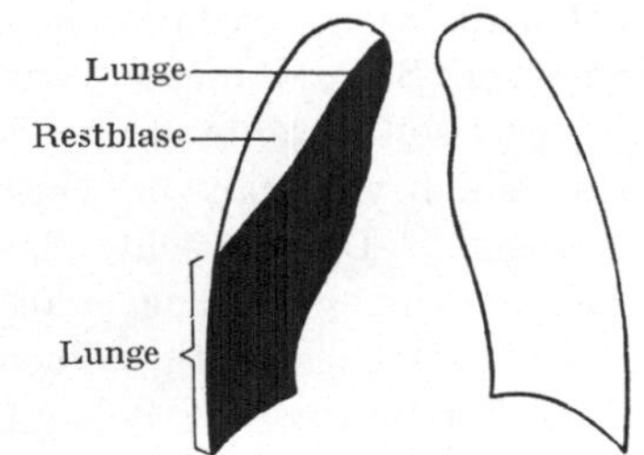

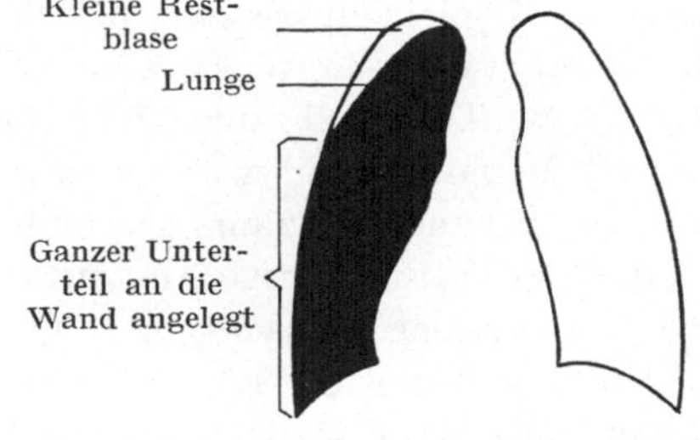

Abb. 107. Unterlappen ausgedehnt

Abb. 108. Lunge fast zur Gänze ausgedehnt

Auflassungsperiode, Typus II (Abb. 109, 110)

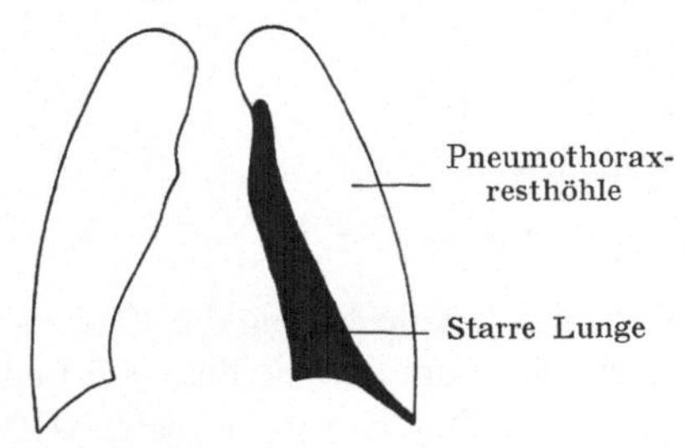

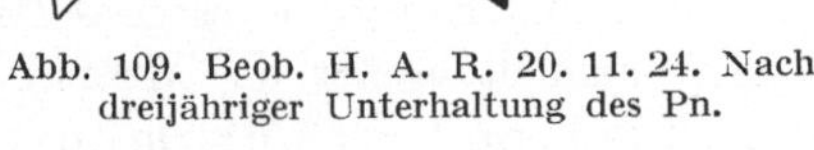

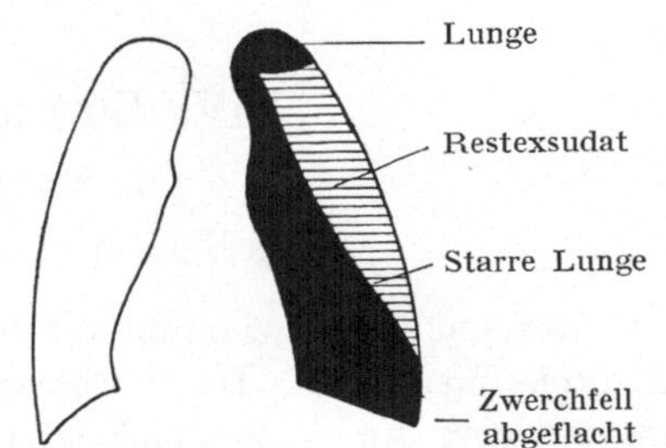

Abb. 109. Beob. H. A. R. 20. 11. 24. Nach dreijähriger Unterhaltung des Pn.

Abb. 110. Beob. H. A. R. 15. 5. 26. Nach Auflassung des Pn. Reitendes Restexsudat

den starken Zug am Brustkorb (v. MURALT hat negative Manometerwerte bis zu 40 cm H_2O beobachtet) öfter gesehen. Es besteht dabei die Gefahr der Zerrung von nachgiebigeren Partien der Kollapslunge (vgl. Beob. A. R., S. 156). Zu ihrer Verhütung muß öfters eine Messung des intrapleuralen Druckes vorgenommen und dieser jeweils auf Werte von $\pm$ 0 H_2O ergänzt werden. Sehr häufig kommt es in diesem Zeitpunkt zu Herzbeschwerden, die sich in Tachykardie und schwerster Atemnot äußern. Wenn Ruhe, Digitalis und Druckausgleich nicht helfen, muß man die Phrenikotomie machen. Die Entfaltung der Lunge — falls eine solche angezeigt ist — muß langsam vor sich gehen. In unserem Fall und vielen ähnlichen Fällen hat uns das Auftreten des Restexsudates (vgl. Abb. 110) der weiteren Sorge enthoben. In keinem einzigen Falle waren wir genötigt, zum Verschluß der Resthöhle eine Plastik anzuschließen. Viel häufiger ist die Phrenikotomie indiziert. Einen unfreiwilligen Abschluß der Behandlung bedeutet meiner Erfahrung nach auch das Manifestwerden einer diffusen Darmtuberkulose. Die Kranken pflegen dann rasch zu verfallen und eine weitere Behandlung der Lunge erscheint zwecklos. Das Fortschreiten des Prozesses der anderen Lunge kann ebenfalls zum Aufgeben des Pneumothorax zwingen (vgl. Kapitel „Doppelseitiger Pneumothorax"). Über die Methodik der Auflassung sagen BRAUER und SPENGLER: „Man bemesse die Zeit der Wiederentfaltungsperiode der Lunge nicht zu kurz und unterziehe den Kranken während derselben einer besonders eingehenden klinischen Beobachtung. Verschlechtert sich das Allgemeinbefinden, treten Temperaturerhöhungen, vermehrter Husten oder wiederholt bazillenhaltiger Auswurf auf, so ist es ratsam, den Pneumothorax wieder zu vergrößern und während Monaten weiter zu unterhalten. Ein einmaliges Wiedererscheinen von bazillenhaltigem Auswurf darf nicht maßgebend sein, da ja die Möglichkeit besteht, daß die Bazillen aus wieder entfalteten feinen Bronchialästen stammen, wo sie während der ganzen Behandlungszeit zurückgehalten waren. Tuberkelbazillen führender Auswurf sollte während sechs oder besser zwölf Monaten nicht vorhanden gewesen sein, bevor man die Versuche einleitet, die Behandlung zum Abschluß zu bringen." Dazu möchte ich bemerken, daß der bazillenhältige Auswurf auch aus der anderen Lunge stammen kann, wie z. B. aus der Beobachtung L. Qu. im Kapitel „Wechselseitiger Pneumothorax" hervorgeht (vgl. S. 124). Wesentlich für die Fortführung der Behandlung scheint mir auch der Eintritt von Gewichtsverlusten zu sein, die dem Wiederauftreten von toxischen Symptomen vorauseilen können und die neuerliche Beschleunigung der Sinkgeschwindigkeit.

XIV. Einfluß der Behandlung
1. Momentane Erfolge
Einfluß auf Husten und Auswurf

Regelmäßige Sputumuntersuchungen sind bei der Durchführung der Kollapstherapie unerläßlich. Das Vorhandensein oder Fehlen von Tuberkelbazillen und insbesondere von elastischen Fasern muß durch regelmäßige Kontrolle festgestellt werden. Wir lassen auch in unserer Heilstätte prinzipiell immer die Menge des Auswurfes messen und bringen dieselbe graphisch in Form von Sputumkurven (vgl. Abb. 112) auf der Temperaturtabelle des Kranken zur Darstellung. Ich halte diesen Vorgang für einen wichtigen Behelf, der uns bei der täglichen Krankenvisite irgendwelche Veränderungen im Befinden des Kranken sinnfällig zum Ausdruck bringt. Husten und Auswurf pflegen zunächst nach Anlegung des künstlichen Pneumothorax reichlicher zu werden. v. MURALT hat das Bild vom nassen Schwamm, der ausgepreßt wird, geprägt, das recht charakteristisch ist

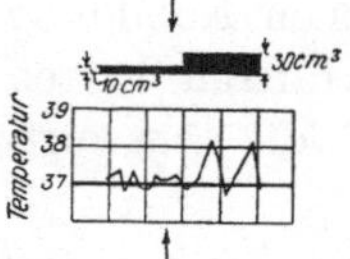

Abb. 111. Beob. Fr. F. Sputumexpression, Temperatursteigerung nach der Anlegung des Pneumothorax

(vgl. Abb. 111). Bei günstigem Verlaufe nehmen Husten und Auswurf rasch ab (vgl. Abb. 112). Nach v. Muralt wird das eitrige Sputum zunächst eitrig-schleimig, dann schleimigeitrig, dann rein schleimig, zuerst verschwinden die elastischen Fasern, die Tuberkelbazillen werden weniger, zeigen mehr weniger degenerierte Formen und verschwinden endlich ganz. Oft bleiben aber Tuberkelbazillen auch bei sonst sehr günstigem Krankheitsverlauf durch lange Zeit auch bei anscheinend idealem Kollaps nachweisbar. Wichtig und ein warnendes Symptom ist das Wiederauftreten von Bazillen und elastischen Fasern, wenn diese durch längere Zeit bei wiederholten Untersuchungen bereits gefehlt haben. Es kann auch bei noch gutem Allgemeinbefinden in einzelnen Fällen daraus auf die Aktivierung eines Prozesses der anderen Lunge geschlossen werden, wie ich dies wiederholt erlebt habe. Aus den beigegebenen Abbildungen geht nicht hervor, daß die Größe der Auswurfmenge in erster Linie mit der mechanischen Beeinflussung der vorhandenen Kavernen innig zusammenhängt. So lange es nicht gelingt, die Kaverne durch den Pneumothorax oder korrigierende Operationen zum Kollaps zu bringen, wird die Sputummenge immer in einer gewissen Höhe bleiben. Ja, es gibt Fälle, bei welchen durch die Kollapstherapie die Sputummenge nicht nur vorübergehend sondern dauernd gesteigert wird, und zwar dann, wenn es zu einer Zerrung und Reizung einer vorhandenen Kaverne kommt (vgl. Abb. 99, S. 150). Liegen die Verhältnisse derart, daß ein nicht zu starker Adhäsionsstrang vorhanden ist, so kann die Pleurolyse, bzw. die Durchbrennung des Stranges nach Jakobäus ausgezeichnet wirken (vgl. S. 109). In anderen Fällen genügt die Herabsetzung des intrathorakalen Druckes, um die Reizung der Kaverne zu beseitigen. Manchmal habe ich auch durch eine nachgeschickte Phrenikotomie die Kavernenzerrung aufheben können (vgl. S. 137). In jedem einzelnen Falle muß eben erwogen werden, welches Vorgehen das richtige ist. Eine Aspiration von Auswurfsmengen nach dem Pneumothorax konnte ich bei meinem Material nie beobachten, dagegen wiederholt bei technisch unrichtig ausgeführten Thorakoplastiken. Im Jahre 1918 berichtete ich über die Verminderung der Sputummenge durch systematische tägliche intravenöse Injektionen von hochprozentigen (10 bis 20%) Calcium chloratum cristallisatum-Lösungen. Ich bin dieser Therapie, obwohl sie von vielen Seiten angezweifelt wurde, bis heute treu geblieben und verfüge nach einer zehnjährigen Erfahrung über viele Hunderte von so behandelten Kranken. Ich konnte in zahlreichen Fällen bei systematischer, d. h. täglicher oder zweitägiger Injektion von 10 ccm der 10%igen Lösung ein ganz auffallend rasches

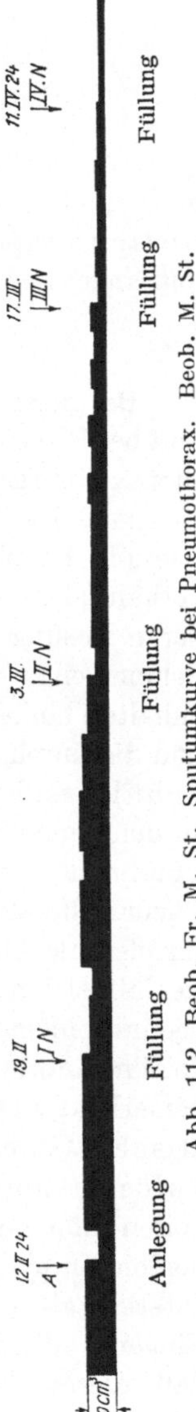

Abb. 112. Beob. Fr. M. St. Sputumkurve bei Pneumothorax. Beob. M. St.

Zurückgehen des Auswurfes sehen, wie dies aus der beigegebenen Abbildung
(vgl. Abb. 113) deutlich hervorgeht. Bei einer Reihe von Kranken hatten
wieder die Kalziuminjektionen keine sichtbare Wirkung auf die Auswurf-

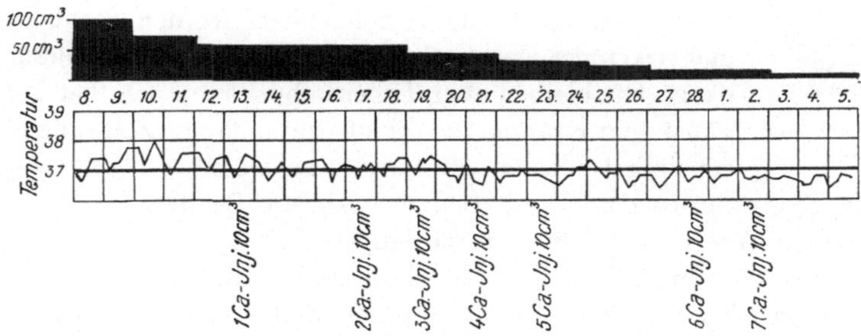

Abb. 113. Beob. F. H. Sputum und Fieber unter Ca-Wirkung

menge, ohne daß ich einen Grund dafür angeben könnte. Auch bei der
Kollapstherapie habe ich in vielen Fällen die Kalkinjektionen mit gutem Erfolg angewendet.

Schmerzen und Atemnot

Bei guter Anästhesie, die bis an die Pleura costalis durchgeführt werden muß
und bei Fehlen von Verwachsungen haben wir in den meisten Fällen die Pneumothoraxanlegung ohne den geringsten Schmerz vornehmen können.
Dagegen ist bei älterem Pneumothorax und schon verdickter Pleura das
stumpfe Durchstoßen derselben fast immer etwas schmerzhaft. Ganz anders
verhält sich der Patient, wenn sich bereits Verwachsungen gebildet haben,
deren Lösung oder Dehnung durch das eingeführte Gas meist ziemlich heftige
Schmerzen zu verursachen pflegt, die noch zwei bis drei Tage nach der Operation
anhalten können. Für Adhäsionen, die an der Pleura diaphragmatica bestehen
und die durch das Gas gedehnt und gezerrt werden, sind meiner Erfahrung nach
Schulterschmerzen der betreffenden Seite sehr charakteristisch. Im Gegensatz
zu den eigentlichen Operationsnachschmerzen beobachten wir die als „Stechen",
„Brennen" und „Drücken" beschriebenen Empfindungen, die schon vor der
Pneumothoraxtherapie vorhanden waren. Da dieselben fast immer der Ausdruck
für pleurale Affektionen, für frische oder abgelaufene Pleuritis sind, verschwinden
sie, falls sich noch lösbare Adhäsionen an diesen Stellen finden, nach der Operation
wie mit einem Schlage. Auch ein sich bildendes Exsudat oder eine Pleuritis sicca
der Pneumothoraxseite pflegt sich häufig durch dumpfe oder stechende Schmerzen
bemerkbar zu machen. Auf Grund meiner Beobachtungen sind diese bei echten
mischinfizierten Empyemen am heftigsten, während sterile, rein tuberkulöse Empyeme auch ohne die geringsten Beschwerden entstehen und verlaufen können. Die Pleurareizung scheint bei den echten, mischinfizierten,
heißen Empyemen eine so intensive zu sein, daß die Entzündung sich auch den
Interkostal- und Hautnerven mitteilt. Hiebei kann bereits der Druck des
Fingers auf den Interkostalraum einen derart heftigen Schmerz auslösen,
daß dieses Symptom für das Bestehen eines echten Empyems recht
charakteristisch sein kann. Es ist dies ein Befund, den wohl die meisten Chirurgen,

die sich mit Thoraxchirurgie beschäftigen, erhoben haben dürften — ich erinnere hier z. B. nur an die Schmerzhaftigkeit der meta-pneumonischen Empyeme. Auch eine gewöhnliche Pleuritis und da besonders die Pleuritis sicca, kann Druckschmerz hervorrufen, doch pflegt derselbe nie so heftig zu sein wie bei einem echten Empyem. Mein Assistent A. Schick hat (1924) ausführlich über Schmerzempfindungen bei Lungentuberkulose berichtet und unsere Erfahrung mitgeteilt, daß besonders bei Frauen zur Zeit der Menstruation häufig Schmerzen auftreten und bestehende Schmerzen verschlimmert werden. Es ist dies eine Tatsache, die wir auch mit Vorteil diagnostisch verwerten. Dumarest macht auf die mitunter sehr heftigen Schmerzen aufmerksam, die bei altem Pneumothorax infolge starren Mediastinums und sklerosierter Pleura entstehen, wenn im Pneumothorax nicht mehr genügend Gas vorhanden ist oder die Gasblase unter stark negativem Druck steht. Es sind dies lokale oder ausstrahlende Schmerzen in die Schultern und Arme, Präkordialangst, Beschwerden, die viel Ähnlichkeit mit Angina pectoris haben. Einmal hatte ich gemeinsam mit Prof. F. Kovács Gelegenheit, bei einem derartigen Fall heftige Schmerzen im linken Unterbauch zu beobachten. Durch eine Nachfüllung sind diese Erscheinungen sofort zum Verschwinden zu bringen. Dumarest erklärt sich diese Schmerzphänomene aus dem durch die Resorption des Gases entstehenden leeren Raum und dem vergeblichen Bemühen der Nachbarorgane, denselben durch Schrumpfung zur Verödung zu bringen, wobei das Mediastinum oder das Zwerchfell wegen seiner Starre bzw. Verwachsung nicht nachgibt. Nach H. Schlesinger können heftige Schluckschmerzen, die an eine Erosion oder Fissur der Speiseröhre denken lassen, tatsächlich auf eine Pleuritis diaphragmatica oder mediastinalis zu beziehen sein. Manchmal wird bei Pleuritis der Schmerz auch auf der Gegenseite empfunden. Eine andere Ursache für heftige Beschwerden sind die Schrumpfungsvorgänge der kranken Seite, besonders nach Exsudaten. Die stärksten Grade von Schrumpfung werden nach Empyemen beobachtet. Diese Schmerzen können noch jahrelang nach der Auflassung des Pneumothorax bestehen und können, durch Verwachsungen und Zug an denselben bedingt, auch auf der gesunden Seite lokalisiert sein, wie folgender Fall zu beweisen scheint.

Beob. Dr. W. Gr., aufg. 31. 1. 1922. — Anlegung des Pneumothorax am 16. 2. 1922, Auflassung des Pneumothorax nach Exsudat im Herbst 1923. Nachuntersuchung am 6. 12. 1924. Der Kranke fühlt sich ziemlich wohl, hat weder Husten noch Auswurf, noch Fieber, ist vollkommen berufsfähig und hat seit Anlegung des Pneumothorax zirka 20 kg an Körpergewicht zugenommen. Die Untersuchung ergibt eine massive Thoraxdämpfung der ganzen rechten Seite mit starker Schrumpfung und Verziehung des Herzens nach rechts. Der Kranke klagt über seit vielen Monaten anhaltende, sehr heftige Schmerzen an der linken Thoraxseite. Es besteht kein Katarrh, völliges Fehlen von Nebengeräuschen. Die Schmerzen lassen sich nur durch den Zug von Adhäsionen der besseren Seite erklären, der durch die enorme Schrumpfung und Verziehung der Mediastinalorgane und der linken Lunge nach rechts ausgelöst wird.

Nach völliger Ausdehnung der Lunge ist meist grobes pleurales Reiben über der ganzen Pneumothoraxseite hörbar, das aber gewöhnlich keine Beschwerden verursacht. Schmerzen pflegen meiner Erfahrung nach nicht nur durch eine bei

Pneumothorax meist übersehene Pleuritis sicca oder durch eine rasch sich manifestierende Pleuritis exsudativa hervorgerufen zu werden, sondern öfter auch durch Sekretstauung bei banaler Bronchitis meist über den Unterlappen.[1] Eine echte Pleuritis exsudativa löst auch beim Pneumothorax fast immer Schmerzen aus, die oft nur als „dumpfer Druck, Spannungsgefühl", oft aber auch als „Stechen" geschildert werden. Meist geben die Kranken dann spontan das für den Erguß charakteristische „Glucksen, Plätschern" an und die Prüfung auf die succussio Hippocratis sichert alsbald die Diagnose. Hautemphyseme verlaufen meist schmerzlos. Tiefe Emphyseme verursachen Schmerzen am Halse und beim Schluckakt. Über Mediastinalemphysem habe ich keine persönliche Erfahrung. Nach Aufhören der bei der Anlegung des Pneumothorax eingeleiteten Anästhesie treten oft Schmerzen in der betreffenden Thoraxhälfte auf, die 24 bis 48 Stunden anhalten und vielleicht durch Zerrung und Lösung von Verwachsungen, vielleicht durch Reizung der Pleura infolge des geschaffenen pathologischen Zustandes erklärt werden können. Durch Anwendung höherer Druckwerte, die bei starrem Mediastinum und unvollständigem Kollaps zur vorsichtigen Dehnung der Adhäsionen hie und da versucht werden müssen, kommt es fast immer zu schmerzhaften Sensationen. Daß das Abdrängen des Zwerchfelles gegen die Bauchhöhle zu „Magenschmerzen", anderseits der Zwerchfellhochstand durch Meteorismus bei bestehenden basalen Adhäsionen den charakteristischen Schulterschmerz auslöst, kann ich, da öfters gesehen, nur bestätigen. Sehr charakteristisch ist der plötzlich, meist nach Hustenstoß blitzartig auftretende, äußerst intensive stechende Schmerz bei Perforation einer Kaverne. Der rasch entstehende Spannungspneumothorax schafft dann ein unerträgliches Angst- und Oppressionsgefühl. „Herzschmerzen", auch Präkordialangst werden oft von Kranken angegeben, bei welchen Verwachsungen mit dem Perikard bestehen, die durch den Pneumothorax gedehnt und gezerrt werden. In manchen Fällen lassen sich dann am Manometer Herzpulsationen beobachten. Auch hochgradige Herzverlagerungen können meiner Erfahrung nach ganz schmerzlos verlaufen. Steht aber der Kranke im vorgeschritteneren Alter, so stellen sich rasch Beschwerden ein.

Die Atemnot kann zunächst einmal toxisch bedingt und unabhängig von der Ausdehnung der Tuberkulose sein; sie pflegt dann bei gelungenem Pneumothorax sehr rasch zu verschwinden, wenn nicht starre Infiltrationen ganzer Lappen vorliegen. Als weitere Entstehungsursache kommen Mangel an respiratorischer Oberfläche, Störung der Erythropoese (SAUERBRUCH) oder Erschwerung der Herzaktion in Betracht. Nach D. H. MORRISTON wird Atemnot auch durch eine gewisse Disharmonie der vorhandenen Ausdehnungsfähigkeit der Lunge und derjenigen der Thoraxwand hervorgerufen. Von wesentlichem Einfluß ist nach v. MURALT auch die Seehöhe, in der sich der Kranke aufhält. „Je geringer die vorhandene Atemfläche ist, um so mehr macht sich der abnehmende Sauerstoffpartialdruck in der Höhe bemerkbar." Derartige Kranke fühlen sich nach meiner Erfahrung viel wohler im Tiefland oder im Mittelgebirge und gehören nicht in Höhenkurorte. Auch Schmerzempfindungen verschiedenster Genese, wie durch Adhäsionen, Pleuritiden usw. bedingt, können Atemnot verursachen. Eine besondere Bedeutung gewinnt dieses Symptom beim Vor-

---

[1] Wobei heiße Wickel Wunder wirken!

handensein eines großen Ergusses und mahnt dann zur ent-
lastenden Punktion. Daß infolge bestehenden Überdruckes bei beweglichem Mediastinum durch die Entspannung auch der Sekundärlunge Atemnot sich einstellen kann, ist natürlich. Progrediente Prozesse der Gegenseite,
wenn sie fieberlos und ohne sonstige Beschwerden verlaufen, können sich
durch immer stärker werdende Atemnot verraten. Besonders habe ich dies bei
miliaren, hämatogenen Aussaaten beobachtet, die sich der klinischen Diagnose
längere Zeit entziehen können und dann bei der nächsten Röntgenuntersuchung,
eventuell erst durch eine gute Platte, entdeckt werden.

Fieber und toxische Symptome

Am erfreulichsten sind die Fälle, bei denen wenige Tage nach der Pneumothoraxanlegung vollständige und dauernde Entfieberung eintritt, nachdem meist
am ersten und zweiten Tage nach der Operation die Temperatur gestiegen war,
was vielleicht durch Autotuberkulinisierung, vielleicht auch durch Auspressen von
kleinen Hohlräumen erklärt werden kann (vgl. Abb. 111, S. 161). Fällt das Fieber
einige Tage nach der Anlegung nicht ab, so ist zunächst klinisch und röntgenologisch festzustellen, ob die Lunge genügend komprimiert ist und ob im besonderen

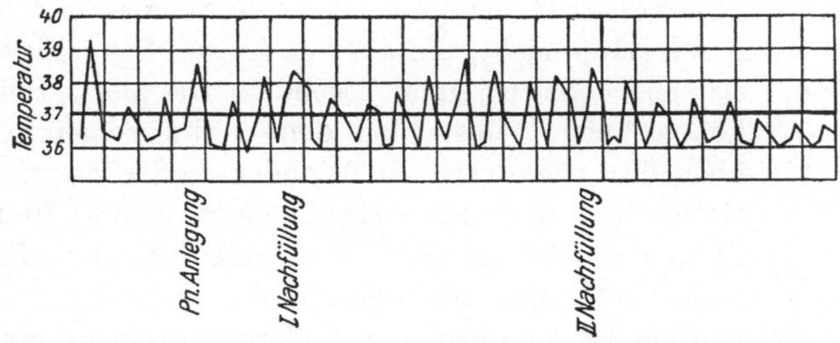

Abb. 114. Entfieberung Typus I. Beob. R. M., aufgenommen 16. 9. 1923

etwa vorhandene Kavernen ausgespannt oder zusammengedrückt sind. Ist ersteres
der Fall, so muß durch baldige Nachfüllung, besonders bei starrem Mediastinum versucht werden, die Kompression zu bessern, etwaige Verwachsungen durch etwas
stärkeren Druck zu lösen und etwaige strangförmige Adhäsionen mit Vorsicht
zu dehnen. Da wir ausschließlich ein Wassermanometer benützen, so erreichen wir
selten Werte über 12 bis 14 cm H_2O, ein Druck, der aber bei unserer Technik (starke
SALOMONsche Kanüle) meist auch schon genügt, um ein Hautemphysem und
damit die endopleurale Entlastung hervorzurufen. Erfahrungen mit dem Quecksilbermanometer besitze ich nicht. Daß die Anwendung von zu hohen Druckwerten
zahlreiche Gefahren in sich birgt, ist bekannt (vgl. „Fehler" S. 47).

Kommt es aber nach der Anlegung zu einer genügend starken Kompression
der erkrankten Lunge ohne Eintritt der Entfieberung, so sind zunächst zwei
Dinge möglich: Entweder sind auf der besseren Seite aktive Herde vorhanden
oder solche aktiviert worden oder aber das bestehende Fieber, das in solchen
Fällen sogar anzusteigen pflegt, zeigt ein entstehendes Exsudat an oder es handelt
sich um andere tuberkulöse Komplikationen, besonders Darmtuberkulose. Es
gibt aber auch Fälle, wo alle die angeführten Gründe zur Erklärung des Fiebers
nicht ausreichen und erst durch vorsichtige, spezifische Therapie (wir verwenden
bei fiebernden Kranken mit Vorliebe das Tuberkulomuzin von WELEMINSKY)

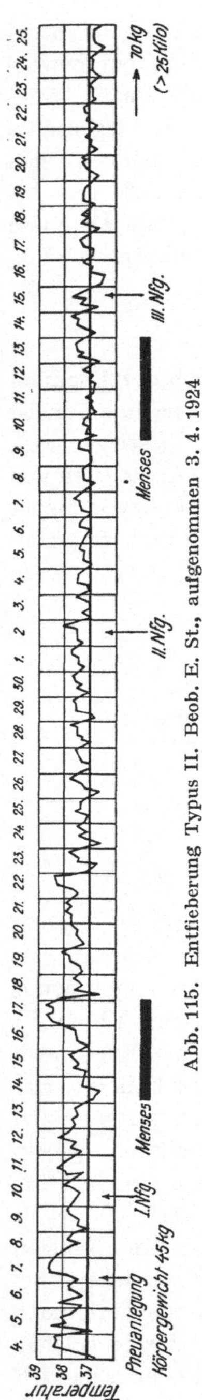

Abb. 115. Entfieberung Typus II. Beob. E. St., aufgenommen 3. 4. 1924

oder durch chemotherapeutische Maßnahmen, im speziellen Kalziumtherapie, versucht werden muß, eine Entfieberung zu erzielen (vgl. Abb. 113). E. Suess sieht bei sonst unkomplizierten Formen die rasche Entfieberung nach dem Pneumothorax als die Regel an. Der Temperaturabfall erfolgt entweder kritisch (vgl. Abb. 114), oder lytisch (vgl. Abb. 115), je nach der Lage des Falles, dem pathologisch-anatomischen Charakter der Tuberkulose, dem Zustand der anderen Lunge usw. Eine ausgezeichnete Schilderung der Umstimmung des Krankheitsbildes nach der gelungenen Kollapstherapie verdanken wir v. Muralt: „Hand in Hand mit allen schon beschriebenen Veränderungen des Befindens treten beim Pneumothorax die Symptome der toxischen Psychoneurose rasch in den Hintergrund, so die Schweiße, die Schlafstörungen, Menstruationsanomalien, die Erregungszustände, die erhöhte Erregbarkeit der Muskeln (Orszag), die pathologisch veränderte Stimmung usw. Im Vordergrund steht eine überraschende Umwandlung der ganzen Persönlichkeit, wie man sie wohl auch sonst bei günstigem Kurverlaufe sieht, die aber durch die Schnelligkeit, mit der sie sich vollzieht, ganz besonders frappiert. Solche Kranke können sich selbst über den merkwürdigen Umschwung, über das wie durch ein Wunder wiedererlangte Gefühl der Gesundheit und Lebenskraft nicht genug freuen." Diese „Umwandlung der Persönlichkeit", die wir häufig sehen, ist durch photographische Aufnahmen des nackten Körpers vor und nach der Kollapstherapie gut ersichtlich und bilden solche eine wertvolle Bereicherung unserer Krankengeschichten (vgl. Abb. 73, 74, S. 126 und Abb. 100, 101, S. 152).

Nach Jessen ist es auch für die nach gelungenem Pneumothorax eintretende Entgiftung charakteristisch, daß schon lange vor der wirklichen Heilung die toxischen Erscheinungen zurückgehen. „So kann der durch kein Mittel zu beeinflussende Haarausfall der Tuberkulösen nach gelungener Kompression sofort aufhören und sein Fortbestehen gibt uns ein gutes objektives Zeichen dafür, wie groß noch die Giftresorption ist." F. Jessen erwähnt auch die Abheilung einer sonst jeder Behandlung trotzenden Pityriasis versicolor nach Anlegung des Pneumothorax, die er auf die entgiftende Wirkung dieses Eingriffes zurückführt. Ebenso beobachtete er das Verschwinden von sehr hartnäckigen, chronischen Lidekzemen und das Abheilen schwerster Aknefälle.

Wichtig ist das Verhalten der Diazoreaktion. Durch den Pneumothorax kann die Diazoreaktion zum Verschwinden gebracht werden. Ähnliche Beobachtungen haben auch A. Baer und H. Kraus vor zwölf Jahren mitgeteilt. Bei einem ihrer Kranken, der anscheinend an exsudativ-pneumonischer Tuberkulose der ganzen rechten Lunge mit andauerndem hohem Fieber bis über 39⁰ erkrankt war, fiel die vorher positive Diazoreaktion nach Anlegung des Pneumothorax negativ aus.

Eine feinere Reaktion als die Diazoreaktion ist die von M. WEISS angegebene Urochromogenprobe, die wir in vielen Fällen angewandt haben. Bei Entgiftung des Organismus durch einen gelungenen Pneumothorax pflegt die früher positiv gewesene Urochromogenprobe negativ zu werden.

Körpergewicht

A. TRESKINSKAJA (1911), J. SORGO (1912), TREVISAN, FAGIULI, M. SCHAIE, E. SUESS u. a. wiesen darauf hin, daß das Körpergewicht im Verlaufe der Pneumothoraxbehandlung im scheinbaren Gegensatz zur klinischen Besserung gar nicht oder wenig ansteigt. F. JESSEN meint den Grund hiefür in der Verkleinerung der

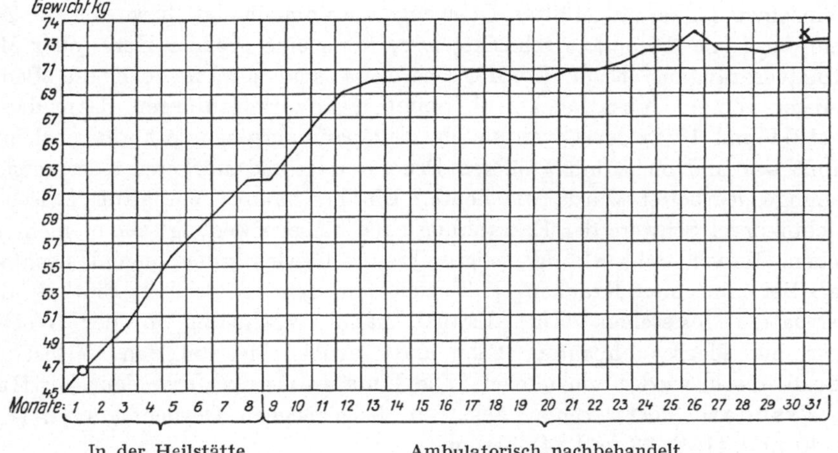

Abb. 116. Gewichtskurve. Beob. E. St. 3. 4. 24. — 3. 11. 26.
× Auflassung des Pn.

respiratorischen Oberfläche durch Ausschaltung der einen Lunge zu finden, denn „der Mensch ißt nicht nur mit dem Digestionsapparat, sondern in letzter Linie mit der Lunge“. L. KOGAN glaubt, daß „zufolge der zu energischen Einwirkung auf die Lunge die Toxine in größerer Menge (als sonst) im Körper zirkulieren“. J. PARISOT und H. HERMANN sahen bei Tierversuchen (Kaninchen) wesentliche Abmagerung während der Erhaltung eines Pneumothorax, bzw. beim noch wachsenden Tier ein Zurückbleiben in der Entwicklung und empfehlen deshalb eine Überernährung der mit Lufteinblasung behandelten Kranken. BURRELL und GARDEN beobachteten einen fortschreitenden Gewichtsverlust namentlich dann, wenn es zu einer Verdrängung des Mediastinums mit Beeinträchtigung der Herztätigkeit und Atemnot kam. Sie führen die Abmagerung auf eine Störung des Stoffwechsels durch schlechte Sauerstoffversorgung des Blutes zurück. Ebenso wie v. MURALT betonen sie, daß bei linksseitigem Pneumothorax durch Druck auf den Magen Appetitlosigkeit und Gewichtsverlust eintreten kann. Anderseits hebt auch v. MURALT hervor, daß sich mit dem Verschwinden der toxischen Symptome der Stoffwechsel rasch bessert und heruntergekommene Phthisiker förmlich aufblühen.

Bei allen unseren Kranken wurde die Gewichtskurve auch nach der Entlassung aus der Heilanstalt regelmäßig geführt. Bei 100 wahllos herausgegriffenen Fällen verhielt sie sich während der Erhaltung des Pneumothorax wie folgt: 75% zeigten eine Erhöhung, 25% eine Verminderung ihres Körpergewichtes. Von diesen 100 Kranken hatten nur 9 einen fieberfreien Verlauf, 39 waren subfebril, der Rest von 52 fieberte vor oder während der Behandlung. Die schönsten Gewichtszunahmen wiesen gerade die Schwerkranken auf, bei welchen die „Umstimmung" geglückt war. Wir konnten da in einem Falle eine Zunahme von 24 kg, in einem zweiten von 28 kg als Endresultat verzeichnen. Im großen und ganzen waren aber auch die Gewichtszunahmen bei unseren mit Pneumothorax behandelten Kranken geringer als bei den übrigen Heilstättenpatienten. Wir hatten den Eindruck, daß die Gewichtsbewegung wesentlich mit der bei den einzelnen Fällen eingefüllten Gasmenge zusammenhängt, bzw. daß die Zunahme dann eine besonders schlechte war, wenn eine größere Herz- oder Mediastinalverdrängung bestand. Möglicherweise sind darauf auch die Beobachtungen von A. TRESKINSKAJA, J. SORGO u. a. zurückzuführen, da in dieser Zeit (1911 und 1912) der GWERDERsche Entspannungspneumothorax noch unbekannt war und meist mit größeren Druckwerten und stärkerer Kompression der Lunge gearbeitet wurde wie heute. Ein bestimmtes Verhältnis zwischen Gewichtskurve, Schwere der Erkrankung oder Fieberbewegung scheint nicht zu bestehen. Manche Schwerkranke zeigten bessere Gewichtszunahmen als leichtere Fälle. Bei einzelnen Kranken ließ sich ein sehr deutlicher Einfluß der Menstruation feststellen. Eine Kranke nahm regelmäßig in der Woche, in der die Menses eintraten, 1 kg und darüber ab, um den Verlust im Intervall rasch wieder einzuholen. Die Umstimmung unter dem Einfluß des Exsudates geht schön aus den beigegebenen Gewichtskurven (vgl. Abb. 40 und 41, S. 73 und 74) hervor.

Sinkgeschwindigkeit der roten Blutkörperchen

Die Prüfung der S. G. der roten Blutkörperchen ist uns in der von H. POINDECKER und meinem ehemaligen Mitarbeiter C. SIESS angegebenen Modifikation der WESTERGREENschen Methode, deren Technik ich kurz schildere, ein wertvoller Behelf nicht nur für die Indikationsstellung, sondern auch für den Einfluß der Behandlung geworden.

Technik der Prüfung der S. G. nach H. POINDECKER und C. SIESS:

„1. In einer 5 ccm-Rekordspritze wird genau 1 ccm einer 5%igen Natrium citricum-Lösung aufgezogen.

2. Nach Wechseln der Nadel wird hierauf mit der gleichen Spritze eine Punktion der Kubitalvene gemacht und genau 4 ccm Blut entnommen. Nach Verlassen der Vene zieht man den Kolben der Spritze etwas zurück und erzielt durch wiederholtes Hin- und Hersteigenlassen der Luftblase eine gleichmäßige Mischung zwischen Blut und Zitratlösung.

3. Die Mischung kommt dann unter Vermeidung von Blasen- und Schaumbildung (längs der Wand einfließen lassen!) bis zur 5 cm-Marke in ein Wassermann-Röhrchen, das hierauf senkrecht in einen Holzklotz gesteckt und sich selbst überlassen wird.

Nach einer halben und nach einer ganzen Stunde wird durch Anlegen eines Millimetermeßstreifchens, wenn man nicht graduierte Röhrchen vorzieht, die Sinkhöhe abgelesen. Hat man eine größere Reihe von Proben entnommen, so mischt man die einzelnen Röhrchen, nachdem alle gefüllt sind, durch wiederholtes Schütteln gut durch, um die Ablesung aller Proben zur gleichen Zeit vornehmen zu können."

Statt des Meßbandes verwenden wir graduierte Röhrchen mit Millimetereinteilung. Die Probe ist sehr einfach und nicht zeitraubend. Wir verwenden sie seit Jahren systematisch bei Aufnahme und vor Entlassung des Kranken und mehrere Male während der Kollapstherapie.

In der folgenden Tabelle habe ich einige Fälle angeführt, um die Beeinflussung der S. G. durch die Kollapstherapie zu erweisen. Aus dieser Zusammenstellung geht hervor, daß der Ausfall der S. G.-Probe immer nur den momentanen Zustand des Kranken recht gut anzeigt. Voraussetzung ist, daß man bei Frauen die Zeit der Menses vermeidet und nicht andere Erkrankungen Ursachen von Fehlerquellen sind. Zum Beispiel war bei Fall 7 nach der dreizehnten Nachfüllung die Herabsetzung der S. G. nur eine ganz geringe, heute, zwei Jahre später, ist die Patientin klinisch geheilt; bei der nachfolgenden Beobachtung 8 war die Herabsetzung der S. G. eine sehr beträchtliche, die Patientin ist heute, zwei Jahre später, in sehr schlechtem Zustand. Auftretendes Exsudat zeigt sich fast immer, wie aus Beobachtung 20 oder 22 zu ersehen ist, durch hohe S. G.-Werte an. Hohe Werte ergeben ferner die Prozesse der Gegenseite, wie Beobachtung 32. Bei mächtigen Infiltrationen und ungenügendem Kollaps der Lunge ist auch die Herabsetzung der S. G. eine sehr geringe, wie im Falle 37. Die angeführten Ziffern entsprechen Millimetern, nach einer halben und ganzen Stunde abgelesen. Z. B. 10/20 = die S. G. beträgt 10 mm nach $^{1}/_{2}$ und 20 mm nach 1 Stunde. Die Normalwertgrenze beträgt 6/12 mm.

Auf Grund unserer Erfahrungen bei mehreren tausend Nachfüllungen bei etwa 300 Erstoperationen können wir folgendes über den Wert der S. G. sagen:

1. Die S. G. ist eine wertvolle und bei Ausschaltung der Fehlerquellen verläßliche objektive Methode zur Kritik unseres therapeutischen Handelns.

2. Die S. G. zeigt immer nur den momentanen Zustand des Kranken an, sie ist selbstverständlich nicht spezifisch.

3. Die S. G. scheint bei gelungener Kollapstherapie regelmäßig eine beträchtliche Verzögerung zu erfahren.

4. Eine Beschleunigung der S. G. ist ein prognostisch ungünstiges Zeichen. Werte um 30 mm sind als vollkommen infaust anzusprechen.

5. Ein Wiederauftreten der höheren Werte nach gelungener Herabsetzung spricht für Komplikationen, insbesondere für Exsudat, einen Prozeß der anderen Lunge oder beginnende Darmtuberkulose.

Tabelle 4. Die Beeinflussung der Sinkgeschwindigkeit der roten Blutkörperchen durch den Pneumothorax und die Phrenikotomie

Beob.-Zahl	Name, Geschlecht	Befund	S. G. vor Pn.		Pneumothoraxanlegung am	Zahl d. Nachfüllungen	S. G. nach Pn.		Anmerkung
			Datum	S. G.			Datum	S. G.	
1	J. H. weibl.	Kavernöse Phthise der rechten Lunge	1922 8. 11.	23/28	1922 8. 11.	6	1923 7. 2.	3/7	Pneumothorax und Phrenikusexhairese. 1926: Klinisch geheilt.
2	H. V. weibl.	Vorwiegend indurative kavernöse Tbc. des linken Oberlappens	1922 10. 11.	11/15	1922 21. 12.	9	1923 7. 2.	5/10	1926: Klinisch geheilt.
3	F. B. weibl.	Vorwiegend indurative kleinkavernöse Tbc. der linken Lunge	1922 2. 12.	8/15	1922 21. 12.	10	1923 7. 2.	3/4	Später Progredienz rechts. 1926: Wenig gebessert.
4	G. R. weibl.	Vorwiegend exsudative Tbc. der linken Lunge	1923 6. 2.	11/16	1923 1. 2.	14	1924 10. 5.	3/6	Pneumothorax und Phrenikusexhairese. 1926: Klinisch geheilt.
5	M. H. weibl.	Vorwiegend indurative Tbc. links, febril, Turban III.	1923 1. 9. 1926 23. 4.	8/20 13/20	1923 28. 8.	6	1923 20. 10. 1926 8. 7	7/14 10/19	Zerrungshämoptoe. 1926: Wenig gebessert.
6	M. S. weibl.	Offene kavernöse indurative Tbc. des linken Oberlappens	1923 3. 10.	11/20	1923 16. 10.	5	1923 17. 11.	4/9	1926: Klinisch geheilt.
7	M. H. weibl.	Febrile, vorwiegend exsudative Tbc. des rechten Unterlappens	1923 22. 11.	18/22	1923 22. 11.	13	1924 19. 4.	13/19	Inkompletter Pneumothorax. 1926: Klinisch geheilt.
8	M. G. weibl.	Vorwiegend indurative Tbc., afebril, Turban III	1923 29. 12.	11/22	1923 4. 2.	5	1924 10. 5.	4/7	1926: Verschlechtert.

9	A. L. weibl.	Vorwiegend indurative Tbc., afebril, Turban III	1924 5. 1.	8/13	1924 18. 2.	5	1924 26. 6.	5/10	1926: Klinisch geheilt. Vollkommen erwerbsfähig.
10	P. M. weibl.	Vorwiegend indurative Tbc., afebril, Turban III	1924 5. 1.	7/14	1924 2. 1.	9	1924 28. 4.	3/7	1926: Klinisch geheilt.
11	J. S. weibl.	Offene, kavernöse Tbc. der ganzen linken Lunge, Hilusprozeß rechts	1924 19. 1.	6/11	1924 8. 2.	6	1924 20. 4.	2/4	Inkompletter Mantelpneumothorax. 1926: Noch in Behandlung.
12	M. J. weibl.	Offene, induradive Tbc. beider Lungen	1924 22. 1.	13/23	1924 4. 2.	8	1924 12. 4.	6/13	Wechselseitiger Pneumothorax. 1926: gestorben.
13	J. P. weibl.	Offene, kleinknotige, kavernöse, vorwiegend indurative Tbc. des rechten Oberlappens	1924 16. 2.	24/30	1924 18. 2.	6	1924 20. 4.	16/23	1926 ?
14	M. St. weibl.	Vorwiegend indurative Tbc., afebril, Turban III	1924 23. 2.	15/24	1924 12. 2	5	1924 20. 4.	12/21	1926: Vollkommen erwerbsfähig.
15	G. H. weibl.	Vorwiegend indurative Tbc., afebril, Turban II	1924 1. 3.	11/19	1924 28. 3.	8	1924 25. 4.	7/13	Inkompletter Pneumothorax. 1926: Vollkommen erwerbsfähig.
16	Ch. D. weibl.	Bronchiektasien des linken Unterlappens	1924 18. 3.	6/13	1924 7. 4.	3	1924 26. 6. 1. 5.	9/11 4/9	Kompletter Pneumothorax. Bronchiektasien. 1926: Klinisch geheilt.
17	E. F. weibl.	Vorwiegend indurative Tbc., febril, Turban III	1924 5. 4.	20/27	1924 10. 4.	2	1924 29. 4.	10/20	1926: Vollkommen erwerbsfähig.
18	E. St. weibl.	Offene febrile knotige Tbc. beider Oberlappen	1924 5. 4.	20/28	1924 7. 4.	2	1924 24. 4. 17. 6.	10/20 6/13	Entspannungspneumothorax bei aktiver anderer Seite. 1926: Noch in Behandlung.
19	L. H. weibl.	Vorwiegend indurative Tbc. des linken Oberlappens	1922 15. 11.	4/20	1922 2. 12.		1925 13. 2.	4/9	1926: ?

Beob.-Zahl	Name, Geschlecht	Befund	S. G. vor Pn.		Pneumo-thorax-anlegung am	Zahl d. Nach-füllun-gen	S. G. nach Pn.		Anmerkung
			Datum	S. G.			Datum	S. G.	
20	Th. K. weibl.	Vorwiegend indurative Tbc., afebril, Turban III	1924 7. 6.	6/10	vor der Auf-nahme		1924 12. 7.	14/22	Kompletter Pneumothorax, Exsudat. 1926: Spondylitis.
21	M. F. weibl.	Vorwiegend indurative Tbc., afebril, Turban III	1924 17. 6.	7/15		8	1924 17. 11.	3/6	1926: Klinisch geheilt.
22	K. V. weibl.	Vorwiegend indurative Tbc., afebril, Turban III	1924 21. 6.	13/22		11	1924 6. 12.	10/18	1926: Wegen Nephritis Pneumo-thorax aufgelassen. Exsudat.
23	M. P. weibl.	Vorwiegend indurative Tbc., febril, Turban III	1924 2. 7.	8/17	1924 10. 8.	6	1924 8. 11.	4/8	1926: Klinisch geheilt.
24	A. H. weibl.	Vorwiegend exsudative Tbc., febril, Turban III	1924 16. 8.	9/17	1924 17. 8.	9	1924 11. 10.	10/10	Phrenikotomie. 1926: Klinisch geheilt.
25	F. P. weibl.	Vorwiegend indurative Tbc., afebril, Turban III	1924 30. 8.	6/10	Vor der Auf-nahme	5	1924 13. 12.	3/9	
26	B. D. weibl.	Vorwiegend indurative Tbc., febril, Turban III	1924 6. 9.	15/25	1924 4. 9.	6	1924 11. 10.	10/17	1926: Erwerbsunfähig.
27	O. B. weibl.	Vorwiegend indurative Tbc., febril, Turban III	1924 6. 9.	6/12	1924 15. 9.	10	1924 8. 11.	7/14	Phrenikotomie. Kleiner, unwirk-samer Pneumothorax, Auf-lassung. 1926: Wesentlich gebessert.
28	E. P. weibl.	Vorwiegend indurative Tbc., afebril, Turban III	1924 12. 9.	8/17	1924 15. 9.	5	1924 16. 12.	5/8	1926: Vollkommen erwerbsfähig.

29	Th. H. weibl.	Vorwiegend indurative Tbc., febril, Turban III	1924 20. 9.	11/18	1924 15. 9.	5	1924 16. 12.	4/7	1926: Wenig gebessert.
30	A. D. weibl.	Offene exsudative febrile kavernöse Tbc. der rechten Lunge	1924 4. 10.	7/15	1923 13. 4.	5	1924 16. 12.	4/7	Kombination mit Thorakoplastik 1926: Klinisch geheilt.
31	G. G. weibl.	Vorwiegend indurative Tbc., febril, Turban III	1924 4. 10.	13/20	1924 6. 10.	4	1924 16. 12.	2/3	1926: Erwerbsunfähig.
32	E. B. weibl.	Vorwiegend indurative Tbc., febril, Turban III	1924 4. 10.	13/28	1924 6. 10.	3	1924 13. 12.	25/27	Pneumothorax groß, aber Progredienz auf der anderen Seite. 1925 gestorben.
33	H. L. weibl.	Vorwiegend indurative Tbc., afebril, Turban III	1924 18. 10.	10/20	1924 3. 11.	3	1924 6. 12.	7/17	1926: Vollkommen erwerbsfähig.
34	A. K. weibl.	Vorwiegend indurative Tbc., afebril, Turban III	1924 1. 11.	13/8	1924 4. 11.	3	1924 29. 11.	4/9	Tbc. laryngis.
35	H. K. weibl.	Indurative offene kleinkavernöse Tbc. beider Oberlappen	1924 8. 11.	20/28	1924 18. 11.	3	1924 16. 12.	15/21	Doppelseitiger Pneumothorax. 26. 7. 1926 gestorben — Perforation der Lunge
36	A. Sch. weibl.	Offene kavernöse Tbc. d. rechten Lunge und kleinknotige aktive Tbc. des linken Oberlappens	1924 15. 11.	10/21	1924 9. 11.	4	1924 16. 12.	7/13	Exsudat, Umstimmung. 1926: Noch in Behandlung.
37	E. Sk. weibl.	Käsige Pneumonie? der rechten Lunge	1924 29. 11.	30/30	1924 8. 12.	1	1924 16. 12.	25/28	Starr infiltrierter Oberlappen. 1926: Pneumothorax aufgelassen. Wesentlich gebessert.

Tabelle 5. Dauererfolge aus der Literatur

Autor	Fälle	Aus-gang ?	Ver-wert-bare Zahl	Dauererfolge					Summe der Dauererfolge		Anmerkung
				positive			negative				
				lebend	er-werbs-fähig	geheilt	er-werbs-un-fähig	ge-storben	positive	negative	
BRAUER und SPENGLER	44	6	38	16	14	14	2	20	16 = 42,1%	22 = 57,9%	
H. DEIST	245	8	237	81	58	—	23	145	69 = 29%	168 = 71%	
DUMAREST	265	39	226	131	91	11	29	95	102 = 45%	124 = 55%	
KOEFOED	102	—	102	64	32	—	32	38	32 = 31,3%	70 = 68,7%	
H. LIEBE	73	7	66	40	32	—	8	26	32 = 48,5%	34 = 51,5%	
R. MATSON	255	—	255	—	—	122		56	169 = 66%	86 = 34%	Vollkollaps.
R. MATSON	245	—	245	103	—	10	64	142	39 = 16%	206 = 84%	Teilkollaps.
MENDE	177	45	132	90	23	43	24	42	66 = 50%	66 = 50%	Alle ambulatorisch behandelt.
A. MOHR	203	113	90	49	41	—	8	41	41 = 45,6%	49 = 54,4%	
v. MURALT	70	—	70	60	—	18	12	10	48 = 68,5%	22 = 31,5%	
NIENHAUS und ZINK . .	109	62	47	47	31	—	16	—	31 = 66%	16 = 34%	
L. SPENGLER	78	—	88	—	—	23	—	—	69 = 78%	19 = 21%	
STUERTZ	55	—	45	37	28	9	5	13	37 = 67,3%	18 = 32,7%	
Summe .	1931	—	1651	—	—	—	—	—	751 = 47%	900 = 53%	

2. Dauererfolge nach Pneumothorax

Die Veröffentlichungen über Dauererfolge, deren Zahl bis vor wenigen Jahren eine sehr geringe war, sind in letzter Zeit recht häufig geworden und würde ihre ausführliche Wiedergabe ein eigenes Buch füllen. Immerhin möchte ich zu Vergleichszwecken mit meinem eigenen Material und dem meiner Rundfrage wenigstens einige Ergebnisse aus der Literatur mitteilen, um die Differenzen in den Erfahrungen und Ansichten, wie es ja nach der Verschiedenheit der Beobachtungen und nach der persönlichen Auffassung selbstverständlich ist, aufzuzeigen. Über klinische Heilungen bei Pneumothorax berichten BRAUER und SPENGLER in 31,8%, R. W. MATSON in 48%, A. SCHWENKENBECHER in 15%, W. ZINN und W. SIEBERT bei exsudativen Fällen in 40% und bei pneumonischen Formen in 29%, L. SPENGLER in 26%, v. MURALT in 25% und YOUNG in 70%. Bei einem Gesamtmaterial von etwa 816 Fällen würden die angeführten Zahlen einen Durchschnitt von 36% klinisch geheilter Fälle ergeben. Diese Ziffer ist bestimmt zu hoch gegriffen und wird zum Teil durch die Angaben YOUNGS (70%) bedingt, dessen Material scheinbar sehr leichte Erkrankungen betraf. Die Prozentzahlen der Arbeitsfähigkeit waren bei H. DEIST 23½%, C. FRAENKEL 26%, F. JESSEN 30%, KOEFOED 31%, NIENHAUS und ZINK 21%, SAUGMAN 38½%, TIEDESTRÖM 40%, ZINK 30%. Bei einer Gesamtzahl von 1122 Fällen würde dies einer Durchschnittszahl von 30% vollkommener Arbeitsfähigkeit nach einer Beobachtungszeit bis zu sechzehn Jahren gleichkommen.

Instruktiv sind die Gegenüberstellungen der Ergebnisse bei den nicht gelungenen Pneumothoraxfällen im Verhältnis zu denen bei gelungener Gaseinblasung.

Tabelle 6

| | Gruppe A | | | |
| | Gelungene Pneumothorax-Fälle | | | |
	arbeitsfähig	klin. geheilt	arbeits-unfähig	gestorben
SAUGMAN...................	38.5%	—	—	55,9%
KOEFOED...................	31,3%	—	—	37,4%
MATSON	66 %	—	—	22 %
MAENDL...................	43 %	20,5%	14,5%	42,5%
(bei 322 Fällen)				

| | Gruppe B | | | |
| | Nicht gelungene Pneumothorax-Fälle | | | |
	arbeitsfähig	klin. geheilt	arbeits-unfähig	gestorben
SAUGMAN...................	11,8%	—	—	81,8%
KOEFOED...................	14,4%	—	—	57,9%
MATSON	16 %	—	—	58 %
MAENDL...................	30 %	7%	60%	12 %
(bei 79 Fällen)				

Wertvoller noch als die Aufzählung und der Vergleich von Zahlen, deren Bedeutung bei der Verschiedenheit der Indikationsstellung, des Krankenmaterials, des pathologisch-anatomischen Grundcharakters der tuberkulösen Prozesse, der Lebenshaltung und Mittel der Kranken usw. nur eine sehr geringe ist, ist vielleicht die Wiedergabe der Ansicht der einzelnen Autoren. So sagt v. MURALT: „Es unterliegt nach den bisherigen Erfahrungen gar keinem Zweifel mehr, daß der künstliche Pneumothorax in der Phthiseotherapie und zum Teil auch in der Behandlung der Bronchiektasien einen gewaltigen Fortschritt darstellt. Mit diesem Hilfsmittel gelingt es, den Prozentsatz der Entfieberungen auch bei den schwersten dritten Stadien der Erkrankung bedeutend zu erhöhen. In ähnlicher Weise werden bei 50% der Operierten die Bazillen zum Verschwinden gebracht, während die einfache hygienisch-diätetische Sanatoriumskur dieses Ziel nur bei zirka 25% der Kranken aller Stadien erreicht. Dies leistet keine andere Behandlungsmethode (SAUGMAN). Den sichersten Beweis des Wertes der Behandlung geben aber die ganz desolaten Fälle, die nach menschlichem Ermessen nur noch kurze Zeit zu leben hatten und in denen ein rascher und dauernder Umschwung stattfindet."

F. JESSEN schreibt: „Die Resultate der Pneumothoraxbehandlung (100 Fälle) sind derart, daß der unmittelbare Erfolg in der Regel ein glänzender ist, daß es auf diese Weise gelingt, viele Kranke geradezu dem Grabe zu entreißen. Anders ist es mit den Dauerresultaten. RÉNON rechnet ein Verhältnis von 1 : 12 heraus, L. SPENGLER etwa 15%. ZINK berichtet über 30% volle Erwerbsfähigkeit. Mein über 100 Fälle umfassendes Material ergibt etwa dieselbe Zahl. Genaues läßt sich hier erst nach vielen Jahren sagen."

W. ZINN und W. SIEBERT berichten: „Die Anzahl der günstig beeinflußten Fälle gibt uns bei strenger Kritik das Recht, die Pneumothoraxtherapie einen großen Fortschritt und Gewinn für die Behandlung der vorgeschrittenen Lungentuberkulose zu nennen. Nur darf man von ihr nicht mehr verlangen, als sie zu leisten vermag. Zieht man in Erwägung, daß die voraussichtliche Lebensdauer der an offener Tuberkulose leidenden Patienten zweieinhalb bis drei Jahre beträgt, die Krankheit aber häufig viel schneller zum Tode führt (Statistik von KAYSERLING), so bietet uns der künstliche Pneumothorax eine Therapie, die imstande ist, oft Leben und Arbeitsfähigkeit zu verlängern, schwere Formen von Krankheit zu heilen und selbst bei einem desolaten Krankheitszustand, der sonst das Schicksal des Patienten in kurzer Zeit entscheiden würde, zuweilen wie ein Wunder zu wirken."

Um weiteres größeres Material zu erhalten, sandte ich an etwa 180 Heilstätten und Fachärzte Deutschlands, Österreichs, der tschechoslowakischen Republik und der Schweiz einen Fragebogen (in den Jahren 1919 und 1920), der folgenden Wortlaut hatte:

„Fragebogen.

1. Zahl der von Ihnen mit (großem) Pneumothrorax behandelten Fälle ?
2. Verwenden Sie die Stich- oder Schnittmethode ?
   Welches Gas (Sauerstoff, Stickstoff, Luft) ?

3. Wie oft und welche Zwischenfälle sahen Sie bei Erstanlegung?
Bei Nachfüllung?
Davon mit tödlichem Ausgang?

4. Wie oft haben Sie Exsudatbildung beobachtet?
a) Serös?
b) Eitrig?

5. Davon gestorben?
Nach der Anlegung seit 1, 2, 3, 4, 5 und mehr Jahren?

6. Davon leben?
Nach der Anlegung seit 1, 2, 3, 4, 5 und mehr Jahren?

7. Wie viele Ihrer Kranken sind klinisch geheilt?
Seit 1, 2, 3, 4, 5 und mehr Jahren?

8. Wie viele Ihrer Kranken sind arbeitsfähig?
Seit 1, 2, 3, 4, 5 und mehr Jahren?

9. Nach welcher Dauer der Erhaltung des Pneumothorax? Zu 5, 6, 7, 8.

10. Wie viele Ihrer Fälle hatten einen gutartigen (fibrösen), wie viele einen bösartigen (exsudativen, pneumonischen) Lungenprozeß vor der Anlegung des Pneumothorax?"

Dieser Rundfrage stellten sich äußere und innere Schwierigkeiten entgegen. Äußere insoferne, als die Kriegsverhältnisse vorübergehende Sperre von Anstalten, Wechsel der ärztlichen Leitung usw. zur Folge hatten, ferner weil infolge der damaligen Personalschwierigkeiten viele Kollegen nicht die Zeit hatten, um ihr Material entsprechend zu sichten und mir zur Verfügung zu stellen. Weiters wünschten einige Kollegen, ihre Beobachtungen selbst zu veröffentlichen, anderen war es wiederum infolge der eingetretenen Verhältnisse nicht möglich, die Nachfrage, bzw. die Nachuntersuchung bei ihren Kranken vorzunehmen. Im besonderen ist dies wohl bei den Schweizer Heilstätten und Sanatorien der Fall, die hauptsächlich auf Auslandspatienten angewiesen sind. Bei einer überraschend großen Zahl von Fachärzten (18) erhielt ich als Antwort, daß sie bisher nicht in der Lage waren, die Pneumothoraxtherapie durchzuführen. Als das Ergebnis der Rundfrage kann ich die positiven Antworten von 29 Kollegen mit einem Material von 1264 Fällen verwerten. Es sei mir auch hier gestattet, den Fachkollegen für die überaus mühevolle und zeitraubende Ausfüllung meines Fragebogens den herzlichsten Dank auszusprechen.

Die einzelnen Antworten kann ich aus Gründen der Raumersparnis leider nicht ausführlich wiedergeben, sondern muß mich auf die folgende tabellarische Übersicht beschränken. Die Rundfrage ist von mir ausführlich in den Beiträgen zur Klinik der Tuberkulose, Bd. 58 (1924), veröffentlicht worden.

Als Ergebnis der Rundfrage wurden

1. 1264 Fälle von Pneumothorax mitgeteilt. Dieselben sind abgeschlossen, die frustralen Versuche erscheinen unberücksichtigt. Für die Frage der Dauererfolge erscheinen hievon 879 verwertbar.

Tabelle 7. Ergebnis der Rundfrage

Fragebogen-Nr.	Fälle	Gutartig	Bösartig	Ausgang fraglich	Verwertbare Zahl	Dauererfolge positiv			Dauererfolge negativ		Summe der Erfolge positiv	Summe der Erfolge negativ
						lebend	arbeitsfähig	geheilt	erwerbsunfähig	gestorben		
1	69	—	—	—	69	32	23	9	—	37	32 = 46%	37 = 54%
2	154	—	154	—	154	142	—	—	—	12	142 = 92%	12 = 8%
3	15	6	9	—	15	15	15	—	—	—	15 = 100%	—
4	10	8	2	—	10	9	—	—	—	1	9 = 90%	1 = 10%
6	35	10	25	2	33	24	Kinder	—	—	9	24 = 72%	9 = 28%
7	100	—	—	5	95	36	36	15	—	44	51 = 53%	44 = 47%
8	58	9	49	2	56	26	8	2	18	30	26 = 46%	30 = 54%
9	55	—	—	9	46	35	11	9	15	11	35 = 76%	11 = 24%
10	193	18	175	48	145	53	50	6	—	92	53 = 36%	92 = 74%
13	25	15	10	1	24	24	4	—	20	—	24 = 100%	—
16	26	26	—	—	26	26	22	16	—	—	26 = 100%	—
17	15	—	15	—	15	—	—	—	—	15	—	15 = 100%
18	30	19	11	—	30	28	19	2	7	2	28 = 93%	2 = 7%
19	2	1	1	—	2	2	—	—	—	—	2 = 100%	—
20	7	—	7	—	7	2	—	—	—	5	2 = 28%	5 = 72%
22	22	—	22	—	22	20	20	8	—	2	20 = 90%	2 = 10%
24	7	—	—	—	7	4	—	—	—	3	4 = 57%	3 = 43%
25	10	—	10	1	9	8	4	1	—	1	8 = 88%	1 = 12%
26	18	12	6	6	12	11	1	—	10	1	11 = 91%	1 = 9%
27	32	—	—	2	30	30	1	7	22	—	30 = 100%	—
28	12	—	—	—	12	8	2	2	4	4	8 = 66%	4 = 34%
29	60	—	—	—	60	25	—	—	—	35	25 = 42%	35 = 58%
Sa.	955	124	496	76	879	560	214	77	96	304	**575 = 65%**	**304 = 35%**

2. Von 29 Ärzten verwenden 26 die Stichmethode zur Anlegung des Pneumothorax, drei die Schnittmethode.

3. In der weitaus überwiegenden Mehrzahl verwenden die Autoren Stickstoff, etwa ein Drittel zur Erstanlegung Sauerstoff als Gas.

4. Das Auftreten eines Exsudates wurde bei 25% aller Fälle beobachtet.

5. Bei 1264 Fällen mit rund 15000 Nachfüllungen wurde fünfzehnmal = 0,1% Gasembolie beobachtet, niemals mit tödlichem Ausgang.

6. Bei zirka 500 Kranken, die vor der Anlegung eine bösartige exsudativpneumonische Tbc. aufwiesen, wurden 79% positive Dauererfolge erzielt. Es kann angenommen werden, daß diese „Umstimmung des Organismus" durch den Pneumothorax erzielt wurde.

7. Von 879 Fällen ist bei 575 = 65% ein Dauererfolg zu verzeichnen, insoferne als die Kranken noch am Leben sind. 304 = 35% sind gestorben. Klinisch geheilt sind 77 = 9%, arbeitsfähig 214 = zirka 24%.

8. Über die Durchschnittswerte orientiert die nachstehende Tabelle 8.

Tabelle 8. Durchschnittswerte

Frage-bogen Nr.	Zahl der Fälle	Lebend (Jahre)	Erwerbs-fähig (Jahre)	Dauer des Pneumo-thorax (Monate)	Klinisch geheilt (Jahre)	Dauer des Pneumo-thorax (Monate)	Gestorben (Jahre)
1	69	2,4	2,4	6	3,3	12	2
6	35	2,1	Kinder	—	—	—	1,9
9	55	3	2,5	—	4,4	—	1,3
10	193	1,9	2,3	6	3,2	15	1,4
18	30	1,7	1,3	12	2,5	12	2
22	22	2,4	—	—	—	—	—
24	7	1,5	—	—	—	—	1
26	18	1,1	—	—	—	—	—
27	32	—	—	—	2,3	—	—

Eigenes Material

Bezüglich der Erfolgdefinition möchten wir mit BRAUER und SPENGLER bei einer Lungentuberkulose dann von einem „Dauerresultat" oder von einer „Klinischen Heilung" sprechen, „sobald der Kräftezustand und die Leistungsfähigkeit während wenigstens ein bis zwei Jahren ununterbrochen die ungehinderte Ausübung eines Berufes gestatteten und der Auswurf während dieser Zeit bazillenfrei war". Mein Material zeigt hier folgende Zahlen:

1. 580 Fälle[1] aus den Jahren 1911 bis 1926 (maximale Beobachtungszeit 15 Jahre), bei welchen bei 79 der Pneumothorax technisch unmöglich war; bei 101 ist die Behandlung noch nicht lange genug abgeschlossen; von 78 Kranken konnte keine Nachricht über ihr derzeitiges Befinden erlangt werden; von den restlichen 322 sind:

137 = 42,5% tot;
185 = 57,5% am Leben, davon
141 = 43,0% arbeitsfähig und
66 = 20,5% klinisch geheilt.

2. Von den 79 technisch unmöglichen Pneumothoraxversuchen sind:
12% tot,
60% arbeitsunfähig,
30% arbeitsfähig,
7% klinisch geheilt. (Vgl. Tab. 6 und 9.)

Bei mindestens sechs von diesen Fällen wurde beim Pneumothoraxversuch mit Sicherheit die Lunge angestochen, wie sich aus der sofort auftretenden leichten Lungenblutung ergab. Von diesen Kranken sind heute zwei erwerbsfähig und vier erwerbsunfähig. Ein Umschwung im Krankheitsbild nach dem vergeblichen Pneumothoraxversuch konnte sicher bei fünf Kranken beobachtet werden.

3. Gasembolie oder Pleuraschock oder andere ernste Operationszwischenfälle habe ich nie beobachtet. Von den 620 Erstoperationen verlor ich im ganzen 6 = 1% an Perforation der Lunge, davon hatte eine Kranke einen doppelseitigen Pneumothorax. (Vgl. S. 127.)

---

[1] Anm. b. d. Korr.: Hiezu kommen noch 40 Fälle aus dem J. 1927.

12*

Tabelle 9. Übersicht (1911—1926)

Fälle	Vergebliche Operation	Verschollen	Verwertbar	Tot	Lebend	Arbeitsfähig	Klinisch geheilt
580*	79	78	322	137—42,5%	185—57,5%	142—43%	66—20,5%

* Davon 101 als nicht lange genug abgeschlossen unberücksichtigt.

4. Im Durchschnitt blieben die Kranken

am Leben durch .... 6,1 Jahre
waren erwerbsfähig .... 5,3 „
sind klinisch geheilt .... 5,9 „
sind gestorben nach .... 2,1 „

im Durchschnitt nach fünfzehnmonatlicher Unterhaltung des Pneumothorax.
5. Von den 137 Toten starben im

1. Jahre 48
2. „ 23
3. „ 16
4. „ 11
5. „ 6
6. „ 4
7. „ 2
8. „ 1
fraglich wann 26
____
137

Es haben also davon 63 Kranke zwei bis acht Jahre nach der Anlegung des Pneumothorax noch gelebt.

Literaturverzeichnis

ADLER, H.: Indikationen zur chirurgischen Behandlung der Lungentuberkulose. Beitr. z. ärztl. Fortbildung. 3. Jahrg. — DERSELBE: Thorakoskopie und endopleurale Kaustik. Sitzungsber. d. Ver. deutsch. Ärzte in Prag, Sitzung v. 7. Nov. 1924. Ref. Med. Klinik, S. 1780, 1924. — ALEXANDER, H.: Über die Entstehung und Bedeutung von Nebengeräuschen bei funktionell geheilter Lungentuberkulose. Münch. med. Wochenschr., Jahrg. 69, Nr. 17, S. 619. — DERSELBE: Über die Phrenikusausschaltung, insbesondere in der Form der Exhairese für die Behandlung der Lungentuberkulose. Zeitschr. f. Tuberkul., Bd. 36, H. 5, 1921. — DERSELBE: Pneumothoraxbehandlung. Münch. med. Wochenschr., Nr. 48, 1921. — DERSELBE: Zur Frage der Phrenikotomie als Therapie der Lungentuberkulose. Klin. Wochenschr., S. 404, 1923. — DERSELBE: Pneumothoraxbehandlung. Münch. med. Wochenschr., Nr. 48, 1922. — DERSELBE: Bemerkungen zur chirurgischen Behandlung der Lungentuberkulose. Beitr. z. Klin. d. Tuberkul., Bd. 63, 1926. — DERSELBE: Spontane Schrumpfungsmöglichkeit von Kavernen. Beitr. z. Klin. d. Tuberkul., Bd. 65, 1926. — ALS, E.: Ein Fall von rechtsseitigem Pneumothorax arteficialis mit linksseitiger Pleuritis exsudativa. Zeitschr. f. Tuberkul., Bd. 31, S. 333, 1920. — AMEUILLE, P.: Indications formelles du pneumothorax artificiel dans la tuberculose pulmonaire. (Unbedingte Pneumothoraxindikationen bei der Lungentuberkulose.) Bull. méd., Jahrg. 36, Nr. 13, S. 249. — DERSELBE: Les paradoxes de la symphyse pleurale.

(Das Für und Wider der Diagnose Obliteratio pleurae.) Bull. et mém. de la soc. méd. des hôp. de Paris, Jahrg. 38, Nr. 28, S. 1349. — DERSELBE und ARCIS, P.: Pneumothorax artificiel réalisé malgré un épanchement pleural antérieur. Bull. et mém. de la soc. méd. des hôp. de Paris, Jahrg. 38, S. 1312. — AMEUILLE P. et JULLIEN, W.: Pneumothorax artificiel réalisé malgré des probabilités cliniques et radiologiques de symphyse pleurale. (Gelungener künstlicher Pneumothorax trotz der klinischen und röntgenologischen Annahme einer Pleuraobliteration.) Bull. et mém. de la soc. méd. des hôp. de Paris, Jahrg. 38, Nr. 37, S. 1747. — AMREIN, O.: Dauererfolge nach Pneumothorax. Persönliche Mitteilung. — DERSELBE: Über einen Fall von Pneumoperitoneum entstanden bei dem Versuch der Anlegung eines künstlichen Pneumothorax. Beitr. z. Klin. d. Tuberkul., Bd. 58. — DERSELBE: Lungentuberkulose. 2. Aufl. Berlin: J. Springer. 1923. — DERSELBE und LICHTENHAHN: Klinische Erfahrungen mit Pneumothoraxbehandlung bei Lungentuberkulose. Korrespondenzblatt f. Schweizer Ärzte, Nr. 42, 1913. — ARMAND-DELILLE, P. F.: Le pneumothorax artificiel chez l'enfant tuberculeux. Le monde médical, Jahrg. 35, Nr. 677, 1925. — DERSELBE: Le pneumothorax thérapeutique chez l'enfant tuberculeux. Etude de 50 cas personels pratiqué à l'hôpital Debrousse. Rev. de la tubercul., Bd. 5, S. 403, 1924. — ARNSTEIN, A.: Kombinierte Digitalis-Kalktherapie bei Grippe. Wien. med. Wochenschr., Nr. 18, 1920 (Sonderdruck). — ASCOLI, M.: Über den künstlichen Pneumothorax nach FORLANINI. Deutsch. med. Wochenschr., 1912 (Sonderdruck). — ASCHNER, B.: Über Menotoxine und ihre schädlichen Wirkungen auf den weiblichen Organismus. Zentralbl. f. inn. Mediz., H. 3, 1927 (Sonderdruck). — ASCHOFF, L.: Über gewisse Gesetzmäßigkeiten der Pleuraverwachsungen. Jena: G. Fischer. 1923. — ASSMANN, H.: Die klinische Röntgendiagnostik der inneren Krankheiten. 2. Aufl. Leipzig: F. C. W. Vogel. 1922. — BABONNEIX, L. et DENOVELLE, L.: Contribution à l'étude du pneumothorax artificiel chez l'enfant. (Beitrag zum künstlichen Pneumothorax beim Kinde.) Arch. de méd. des enfants, Bd. 25, Nr. 10, S. 599. — BACMEISTER, A.: Vgl. MURALT-RANKE l. c. — DERSELBE: Die Behandlung der Pleuritis und des Pleuraempyems. Münch. med. Wochenschr., Jahrg. 69, Nr. 34, S. 1248. — DERSELBE: Die Bedeutung der Phrenikotomie für die Heilung der Lungentuberkulose. Die Tuberkulose, Sonderheft, 1924. — DERSELBE: Praktische Erfahrungen über die Phrenikusausschaltung bei Lungentuberkulose. Beitr. z. Klin. d. Tuberkul., Bd. 63, 1926. — DERSELBE: Lehrbuch der Lungenkrankheiten. Leipzig: G. Thieme. 1916. — DERSELBE: Die Behandlung der tuberkulösen Pleuritis und des tuberkulösen Pleuraempyems. LÖWENSTEINS Handbuch. — DERSELBE: Prognose und Behandlung der tuberkulösen Lungenkavernen. Fortschr. d. Therapie, H. 4, 1926. — BAER, A. und KRAUS, H.: Allg. Wien. med. Zeitg., Nr. 12 bis 14, 1912. — DIESELBEN: Behandlung der Lungentuberkulose mit künstlichem Pneumothorax. Wien. klin. Wochenschr., Nr. 15, 1910. — BAER, G.: Vgl. MURALT-RANKE l. c. — DERSELBE: Über die Indikationen zur chirurgischen Behandlung der Lungentuberkulose. Klin. Wochenschr., Jahrg. 2, Nr. 34. Cf. BRUNNER, A. — BANDELIER-ROEPKE: Die Klinik der Tuberkulose. Leipzig: C. Kabitzsch. 1920. — BANG, S.: Beitr. z. Klin. d. Tuberkul., Bd. 26, H. 3, 1913. — BARD: Du pneumothorax artificiel dans le traitement de la tuberculose pulmonaire. Extraits de clinique et de laboratoire. 20 février 1923. — BARLOW und THOMPSON: Localized pneumothorax in tuberculosis. Ref. Zentralbl. f. d. ges. Tuberkul.-Forsch., Bd. 16, S. 394, 1922. — BAYLE, M.: Sur la technique du pneumothorax artificiel. Prov. méd., 1912. — BEGTRUP-HANSEN: Der künstliche Pneumothorax in der Phthisisbehandlung. Kopenhagen: Thaning & Appel. 1912. — BERNABÉO: Pneumothorax artificiel et thoraxcenthèse dans le traitement de l'hémothorax. Rif. med. Nr. 16, 1919. — BESANCON, E. et JAQUELIN, A.: Le pneumothorax partiel, bilatéral, simultané. Presse méd., Jahrg. 32, S. 753, 1924. Ref. DEIST, Zentralbl. f. d. ges. Tuberkul.-Forsch., Bd. 24, S. 56. — BIRK: Der Wert des künstlichen Pneumothorax bei schwindsüchtigen Kindern. Die Tuberkulose, München, XI. Jahrg. H. 4, 1924. — BLÜMEL: Die soziale Indikation des künstlichen Pneumothorax bei Lungentuberkulose. Zeitschr. f. Tuberkul., Bd. 23, 1915. — DERSELBE: Lungentuberkulose und praktischer Arzt. VI. Gasbrustbehandlung. Behandlung der häufigsten Komplikationen. Münch. med. Wochenschr.,

Jahrg. 71, S. 1435 und 1471. Ref. Scherer, Zentralbl., Bd. 24, S. 57 und Sonderdruck. — Blum: Dauererfolge nach Pneumothorax. Persönl. Mitteilung. — Bochalli: Blutkörperchensenkungsreaktion und aktive Tuberkulose. Vortr. med. Ges. zu Magdeburg, 10. 6. 1924. — Brauer, L.: Diskussionsbemerkungen (zum Vortr. O. Ziegler). Zeitschr. f. Tuberkul., Bd. 40. — Derselbe: Der Druck zwischen den beiden Pleurablättern. Zieglers Beitr. z. pathol. Anat., Suppl. 7. — Derselbe: Der therapeutische Pneumothorax. Deutsch. med. Wochenschr. Nr. 17, 1906. — Derselbe: Die Behandlung der einseitigen Lungenphthise mit künstlichem Pneumothorax. Münch. med. Wochenschr., Nr. 7, 1906. — Derselbe: Le traitement de la tuberculose pulmonaire par le pneumothorax. Sem. méd., Nr. 15, 1906. — Derselbe: Die Behandlung chronischer Lungenkrankheiten durch Lungenkollaps. Therapie d. Gegenw., Juni 1908. — Derselbe: Indications du traitement chirurgical de la tuberculose pulmonaire. 21. Cong. franç. de chir., Paris, 1908. — Derselbe: Über künstlichen Pneumothorax. Kongr. f. inn. Med. v. 6. bis 9. 4. 1908 in Wien. Ref. Therap. Wochenschr., Nr. 33, S. 454, 1908. — Derselbe: Die therapeutische Bedeutung des künstlichen Pneumothorax. Kongr. d. deutsch. Ges. f. Chir., v. 21. bis 24. 4. 1908 in Berlin. Ref. Therap. Wochenschr., Nr. 29, 1908. — Derselbe: Die Behandlung der chronischen Bronchiektasien und der chronischen Lungeneiterungen überhaupt. Münch. med. Wochenschr., 1912. — Derselbe: Über arterielle Luftembolie. Deutsch. Zeitschr. f. Nervenheilk., Bd. 45, 1912. — Derselbe: Die Druckverhältnisse im Thorax. Festschr., Leipzig und Hamburg: Leop. Voss. 1914. — Derselbe: Exakte Diagnose der Pleuratumoren, bzw. Pleurametastasen. Deutsch. med. Wochenschr., S. 1768, 1912. — Derselbe: Weitere klinische und experimentelle Erfahrungen über arterielle Luftembolie. Kongr. f. inn. Med., Wiesbaden, 1913. — Derselbe: Handbuch der Tuberkulose, Bd. 3, S. 229, 1919. — Derselbe und Spengler, L.: Beitr. z. Klin. d. Tuberkul., Bd. 20, H. 1, 1919. — Dieselben: Lungenkollapstherapie. Sonderabdruck a. d. Handb. d. Tuberkul. Leipzig: J. A. Barth. 1919. — Dieselben: Erfahrungen und Überlegungen zur Lungenkollapstherapie. II. Die Technik des künstlichen Pneumothorax. Beitr. z. Klin. d. Tuberkul., Bd. 14, H. 4, 1911. — Dieselben: Klinische Beobachtungen beim künstlichen Pneumothorax. Beitr. z. Klin. d. Tuberkul., Bd. 19, 1911. — Brauer-Schröder-Blumenfeld: Handb. d. Tuberkul., 3. Aufl. Leipzig: J. A. Barth. — Breccia: Der künstliche Pneumothorax und die Behandlung der Lungentuberkulose. Congr. nationale d. med. interna, Rom 23. 12. 1913. — Brunner, A.: Die chirurgische Behandlung der Lungentuberkulose. Tuberkul.-Bibliothek, Bd. 13, 1924. — Derselbe und Baer, G.: Die chirurgische Behandlung der Lungentuberkulose, Berlin: J. Springer. 1926. — Bruns, O.: Die Blutzirkulation in atmenden und funktionell ausgeschalteten Lungengebieten. Deutsch. med. Wochenschr., S. 1861, 1912. — Burckhardt, H.: Künstlicher Pneumothorax bei Pneumonie. Deutsch. med. Wochenschr., 2. 6. 1921. — Derselbe: Einfacher und Spannungspneumothorax. Bruns Beitr. z. klin. Chir., Bd. 124, H. 3, 1922. — Burk, W.: Die Gefahren des Wasserstoffsuperoxydes in der Chirurgie. Württemberg. med. Korrespondenzbl., S. 33, 1919. — Burnand, R.: Pleurésie séptique compliquant un pneumothorax, guérison par l'oleothorax. Bull. et mém. de la soc. méd. des hôp. de Paris, Jahrg. 40, S. 1262. Ref. Deist, Zentralbl., Bd. 24, S. 59. — Derselbe et Carrard, R.: La moitié des cavernes tuberculeuses du poumon sont muettes à l'aucultation. (Die Hälfte tuberkulöser Kavernen ist auskultatorisch nicht nachweisbar.) Presse méd., Jahrg. 30, Nr. 43, S. 467. — Dieselben: Sur la fréquence des perforations pulmonaires au cours du pneumothorax artificiel double simultané. Bull. et mém. de la soc. méd. des hôp. de Paris, Jahrg. 42, Nr. 9, 1926. — Burrel, L. S. T. und Murray, Y. Garden: Less of weight in cases of artificial pneumothorax. (Gewichtsabnahmen in Fällen von künstlichen Pneumothorax.) Lancet, Bd. 203, Nr. 17, S. 861. — Burrel, L. S. T. und Nalty, A. S.: Report on artificial pneumothorax. (Zusammenfassender Bericht über den künstlichen Pneumothorax.) London: Privy council med. research council reports, S. 104, 1922. — Bramesfeld, H.: Zur Frage der Behandlung des tuberkulösen Pyopneumothorax. Beitr. z. Klin. d. Tuberkul., Bd. 64, S. 241, 1926. — Cahn: Über die Behandlung der Lungentuberkulose mit künstlichem Pneumothorax. Therapeut. Monatsh.,

H. 10, 1911. — Camp, de la: Die prognostische Bedeutung der Kaverne bei der Lungenphthise. Beitr. z. Klin. d. Tuberkul., Bd. 50, S. 281. — Cantani und Arena: Der künstliche Pneumothorax bei der Behandlung der Lungentuberkulose. Neapel: Detken & Rocholl. 1914. — Carlström: Beitrag zur Frage der Wirkung des künstlichen Pneumothorax auf das Herz und die Zirkulation. Beitr. z. Klin. d. Tuberkul., Bd. 22, H. 2, 1912. — Carpi, U.: Über die Fortleitung der Rasselgeräusche und des Atemgeräusches bei künstlichem Pneumothorax. Ria di publ. sul. pneumotorace terap., Nr. 18, 1912. — Derselbe; Vgl. Muralt-Ranke l. c. — Derselbe: Dauerresultate der Pneumothoraxtherapie bei Lungentuberkulose. Löwensteinsches Handb. d. Tuberkul., 1. Aufl., 2. Bd. Wien: Urban & Schwarzenberg. 1923. — Derselbe: Beitrag zur Behandlung der Lungentuberkulose mit dem künstlichen Pneumothorax nach der Methode von Forlanini. Congr. internat. di med. interna, London, August 1913. Carson, J.: The elasticity of the lung. S. 143, London. 1820. — Cayley: Un cas d'hémoptysie profuse traitée par la production d'un pneumothorax artificiel. Sem. méd., S. 181, 1885. — Derselbe: Haemoptysis treated by artificial Pneumothorax. Lancet, 1885. — Chandler, F. G.: The indications and contraindications for artificial pneumothorax. Brit. med. journ., Nr. 3327, S. 617, 1924. Ref. Zeitschr. f. Tuberkul., Bd. 42, S. 91, 1925. — Chmelnitzky, B.: Über einen Fall eines doppelseitigen künstlichen Pneumothorax. Wratschebnoje djelo, Jahrg. 7, S. 897, 1924. — Christoffersen, N. R.: Abbrennung von Pleurasträngen nach Jakobäus (3 Fälle). Ugeskrift f. laeger, Jahrg. 83, Nr. 7, S. 243, 1921. — Cohn, M.: Die Lungentuberkulose im Röntgenbild. Tuberkul.-Bibliothek, Nr. 2. Leipzig: J. B. Barth. 1921. — Cordier et Vicent: Mort brusque au cours d'une réinsufflation pour pneumothorax. Lyon méd., Bd. 134, S. 365. Ref. Deist, Zentralbl. f. Tuberkul., Bd. 24, S. 59. — — Courcoux, A., et Lelong, M.: Tuberculose et gangréne pulmonaire. V. congr. nat. de la tubercul., Strassbourg, 2. bis 6. 6. 1923. Rev. de la tubercul., Bd. 4, Nr. 4, S. 382, 1923. — Cova, F.: Note di tecnica nella operazione di Jakobäus. Bull. d. clin., Jahrg. 40, S. 296, 1923. — Curschmann, W.: Zur Frage der qualitativen Diagnose und Einteilung der Lungentuberkulose. Beitr. z. Klin. d. Tuberkul., Bd. 61, S. 399, 1925. — Dahlstedt, H.: Lokalisierter Pneumothorax bei Lungentuberkulose. Beitr. z. Klin. d. Tuberkul., Bd. 52, H. 2, 1922. — Daus, S.: Historisches und Kritisches über den künstlichen Pneumothorax bei Lungenschwindsucht. Therapie d. Gegenw., Mai 1909. — David: Vgl. Muralt-ranke l. c. — Davies, H., Merriston: The indications for operative treatment in cases pulmonary tuberculosis. (Die Indikationen zur operativen Behandlung in Fällen von Lungentuberkulose.) Lancet, Bd. 206, Nr. 21, S. 1051, 1924. — Deetjen, A.: Über Spontanund traumatischen Pneumothorax. Med. Klinik, S. 1555, 1923. — Deist, H.: Über schwere Komplikationen bei der chirurgischen Behandlung der Lungentuberkulose und über die gleichzeitige Verwendung von Phrenikusexhairese und Pneumothorax. Beitr. z. Klin. d. Tuberkul., Bd. 63, 1926. — Derselbe: Indikationen und Ergebnisse der Pneumothoraxbehandlung der Tuberkulose. Berlin. Klinik, Jahrg. 32, H. 342, S. 1, 1925. Ref. Warnecke Görbersdorf i. Schl., Zentralbl. f. d. ges. Tuberkul.-Forsch., Bd. 24, H. 9 bis 10, S. 465, 1925. — Derselbe: Über die Pleuritis exsudativa als Komplikation des Pneumothorax artificialis. Klin. Wochenschr. Jahrg. 1, Nr. 33, S. 1647. — Derselbe: Vgl. Muralt-Ranke l. c. — Derselbe: Diagnose der Lungentumoren. Klin. Wochenschr., S. 2200, 1924. — Derselbe: Zur Differentialdiagnose: Lungentumor und chronische Pneumonie. Klin. Wochenschr., S. 551, 1923. — Denéchau: Zentralbl. f. Tuberkul.-Forsch., Bd. 17, S. 349; Bd. 18, S. 121. — Derselbe: Pneumothorax artificiel et gangrène pulmonaire. Bull. méd., Nr. 13, S. 253, 1922 und Arch. méd.-chir. de province, S. 503, nov. 1921. — Derselbe und Amsler, R.: A propos du pneumothorax thérapeutique double alterné ou simultané. Deux faits inédits avec tolérance parfaite et evolution relativement favorable. Bull. et mém. de la soc. méd. des hôp. de Paris, Jahrg. 41, Nr. 39, S. 1629, 1925. — Denecke, Th.: „Pneumothorax". Deutsch. med. Wochenschr., Nr. 32, S. 1412, 1907. — Derselbe: Über den künstlichen Pneumothorax. Tuberculosis, Bd. 12, Nr. 11, S. 533, 1913. — Derselbe: Künstlicher Pneumothorax. Deutsch. med. Wochenschr., Nr. 17, 1911. — Derselbe: Der künstliche Pneumothorax, seine

Technik und seine Erfolge. Zeitschr. f. ärztl. Fortbild., Nr. 18, 1911. — DERSELBE: Der künstliche Pneumothorax, seine Technik und seine Erfolge. Zeitschr. f. ärztl. Fortbild., Nr. 38, 1911. — DENK, W.: Erfahrungen mit der operativen Behandlung der Lungentuberkulose. Wien. klin. Wochenschr., 1925. — DESTRÈS, P.: Le pneumothorax artificiel bilatéral simultané. Nice: Imprimerie de l'éclaireur de Nice, 1925. — DEUTSCH, F.: Die Behandlung tuberkulöser pleuritischer Exsudate mit Gaseinblasung. Med. Klinik, Nr. 32, 1914. — DEYCKE, G.: Praktisches Lehrbuch der Tuberkulose, Berlin: J. Springer. 1920. — DONATH, J.: Vortrag über künstlichen Pneumothorax. Med. Doktorenkollegium Wien im November 1924. Ref. Med. Klinik, 1925. — DORNER, G.: Der künstliche Pneumothorax. Med. Klinik, S. 1031, 1923. — DRASCHE: Über die operative Behandlung des tuberkulösen Pneumothorax. Wien. klin. Wochenschr., Nr. 51, 1899. — DERSELBE: Über bilateralen Pneumothorax. Wien. med. Wochenschr., Nr. 27, 1900. — DÜLL, W.: Vorkommen von Blutfibrinkugeln im Pneumothoraxraum. Beitr. z. Klin. d. Tuberkul., Bd. 60, H. 4, 1925. — DERSELBE: Spontanpneumothorax als Komplikation bei künstlichem Pneumothorax. Beitr. z. Klin. d. Tuberkul., Bd. 52, H. 1, S. 57. — DUMAREST, F.: Les données manometriques au cours du pneumothorax artificiel. Rev. de la tubercul., S. 358, 1922. — DERSELBE und BRETTE, P., La pratique du pneumothorax thérapeutique. Paris: Masson & Cie. 1923. — DERSELBE: A propos du traitement de la gangrène pulmonaire. Gaz. des hôp., Nr. 38, 1922. — DERSELBE: De l'anoxyémie tardive au cours du pneumothorax artificiel. (Von der allmählich sich einstellenden Sauerstoffarmut des Blutes im Verlaufe des künstlichen Pneumothorax.) Lutta antitobercolare, Jahrg. 3, Nr. 3, S. 7. — DERSELBE und BRETTE: La hernie du mediastin au cours du pneumothorax. Rev. de la tubercul., S. 321, 1924. Ref. ALEXANDER, Zeitschr. f. Tuberkul., Bd. 41, S. 292. — EBER, E.: Rôle du dispensaire antituberculeux dans la cure par le pneumothorax artificiel. Rev. de phthisiol., Nr. 3, 1925. — DERSELBE: Les indications sociales, économiques et prophylactiques du pneumothorax artificiel dans le traitement de la tuberculose pulmonaire. Thèse de Strassbourg. 1924. — DERSELBE: Le traitement de la tuberculose pulmonaire par le pneumothorax. Rev. de phthisiol., Bd. 6, Nr. 6, 1925. — EBERT, W.: Die Indikationsbreite des künstlichen Pneumothorax bei Lungentuberkulose. Deutsch. med. Wochenschr., 1922. — EDENS, E.: Lehrbuch der Perkussion und Auskultation, Berlin: J. Springer. 1920. — ELIAS, H.: Mitt. a. d. Grenzgeb. d. Med. u. Chir., Bd. 38, H. 4. — ELIASBERG, H.: Demonstrationen zur Pneumothoraxbehandlung bei kindlicher Lungentuberkulose. Hufeland-Ges., Berlin, 16. 11. 1922. Ref. Klin. Wochenschr., S. 145, 1923. — DIESELBE: Persönliche Mitteilung. 1920. — DIESELBE und CAHN, PH. (Berlin): Die Behandlung der kindlichen Lungentuberkulose mit dem künstlichen Pneumothorax thérapeutique. Beih. z. Jahrb. f. Kinderheilk., H. 1, S. 54, 1924. — ELLIESEN: Dauererfolge nach Pneumothorax. Persönliche Mitteilung. — EPSTEIN, D.: Über Dauer- und Endresultate bei Pneumothoraxbehandlung der chronischen Lungentuberkulose. Zeitschr. f. Tuberkul., Bd. 43. — ERBSEN, O.: Kavernen und kavernenähnliche Ringschatten im Röntgenbild. Beitr. z. Klin. d. Tuberkul., Bd. 65, 1927. — FAGIUOLI: Über den therapeutischen Pneumothorax. Münch. med. Wochenschr., 1912. — FISCHER (Montana): Dauererfolge nach Pneumothorax. Persönliche Mitteilung. — FISHBERG: Localized and interlobar pneumothorax. Arch. of internal med., 1917. — FLEISCHNER, F.: Zur röntgenologischen Symptomatologie und zur Pathologie des Pneumothorax. Fortschr. d. Röntgenstr., Bd. 28, H. 6, S. 578, 1922. — DERSELBE: Zum Verlaufe der Heilung in der Pneumothoraxlunge. Wien. klin. Wochenschr., H. 15, 1927. — DERSELBE: Die mediastino-interlobäre Pleuritis. Ein häufiges Vorkommen bei der Mediastinaldrüsentuberkulose. Acta radiol., Vol. 3, Fasc. 4, 1924. — DERSELBE: Der spontane mediastinale Pneumothorax. Beitr. z. Klin. d. Tuberkul., Bd. 55. — DERSELBE: Kugelförmige Gebilde in der Pleurahöhle bei Pneumothorax. Mitt. d. Ges. f. inn. Med. u. Kinderheilk., Wien, Nr. 2, S. 94, 1922. — DERSELBE: Beitrag zur Frage der exsudativen Form der Lungentuberkulose. Beitr. z. Klin. d. Tuberkul., Bd. 61, S. 442, 1925. — FORLANINI, C.: Beitrag zur chirurgischen Behandlung der Phthise. Lungenresektion? Künstlicher Pneumothorax? Gazz. osped., 1882. — DERSELBE: Die ersten Versuche mit künstlichem

Pneumothorax bei der Lungenphthise. Gazz. med. di Torino, 1894. — DERSELBE: Der erste mit künstlichem Pneumothorax erfolgreich behandelte Fall vorgeschrittener einseitiger Lungentuberkulose. Gazz. med. di Torino, 1895. — DERSELBE: Behandlung der Lungenphthise mit künstlichem Pneumothorax. Gazz. med. ital., 1907 bis 1908. — DERSELBE: Münchn. med. Wochenschr., 1910. — DERSELBE: Über den künstlichen, nachträglich doppelseitigen Pneumothorax. Deutsch. med. Wochenschr., Nr. 50/51, 1911. — DERSELBE: Ergebn. d. inn. Med. u. Kinderkeilk., Bd. 9, 1912. — DERSELBE: Un caso di ascesso polmonare datante da sei anni e felicemente curato col pneumotorace artificiale. Gaz. ital. de Turin, 10 et 17 mars 1910. — FRANK, O.: Ein neuer Stickstoffapparat zur Behandlung der Lungentuberkulose und anderer nichttuberkulöser Erkrankungen der Lunge. Wien. klin. Wochenschr., 1910. — DERSELBE und JAGIC, N.: Pneumothoraxtherapie bei Bronchiektasien. Wien. klin. Wochenschr., 1910. — FRÄNKEL, E.: Erfahrungen und Dauerergebnisse in der Pneumothoraxbehandlung der Lungentuberkulose. Klin. Wochenschr., Jahrg. 1, Nr. 17, S. 315. — FREUND, A.: Kasuistischer Beitrag zur Frage der Luftembolie beim künstlichen Pneumothorax. Beitr. z. Klin. d. Tuberkul., Bd. 60, S. 295, 1925. — FREY, H.: Über den sogenannten „Entspannungspneumothorax". Kritische Studie. Zeitschr. f. Tuberkul., Bd. 35, H. 6, S. 441. — DERSELBE: Der künstliche Pneumothorax. Wien: Deuticke. 1921. — DERSELBE: Zeitschr. f. Tuberkul., Bd. 32, H. 2, 1920. — DERSELBE: Schweiz. med. Wochenschr., Nr. 35, 1921. — FRIEDEMANN: Behandlung der Pneumonie mit künstlichem Pneumothorax. Deutsch. med. Wochenschr. 10. 3. 1921. — FRIEDLAND, M.: Pathologie und Physiologie des doppelseitigen Pneumothorax. Beitr. z. Klin. d. Tuberkul., Bd. 58. — FRISCH, A. V.: Kombination von Pneumothorax und Phrenikotomie als Therapie der Lungentuberkulose. Beitr. z. Klin. d. Tuberkul., Bd. 53, H. 2/3, S. 343. — DERSELBE: Zur Klinik der zerebralen Luftembolie. Wien klin. Wochenschr., Nr. 44, 1924. — DERSELBE und STARLINGER, W.: Über das Flockungsvermögen des Blutplasmas bei Lungentuberkulose. Med. Klinik, Jahrg. 18, Nr. 8, S. 247. — GÄHWYLER, M. Ein rettender Kunstgriff bei Luftembolie. Beitr. z. Klin. d. Tuberkul., Bd. 62, 1925. — GARDI DA: Über den Verlauf der Kehlkopftuberkulose bei der mit künstlichem Pneumothorax behandelten Lungenschwindsucht. Deutsch. med. Wochenschr., Nr. 22, 1910. — GARRÉ, C. und QUINCKE, H.: Lungenchirurgie. II. Aufl. Jena: G. Fischer. 1912. — GENDREN, A.: Les bruits propagés au poumon sain dans la tuberculose pulmonaire unilatérale traité par le pneumothorax artificiel. (Die in die gesunde Lunge fortgeleiteten Geräusche bei einseitiger, mit künstlichem Pneumothorax behandelter Lungentuberkulose.) Bull. et mém. de la soc. méd. des hôp. de Paris, Jahrg. 38, Nr. 5, S. 261. — GERBER, P.: Dauererfolge nach Pneumothorax. Persönliche Mitteilung. — GERHARTZ, W.: Diagnostik und Therapie der Lungentuberkulose. 3. Aufl., Berlin: Urban & Schwarzenberg. 1921. — DERSELBE: Leitfaden der Röntgenologie. Berlin: Urban & Schwarzenberg. 1922. — DERSELBE: Die Abgrenzung der Lungentuberkuloseformen nach klinischen, hauptsächlich röntgenologischen Zeichen. Beitr. z. Klin. d. Tuberkul., Bd. 34. — GESZTI: Über das Punktionsverfahren beim künstlichen Pneumothorax. Ref. Orvosi hetilap, Nr. 21, 1913. — GHON, A. und R. JAKSCHWARTENHORST: Die Tuberkulose und ihre Bekämpfung. Wien: E. Haim. 1922. — GIESEMANN: Beitr. z. Klin. d. Tuberkul., Bd. 38, H. 3 und 4, 1918. — GILBERT, V.: L'autosérothérapie de la pleurésie sérofibrineuse. Rev. méd. de la Suisse romande, 20. 1. 1910. — GIORDANO: Sur la technique de la thoracentèse et du pneumothorax artificiel dans les plaies du poumon. Policlinico (Rome), 16. 3. 1919. — GLASER, W.: Dauererfolge nach Pneumothorax. Persönliche Mitteilung. — GLASS: Dauererfolge nach Pneumothorax. Persönliche Mitteilung. — GLOGAUER, O.: Über eine eigentümliche Fieberform bei kavernöser Lungentuberkulose. Beitr. z. Klin. d. Tuberkul., Bd. 66, 1927. — GRÄFF, S. und KÜPFERLE, L.: Die Lungenphthise. Berlin: J. Springer. 1923. — GRÄFF, S.: Über die Bedeutung der Röntgenplatte usw. Zeitschr. f. Tuberkul., Bd. 46, 1926. — DERSELBE: Die Bedeutung der Kaverne usw. Zeitschr. f. Tuberkul., Bd. 47, 1927. — GRAETZ: Der Einfluß des künstlichen Pneumothorax auf die tuberkulöse Lunge. BRAUERS Beitr., Bd. 10, H. 3. — GRASS, H.: Über einige Erfahrungen beim künstlichen und natürlichen Pneumothorax. Beitr. z. Klin. d. Tuberkul.,

Bd. 51, H. 2, S. 150. — Derselbe: Beitr. z. Klin. d. Tuberkul., Bd. 47, S. 337, 1921.
— Grau, H.: Die Anstaltsbehandlung der Lungentuberkulose. 1. Aufl. Löwensteinsches Handb. — Götze: Die radikale Phrenikotomie als selbständiger therapeutischer
Eingriff bei der chirurgischen Lungentuberkulose. Med. Klin., H. 26, 1922. — Gravesen, J.: Discussion on the present position of the surgical treatment of pulmonary
tuberculosis. Brit. med. Journ., Nr. 3273, S. 506, 1923. — Gruner, O.: Zur Pneumothoraxbehandlung bei Lungenblutungen. Zeitschr. f. ärztl. Fortbild., Jahrg. 21,
Nr. 11, S. 335, 1924. — Guell, W.: Spontanpneumothorax als Komplikation bei
künstlichem Pneumothorax. Beitr. z. Klin. d. Tuberkul., Bd. 52, H. 1, 1922. —
Guggenheimer, H.: Zur Erklärung der günstigen Einwirkung von Pleuraexsudaten
auf die Lungentuberkulose, im speziellen bei künstlichem Pneumothorax. Beitr. z.
Klin. d. Tuberkul., Bd. 40, S. 115, 1918. — Derselbe: Zur Entstehung und Be-
urteilung der Pleuraexsudate bei der Pneumothoraxbehandlung der Lungentuber-
kulose. Therapie d. Gegenw., 1919. — Guth, E.: Dauererfolge nach Pneumothorax.
Persönliche Mitteilung. — Derselbe: Persönliche Mitteilung, 1925. — Derselbe:
Zur Krankheitsanalyse der Lungentuberkulose. Zeitschr. f. Tuberkul., Bd. 36. —
Derselbe: Lungengangrän, geheilt durch künstlichen Pneumothorax. Med. Klin.,
Nr. 42, 1923. — Derselbe: Lungentuberkulose und vegetatives Nervensystem.
Beitr. z. Klin. d. Tuberkul., Bd. 54. — Gwerder, J.: Some observations on low-
tension pneumothorax. (Einige Beobachtungen über Pneumothorax und niedrigen
Druck.) Tubercle, Bd. 4, Nr. 1, S. 13. — Derselbe: Über Entspannungspneumo-
thorax. Zeitschr. f. Tuberkul., Bd. 27, H. 5, 1917. — Derselbe: Beitrag zum Ent-
spannungspneumothorax. Beitr. z. Klin. d. Tuberkul., Bd. 47, H. 2, 1921. — Derselbe: Beitrag zum Entspannungspneumothorax. Schweiz. med. Wochenschr.,
H. 15, 1921. — Haeger: Zwei Fälle von rezidivierendem Spontanpneumothorax
mit thorakoskopisch sichtbarer Perforationsöffnung. Ver. schwed. Tuberkuloseärzte, Sitz. v. 11. 10. 1922. — Hamburger, F.: Wien. klin. Wochenschr., 1920. —
Harms, Ch.: Dauererfolge nach Pneumothorax. Persönliche Mitteilung. — Derselbe:
Vgl. Muralt-Ranke 1. c. — Derselbe: Die Entwicklungsstadien der Lungentuberkulose. Leipzig: C. Kabitzsch. 1926. — Derselbe: Kasuistischer Beitrag zur
Pneumothoraxtherapie. Doppelseitiger künstlicher Pneumothorax. Beitr. z. Klin.
d. Tuberkul., Bd. 55. — Derselbe und Dehoff, E.: Die Senkungsgeschwindigkeit
als klinisches Hilfsmittel in der Tuberkulose-Fürsorgestelle. Die Tuberkulose.
Sonderheft. 1924. — Haudek, M.: Über die Ergebnisse der fortlaufenden Röntgen-
beobachtung bei der Lungentuberkulose. Acta Radiol., Bd. 6, 1926. — Hauser, G.:
Zur Lehre vom Pyopneumothorax. Zeitschr. f. Pathol., Bd. 28, S. 501. — Heisler
und Tomor: Münch. med. Wochenschr., Nr. 17, 1910. — Heller, Mager und
Schrötter, H. v.: Über arterielle Luftembolie. Festschr. f. L. v. Schrötter. Zeitschr.
f. klin. Med., Bd. 32, Suppl. — Henius, K.: Lungentuberkulose. Spezielle Pathologie
und Therapie innerer Krankheiten. Von F. Kraus und Th. Brugsch, Bd. 3. Berlin:
Urban & Schwarzenberg. 1924. — Derselbe: Deutsch. med. Wochenschr., Nr. 3,
1919. — Derselbe: Die Behandlung von Lungenkrankheiten mit dem künstlichen
Pneumothorax. Deutsch. med. Wochenschr., Nr. 43, 1919. — Derselbe: Resorption
von Stickstoff und Luft beim künstlichen Pneumothorax. Deutsch. med. Wochenschr.,
Nr. 2, 1919. — Henszelmann: Die Reizung des Nervus phrenicus durch den faradi-
schen Strom und die röntgenologische Verwertbarkeit dieses Verfahrens. Wien.
klin. Wochenschr., 1917. — Herrmannsdorfer, A.: Die Verflüssigung fibrinreicher
Pleuraempyeme durch Pepsinsalzsäure als Hilfsmittel der Bülauschen Heber-
drainagebehandlung. Münch. med. Wochenschr., Jahrg. 70, S. 1219, 1923. — Hervé:
Libération par étincelage des adhérances pleurales au cours du traitement par le
pneumothorax. (Die Beseitigung von Pleuraadhäsionen im Verlaufe der Pneumothoraxbehandlung.) Presse méd., Jahrg. 30, Nr. 41, S. 446. — Derselbe: Questions
du pneumothorax. La compression simultanée ou successive des deux poumons est-
elle possible? (Pneumothoraxfragen: Ist die gleichzeitige oder nachfolgende Kompression beider Lungen möglich?) Paris méd., Jahrg. 12, Nr. 30, S. 103. — Hislop:
Med. journ. of Australia, Sidney, 2, 1923. — Hitzenberger, K.: Die Bedeutung
der Physiologie und Pathologie des Zwerchfelles für die Untersuchung am Kranken-

bett. Wien. klin. Wochenschr., Jahrg. 37, H. 17 (Sonderbeilage). — Hösslin, H. v.: Klinisch-röntgenologische Untersuchungen über Lungenkavernen mit Flüssigkeitsspiegel. Deutsch. Arch. f. klin. Med., Bd. 112, H. 5 und 6. — Hofbauer, L.: Demonstration. Wien. klin. Wochenschr., Nr. 7, 1914. — Derselbe: Spezifische Behandlung der Lungentuberkulose durch Atmungstherapie. Verh. d. 33. Kongr. d. deutsch. Ges. f. inn. Med., Wiesbaden. 1921. — Derselbe: Zur Diagnose der Lungentuberkulose. Wien. klin. Wochenschr., Nr. 43, 1924. — Derselbe: Atemapparat und Sexualsphäre. Wien. klin. Wochenschr., Nr. 8, 1924. — Derselbe: Das postoperative Stadium der pleuralen Ergüsse speziell des Empyems. Schweiz. med. Wochenschr., Nr. 28, 1924. — Derselbe: Viszeromotorische Reflexsymptome Mackenzie bei Pleuraverwachsung. Deutsch. med. Wochenschr., 1925. — Hoke, E.: Dauererfolge nach Pneumothorax. Persönliche Mitteilung. — Holmbee, W.: Ein Todesfall nach Abbrennung von Adhäsionen nach Jacobaeus. Norsk magaz. f. laegevidenskaben, Jahrg. 38, Nr. 1, S. 16 (Norwegisch). — Holmgreen: Beitrag zur Kompressionsbehandlung der Lungentuberkulose. Münch. med. Wochenschr., Nr. 36, 1910. — Derselbe: Ausblasung anstatt Aspiration von Pleuraergüssen. Mitt. a. d. Grenzgeb. d. Med. u. Chir., Bd. 22, H. 2, 1910. — Holzknecht u. Hofbauer, L.: Zur Semiotik der Phrenikusparalyse. Mitt. a. d. Labor. f. radiol. Diagnostik, H. 2, Jena: G. Fischer. 1907. — Hornung: Spontan-Pneumothorax nach künstlichem Pneumothorax. Med. Klinik, Nr. 19, 1913. — Hruby, E.: Röntgenbilder von Brustorganen mit künstlich veränderter Blutfüllung und deren diagnostische Verwertung. Orvosi hetilap, 1912. — Hyman van den Bergh, de Josselin de Jong und Schut: Beitr. z. Klin. d. Tuberkul., Bd. 26, 1913. — Jacobaeus, H. C.: Über das Abbrennen der Adhärenzen bei der Pneumothoraxbehandlung der Lungentuberkulose. 10. Nord. Kongr. f. inn. Med., Helsingfors, 30. 6. bis 2. 7. 1922. Acta med. scandinav., Suppl. III, S. 196. — Derselbe: The practical importance of thoracoscopy in surgery of the chest. (Die Wichtigkeit der Thorakoskopie in der Chirurgie der Brusthöhle.) Surg., gynecol. a. obstetr., Bd. 34, Nr. 3, S. 289. — Derselbe: The cauterization of adhesion in artificial pneumothorax treatment of pulmonary tuberculosis. Technique and indications, together with a surgery of results obtained thus far. (Das Abbrennen von Adhäsionen bei der Pneumothoraxbehandlung der Lungentuberkulose. Technik, Indikationen, Ergebnisse.) Med. serv. II. Serafinerlas. Stockholm. Americ. review of tubercul., Bd. 6, Nr. 10, S. 871. — Derselbe: Thoracoscopy and its practical importance especially in surgery of the chest. (Tharokoskopie und ihre praktische Bedeutung, besonders in der Brustchirurgie.) Illinois med. journ., Bd. 42, H. 1, S. 17. — Derselbe: Endopleurale Operationen unter der Leitung des Thoraskopes. Norskf. med. Ark., 1914 und Brauers klin. Beitr., 1913. — Derselbe und Key, E.: Weitere Erfahrungen über Thorakoplastik bei Lungentuberkulose. Acta chir. skandinav., Stockholm. 1923. — Jagic, N.: Über die Indikationen der Pneumothoraxtherapie der Lungentuberkulose. Wien. med. Wochenschr., Nr. 5, 1913. — Derselbe: Über Pneumothoraxbehandlung der Lungentuberkulose. Wien. klin. Wochenschr., 1912 und 1913. — Derselbe: Herz und Gefäßsystem bei Tuberkulose. Handb. v. E. Löwenstein, 2. Bd. Berlin-Wien: Urban & Schwarzenberg. 1923. — Janssen, Th.: Über Pneumothorax-Exsudate. Die Tuberkul., Nr. 1, S. 1, 1925. — Jedlicka, J.: Etagenexsudat bei künstlichem Pneumothorax. Časopis lekaruv českych, Jahrg. 64, S. 401, 1925. — Jehn, W.: Über Tuberkulose der Achsellymphdrüsen. Beitr. z. Klin. d. Tuberkul., Bd. 64. — Derselbe: Münch. med. Wochenschr., Nr. 31, 1923. — Jessen, F.: Die operative Behandlung der Lungentuberkulose. Würzburger Abh. a. d. Gesamtgeb. d. prakt. Med., Bd. 15, H. 4/5, 1915. — Derselbe: Tuberkulöse Usur der Lungenpleura bei künstlichem Pneumothorax. Beitr. z. Klin. d. Tuberkul., Bd. 35. — Derselbe: Zur Lokalisation von Lungenkavernen und Lungenabszessen. Münch. med. Wochenschr., Nr. 25, 1914. — Derselbe: Die chirurgische Behandlung der Lungentuberkulose. Handb. von E. Löwenstein, 2. Bd. Berlin-Wien: Urban & Schwarzenberg. 1923. — Jessen, H.: Luftembolie und Aderlaß. Münch. med. Wochenschr., Nr. 46, Ref. G. Zuelger: Zeitschr. f. ärztl. Fortbild., S. 747, 1924. — Joss, A.: Etagenförmige Exsudate bei Pneumothorax. Ein Beitrag zur Kenntnis interlobärer Septenbildung. Beitr.

z. Klin. d. Tuberkul., Bd. 46, H. 2, S. 192, 1921. — Jost, W.: Dauererfolge nach Pneumothorax. Persönliche Mitteilung. — Jullien, W.: Tuberculose bilaterale excavée traitée par la phrénectomie droite et le pneumothorax artificiel gauche. Bull. et mém., Jahrg. 41, Nr. 39, 1925. — Junker, F.: Mühlengeräusch als Komplikation beim künstlichen Pneumothorax. Beitr. z. Klin. d. Tuberkul., Bd. 63, 1926. — Kach, F.: Über eine seltene Komplikation bei der Pneumothoraxbehandlung. Beitr. z. Klin. d. Tuberkul., Bd. 40, S. 110, 1918. — Kaufmann, K.: Über die Veränderungen der Pleura und Lunge gesunder Hunde durch künstlichen Pneumothorax. Beitr. z. Klin. d. Tuberkul., Bd. 23, S. 57, 1912. — Derselbe: Zur Technik des künstlichen Pneumothorax. Zentralbl. f. Tuberkul., Bd. 7, S. 320, 1913. — Kellner, F. Beitrag zur Kenntnis der Pneumothorax-Nebenhöhlen. Beitr. z. Klin. d. Tuberkul., Bd. 53. — Kelly: L'hémostase des plaies pulmonaires par le pneumothorax opératoire. Semaine méd., Nr. 12, 1910. — Kieffer, O.: Statistische und klinische Beiträge zur Lungentuberkulose mit besonderer Berücksichtigung der Kriegseinflüsse. Zeitschr. f. Tuberkul., Bd. 32. — Kienböck, R.: Mit Röntgenstrahlen beobachtetes Bewegungsphänomen an einem Pyopneumothorax. Wien. klin. Wochenschr., 1898 und 1918. — Klare, K.: Der Wert des künstlichen Pneumothorax bei schwindsüchtigen Kindern. Die Tuberkulose, 4. Jahrg., München, Nov. 1924. — Derselbe: Die Tuberkulosetherapie des praktischen Arztes. 5. umgearb. u. verm. Aufl., M. ärztl. Rundschau, 1922. — Derselbe und Ch. Harms: Beiträge zur Lungentuberkulose im Kindesalter. Leipzig: C. Kabitzsch. 1920. — Klemperer, F.: Die Lungentuberkulose. Berlin-Wien: Urban & Schwarzenberg. 1920. — Klemperer, G. und Dünner, L.: Behandlung der Lungentuberkulose. Therapie d. Gegenw., 1919. — Klinkowstein, J. und Belájewa, N.: Fibrinkugeln im Pneumothoraxraum. Beitr. z. Klin. d. Tuberkul., Bd. 63, 1926. — Knopf, S. A.: Artificial pneumothorax. New-York med. journ., Nr. 12, 1913. — Koch: Über den künstlichen und spontanen Pneumothorax. Internat. Zentralbl. f. d. ges. Tuberkul.-Forsch., Nr. 9, S. 484, 1912. — Derselbe: Dauererfolge nach Pneumothorax. Persönliche Mitteilung. — Kacher: Dauererfolge nach Pneumothorax. Persönliche Mitteilung. — Köhler, F.: Die Tuberkulose-Forschung in den Kriegsjahren. Leipzig: Repertorienverlag. 1917. — Koeniger, H.: Über Diagnose und Therapie der Pleuritis. Münch. med. Wochenschr., Nr. 27, 1914. — Derselbe: Über die Technik und Indikation des künstlichen Pneumothorax. Therap. Monatsh., 1912. Ref. F. Koch: Zentralbl., Bd. 7, 1913. — Körte: Arch. f. klin. Chir., Bd. 85, 1906. — Kogan, L.: Beitrag zur Klinik der Pneumothoraxbehandlung der Lungentuberkulose. Zeitschr. f. Tuberkul., Bd. 40, H. 6. — Kohlhaas: Die einseitige Zwerchfellstillegung in der Behandlung der Lungentuberkulose. Zeitschr. f. ärztl. Fortbild., Jahrg. 21, S. 326. — Kohn, H.: Zur konservativen Behandlung tuberkulöser Pleuraexsudate. Münch. med. Wochenschr., Jahrg. 70, Nr. 44, S. 1343, 1923. — Koranyi, F.: Zur Diagnose des Pneumothorax. Orvosi hetilap, 1912. — Kontny, F.: Dauererfolge nach Pneumothorax. Persönliche Mitteilung. — Kraus, H.: Zur Diagnostik kleiner Gasblasen über pleuritischen Ergüssen. Beitr. z. Klin. d. Tuberkul., Bd. 21, 1912. — Derselbe: Über vielkämmrige Pleuraexsudate im Röntgenbilde. Wien. klin. Wochenschr., Nr. 18, 1918. — Krause, K.: Hochgradige Verlagerung der Mediastinalorgane die Ursache diagnostischer Irrtümer. Beitr. z. Klin. d. Tuberkul., Bd. 56. — Krehl, L.: Pathologische Physiologie. 6. Aufl. Leipzig: F. C. W. Vogel. — Kreutzahler: Dauererfolge nach Pneumothorax. Persönliche Mitteilung. — Krömeke, F.: Mühlengeräusch bei künstlichem Pneumothorax. Med. Klinik, 22. Jahrg., S. 907, 1926. — Kulke: Vgl. Muralt-Ranke, l. c. — Kuré Ken T. Hiramatsu und Sakai, S.: Über den Zwerchfelltonus. Pflügers Arch. f. d. ges. Physiol., Bd. 184. — Küss: Contribution à l'étude du traitement des pleurésies purulentes tuberculeuses récidivantes par les injections gazeuses intrapleurales. Bull. de la soc. d'études scientif. sur la tuberculose, février-avril, 1908. — Kuthy und Lobmayer: Künstlicher Pneumothorax, angelegt im vierten Monat der Gravidität. Beitr. z. Klin. d. Tuberkul., Bd. 27, H. 2, 1913. — Kuthy-Wolff-Eisner: Die Prognosestellung bei der Lungentuberkulose. Berlin: Urban & Schwarzenberg. 1914. — Ladebeck, H.: Beitr. z. Klin. d. Tuberkul., Bd. 47, S. 73, 1921. — Lagréze: Zur Behandlung des tuberkulösen Empyems bei künstlichem Pneumothorax. Münch. med. Wochenschr., Nr. 8, 1924. — LANDGRAF, TH.: Über Spontan-pneumothorax als Komplikation bei künstlichem Pneumothorax. Beitr. z. Klin. d. Tuberkul., Bd. 45, H. 1 bis 3, S. 373, 1920. — DERSELBE: Kann die Phrenikus-ausschaltung als selbständiger Eingriff zur Behandlung der Lungentuberkulose angewandt werden? Beitr. z. Klin. d. Tuberkul., Bd. 60, H. 2, S. 81 bis 85, 1924. — LEENDERTZ: Beitrag zur Klinik der Zwerchfellähmung. Mitt. a. d. Grenzgeb. d. Med. u. Chir., Bd. 32. — LEITNER, PH.: Beitrag zur Therapie der serösen Pleuritiden tuberkulöser Natur. Wien. klin. Wochenschr., Nr. 8, S. 216, 1918. — LENK, R.: Verschiebung von Pleuraexsudaten durch Lagewechsel und ihre diagnostische Be-deutung. Wien. klin. Wochenschr., 1924. — DERSELBE: Wien. Arch. f. inn. Med., 1925. — DERSELBE: Fortschr. a. d. Geb. d. Röntgenstr., Bd. 33, S. 673, 1925. — LESCHKE, E.: Einige Verbesserungen an meinem einfachen transportablen Pneumo-thoraxapparat. Deutsch. med. Wochenschr., Nr. 22, 1920, 1922. — LEXER, Thera-peutische Versuche mit künstlichem Pneumothorax. Beitr. z. Klin. d. Tuberkul., Bd. 8, 1907. — LICHTWITZ, O.: Zur Therapie der Lungenblutungen. Wien. klin. Wochenschr., Nr. 17, 1927. — DERSELBE: Schädigung durch Lipojodol als Kontrast-mittel bei Lungentuberkulose. Wien. klin. Wochenschr., Nr. 5, 1926 (Sonderdruck). — LIEBE, G.: Gehört die Thorakoplastik zum Heilverfahren? Zeitschr. f. ärztl. soz. Versorg.-Wesen, Jahrg. 2, H. 8, S. 301. — DERSELBE: Vorlesungen über Tuber-kulose. I. F. LEHMANN. 1909. — LIEBE, H.: Kritischer Bericht über 104 Pneumo-thoraxfälle. Beitr. z. Klin. d. Tuberkul., Bd. 49. — LILLINGSTON: The treatment of phthisis and haemoptysis by artificial pneumothorax. Lancet, Bd. 159, 15. 7. 1911. — LINDBLAU: Heilung der Lungentuberkulose durch Pneumothoraxbehandlung. Beitr. z. Klin. d. Tuberkul., Bd. 52, H. 1, 1922. — LINDBLOM, S. G.: Zur Kenntnis der Heilung der Lungentuberkulose. Pathologisch-anatomische Studie. Beitr. z. Klin. d. Tuberkul., Bd. 52, H. 1, S. 1. — DERSELBE: Über Fortleitung von Rasseln bei künstlichem Pneumothorax. Hygiea, Bd. 84, H. 9, S. 337. — LINDIG, W.: Pneumo-thorax artificialis, Pericarditis externa, Pleuritis exsudativa der Gegenseite. Beitr. z. Klin. d. Tuberkul., Bd. 54. — LOENING, N. und BLICK, TH.: Pneumothoraxanlage unter Leitung des Kryptoskopes. Beitr. z. Klin. d. Tuberkul., Bd. 56. — LÖWEN-STEIN, E.: Die Tuberkulose als Organsystemerkrankung. Zentralbl. f. Ophth., Bd. 8. — DERSELBE: Vorlesung über Bakteriologie, Immunität und spezifische Behandlung der Tuberkulose. Jena: Gustav Fischer. 1920. — DERSELBE: Handbuch der Tuber-kulosetherapie. Berlin-Wien: Urban & Schwarzenberg. 1923. — DERSELBE: und HOLUB, A.: Bericht über die Tätigkeit der Fürsorgestelle für tuberkulös Er-krankte der Krankenkasse der Wiener Bank- und Sparkassenangestellten. Zeitschr. f. Tuberkul., Bd. 42. — LÖWENTHAL, K.: Zeitschr. f. Tuberkul., Bd. 40, 1924. — LOISELEUR: Un cas de gangrène pulmonaire post-grippale guéri par le pneumothorax artificiel. Soc. méd. hôp. Paris, 2. 7. 1920. — LUGER, A.: Bei Pneumothorax para-vertebrale Aufhellung des Klopfschalles auf der gesunden Seite. Med. Klinik, Nr. 38, 1922. — MAENDL, H.: Intravenöse Kalziumtherapie bei Lungentuberkulose. I. Mit-teilung. Med. Klinik, H. 9, 1920. — DERSELBE: Pneumothorax und Phrenikotomie. Zeitschr. f. Tuberkul., Bd. 39, H. 1. — DERSELBE: Nachtrag. Zeitschr. f. Tuberkul., Bd. 34, H. 2. — DERSELBE: Über einen Fall von Spontanpneumothorax durch Durchbruch einer Kaverne in einen großen artefiziellen Pneumothorax. Zeitschr. f. Tuberkul., Bd. 32, H. 3. — DERSELBE: Intravenöse Kalziumtherapie bei Lungen-tuberkulose. II. Mitteilung. Zeitschr. f. Tuberkul., Bd. 35, H. 1. — DERSELBE: Zur Krankheitsanalyse der Lungentuberkulose. Zeitschr. f. Tuberkul., Bd. 38, H. 1. — DERSELBE: Zur Frage der Dauererfolge nach künstlichem Pneumothorax. II. Beitr. z. Klin. d. Tuberkul., Bd. 58. — DERSELBE: Die Bekämpfung aller Formen der Tuberkulose durch moderne Tuberkulose-Heilstätten (Tuberkulose-Kliniken). Wien. klin. Wochenschr., 1925. — DERSELBE: Über die Verwertung der Menses-reaktion zur Beurteilung der Aktivität tuberkulöser Krankheitserscheinungen, insbesondere der Lungen. Wien. klin. Wochenschr., Nr. 18, 1924. — DERSELBE: Unterdosierung bei künstlichem Pneumothorax. Wien. klin. Wochenschr., Nr. 8, 1927. — DERSELBE: Über nachträglich doppelseitigen und gleichzeitig doppel-seitigen Pneumothorax bei Lungentuberkulose. Wien. klin. Wochenschr., H. 11,

1927. — DERSELBE: Über die diagnostische Bedeutung der menstruellen Hyperämie für die Diagnose der Lungentuberkulose. Wien. klin. Wochenschr., Nr. 27, 1923. — DERSELBE: Zur Frage der Dauererfolge nach künstlichem Pneumothorax. I. Wien. klin. Wochenschr., Nr. 43, 1923. — DERSELBE: Künstliche Erzeugung von Exsudaten bei Pneumothorax. Beitr. z. Klin. d. Tuberkul., Bd. 61. — DERSELBE: Über seltene Formen der Exsudatbildung beim künstlichen Pneumothorax. Beitr. z. Klin. d. Tuberkul., Bd. 61. — DERSELBE: Die Anzeigen und Gegenanzeigen des künstlichen Pneumothorax. Mitt. d. Volksgesundheitsamtes, Wien, 1925. — DERSELBE: Die Technik des künstlichen Pneumothorax. Vortr. im Wien. med. Doktorenkollegium, 22. 12. 1924. — DERSELBE: III. und IV. Jahresbericht der Heilanstalt Grimmenstein. Selbstverlag der Pensionsanstalt für Angestellte. Wien. — DERSELBE: II. Jahresbericht der Heilanstalt Grimmenstein der Pensionsanstalt für Angestellte. Tuberkul.-Fürs.-Blatt, 1923. — DERSELBE: I. Jahresbericht der Heilanstalt Grimmenstein der Pensionsanstalt für Angestellte. Tuberkul.-Fürs.-Blatt, 1923. — DERSELBE: Kurze Mitteilung über das metamorphosierende Atemgeräusch. Med. Klinik., Nr. 46, 1919. — DERSELBE und HIRSCHSOHN, J.: Studien zur Dynamik der endovenösen Injektion bei Anwendung von Kalzium. Wien. Arch. f. inn. Med., Bd. 4. — DIESELBEN: Notiz zur Kenntnis der Haemodynamik beim Pneumothorax. Beitr. z. Klin. d. Tuberkul., Bd. 49, H. 1. — DIESELBEN: Über Arbeitsbeschäftigung in Heilstätten. Zeitschr. f. Tuberkul., Bd. 30, H. 6. — MAENDL, H. und SCHWARZMANN, E.: Chirurgische Eingriffe in der Tuberkuloseheilstätte. Tuberkulose, 5. Jahrg., S. 52, 1925. — MAENDL, H. und SORGO, J.: Über den Wert der Körperbewegung zur Diagnose von aktiven Tuberkulose-Lungenaffektionen, insbesondere der Lungenspitzen. Med. Klinik, Nr. 10, 1918. — MARTIN, C.: Ein kasuistischer und technischer Beitrag zum künstlichen Pneumothorax. Med. Klinik, Nr. 5, 1916. — MASENTI, BORGOGNO, VERGANO: Der künstliche Pneumothorax zur Behandlung schwerer Hämoptysen. Giorn. d. reale accad. d. med. di Torino, Jahrg. 76, Nr. 9 bis 10, 1913. — MATSON, R. W., MATSON, R. C. und BISAILLON, M.: Die Endresultate von 600 Fällen von Lungentuberkulose, die mit künstlichem Pneumothorax behandelt wurden. Americ. review of tubercul., Bd. 9, Nr. 4, S. 294, 1924. Ref. Zeitschr. f. Tubercul., Bd. 42. DIESELBEN: Observations concerning the contralateral lung in pulmonary tuberculosis treated by artificial pneumothorax. (Beobachtungen über das Verhalten der Gegenseite bei der Pneumothoraxbehandlung der Lungentuberkulose.) Americ. review of tubercul., Bd. 10, Nr. 5, S. 562, 1925. DEIST-SCHÖMBERG: Zentralbl. f. d. ges. Tuberkul.-Forsch., Bd. 24, H. 9/10, S. 465, 1925. — MAYER, A.: Über einen Todesfall bei der Nachfüllung eines künstlichen Pneumothorax durch Luftembolie in eine eigenartig konfigurierte Lunge. Beitr. z. Klin. d. Tuberkul., Bd. 33, H. 1, 1914. — MAZZA: Le pneumothorax artificiel dans la cure des suppurations pulmonaires (5 cas de gangrène pulmonaire). Rif. med., 16. 1. 1922. — MEERSON, D.: Über antepleurale Schwankungen des Manometers bei Anlegung des künstlichen Pneumothorax. Zeitschr. f. Tuberkul., Bd. 44, 1926. — MENDE: Beobachtungen bei ambulant durchgeführtem künstlichem Pneumothorax. Münch. med. Wochenschr., Nr. 24, 1924. — MICHELS, G.: Zur Pneumothoraxbehandlung. Beitr. z. Klin. d. Tuberkul., Bd. 46, H. 1, S. 132, 1920. — MOHR, A.: Diskussionsbemerkungen zum Vortrag von O. ZIEGLER. Zeitschr. f. Tuberkul., Bd. 40. — MOHR, R.: Zur Statistik der Pneumothoraxbehandlung. Med. Klinik, S. 440, 1925. — MORELLI, E.: La percussione ascoltata nel pneumotorace artificiale. Gazz. med. ital., Nr. 1, 1910. — DERSELBE: Il rantolo paradosso nel decorso del pneumotorace terapeutico. (Das „paradoxe" Rasseln im Verlaufe des künstlichen Pneumothorax.) Boll. d. soc. med.-chir. Pavia, Jahrg. 36, H. 5, S. 559, 1924. Ref. BRÜHL SCHÖNBUCH: Zentralbl. f. d. ges. Tuberkul.-Forsch., Bd. 24, H. 9/10, S. 465, 1925. — DERSELBE: La cura delle ferite toraco-pulmonari. Bologna: Capelli. 1918. — MORGAN: Americ. review of tubercul., Bd. 65. — MORONE, G.: La frenicotomia in malattie varie del polmone e della pleura. Ann. ital. di chir., Jahrg. 4, 1925. — MORRISTON, H. D.: Der Fortschritt der Lungen- und Pleurahöhlenchirurgie. Tuberkulose, Bd. 5, Nr. 1, S. 1, 1923. — MORY, E.: Vgl. MURALT-RANKE l. c. — MÜHSAM, R.: Über die chirurgische Behandlung der Lungentuberkulose. Zeitschr. f. ärztl. Fortbild., Nr. 15, 1919. — MÜLLER, A.: Über Serratuslähmung nach künstlichem Pneumothorax. Med. Klinik, S. 1076, 1923. — MURALT, L. v.: Erfahrungen über Exsudate bei künstlichem Pneumothorax. Internat. Zentralbl. f. d. ges. Tuberkul.-Forsch., Jahrg. 8, Nr. 1, S. 75 und Beitr. z. Klin. d. Tuberkul., 7. Suppl.-Bd., 1924. — DERSELBE: Über die Wirkung des Serums pleuritischer Exsudate tuberkulöser Natur beim Pneumothorax. Gazz. med. ital., 1913. — DERSELBE: Zur Kenntnis der symmetrisch fortgeleiteten Rasselgeräusche. Beitr. z. Klin. d. Tuberkul., Bd. 16, H. 2. — DERSELBE: Serumwirkung tuberkulöser Pleuraexsudate bei künstlichem Pneumothorax. Internat. Tuberkul.-Kongr., Rom, 1912 und Riv. delle pubbl. sul pneumotorace terap., Nr. 20, S. 1. — DERSELBE: Über die Behandlung schwerer einseitiger Lungentuberkulose mit künstlichem Pneumothorax. Münch. med. Wochenschr., Nr. 50/51, 1909. — DERSELBE: Manometrische Beobachtungen bei der Ausübung der Therapie des künstlichen Pneumothorax. Beitr. z. Klin. d. Tuberkul., Bd. 18, S. 359. — DERSELBE und RANKE, K. E.: Der künstliche Pneumothorax. 2. Aufl. Berlin: J. Springer. 1922. — MURARD: L'évolution et les résultats cliniques immédiats et eloignés du pneumothorax artificiel dans le traitement de la tuberculose pulmonaire. Paris. 1914. — MURPHY: Surgery of the lung. Journ. of the Americ. med. assoc., July and August 1898. — NATHER, K.: Der parietale Ventilpneumothorax. Der Exspirationsventiltroikart. Wien. klin. Wochenschr., Jahrg. 37, S. 491, 1924. — NEUBURGER, M.: Die Wiener medizinische Schule im Vormärz. Wien: Rikola-Verlag. 1921. Brief von D. GERSTNER. Arch. f. physiol. Heilk., Stuttgart, 7. Jahrg., S. 320, 1847. — NEUER, I.: Beobachtungen an Tuberkulösen mit künstlichem Pneumothorax. Beitr. z. Klin. d. Tuberkul., Bd. 50 (Jubiläumsband), 1922. — NEUMANN, W.: Zum Wesen und zur Behandlung der üblen Zufälle bei der Pneumothoraxtherapie. Zeitschr. f. Tuberkul., Bd. 25, H. 2. — DERSELBE: Zur Technik der Behandlung mit dem künstlichen Pneumothorax. Münch. med. Wochenschr., Jahrg. 69, Nr. 43, S. 1511. — DERSELBE: Die Klinik der beginnenden Tuberkulose Erwachsener. Wien: Rikolaverlag. 1923. — DERSELBE: Vgl. MURALT-RANKE l. c. — DERSELBE: Klinik der Tuberkulose. Wien. klin. Wochenschr., Nr. 42, 1922. — NEUMEYER, J.: Vgl. MURALT-RANKE l. c. — NIEDERHÄUSER, v.: Vgl. MURALT-RANKE l. c. — NIENHAUS, E.: Die Behandlung einseitiger, schwerer Lungentuberkulose mit künstlichem Pneumothorax. Korrespondenzbl. f. Schweiz. Ärzte, Nr. 11, 1910. — DERSELBE: Lungenkollapstherapie in den Heilstätten der Schweiz. Ref. Internat. Zentralbl. f. d. ges. Tuberkul., Jahrg. 7, Nr. 1. — OFFREM, A.: Vgl. MURALT-RANKE l. c. — OIKONOMOPULOS: Der künstliche Pneumothorax zur Heilung der Lungentuberkulose. (Griech.) Diss. Athen. 1912. Typographia und P. A. Petrakon. — ORSZAGH, O.: Über die Einwirkung von Pleuraexsudaten auf die Lungentuberkulose. Beitr. z. Klin. d. Tuberkul., Bd. 49. — PALASSE: Aperçus historiques sur la tuberculose pulmonaire à propos de Jeannet des Longrois. Le pneumothorax thérapeutique. Progr. méd., 25. 6. 1921. — PAMPERL, R.: Erfahrungen über die chirurgische Behandlung der Lungentuberkulose. Med. Klinik, 22. Jahrg., 1926. — PARISOT, J. und HERMANN, H.: Action du pneumothorax artificiel éxperimental sur la nutrition général et la croissance. (Einfluß des künstlichen experimentellen Pneumothorax auf den allgemeinen Ernährungszustand und das Wachstum.) Laborat. de phys. et laborat. de pathol. gen. exp. Nancy. Cpt. rend. des séances de la soc. de biol., Bd. 87, Nr. 22, S. 177. — DIESELBEN: Action de la décompression lente du pneumothorax expérimental prolongué sur la nutricion générale, la ventilation et les échanges pulmonaires. (Einfluß des Eingehenlassens eines lange durchgeführten experimentellen Pneumothorax auf den allgemeinen Ernährungszustand und den Lungenluftwechsel.) Laborat. de phys. et de pathol. gén. fac. de méd., Nancy. Cpt. rend des séances de la soc. de biol., Bd. 87, Nr. 37, S. 1208. — DIESELBEN: Action sur l'appareil cardiovasculaire du pneumothorax artificial experimental. (Wirkung des experimentellen künstlichen Pneumothorax auf den Herzgefäßapparat.) Laborat. de pathol. gén. exp. et laborat. physiol., Nancy. Cpt. rend. des séances de la soc. de biol., Bd. 86, Nr. 17, S. 1034. — PEARSON, S. V.: The use of the thoracoscope in cases of artificial pneumothorax. (Die Anwendung der Thorakoskopie bei Fällen von künstlichem Pneumothorax.) Lancet, Bd. 203, Nr. 25, S. 1273. — PELTASON: Pneumoperikard als Komplikation bei der Pneumothoraxbehandlung.

Verhandl. d. deutsch. Röntgen-Ges., Bd. 16, 1925. — PENNATO: Radiologie und Pneumothorax. Atti d. reale ist. Ven. di Sic. Lett. ed Arti, Bd. 71, S. 2, 1911/12. — PENZOLDT: Deutsch. med. Wochenschr., S. 915, 1913. — PERRIN, M. Pneumothorax artificiel compliqué par pneumothorax à soupape et de perforation spontané de la paroi thoracique. Prov. méd., Nr. 27, S. 291, 1914. — PERSCH, R. v.: Kritischer Beitrag zur Behandlung der Lungentuberkulose mit künstlichem Pneumothorax. Beitr. z. klin. Chir., Bd. 81, 1912. — DERSELBE: Zur Kompressionsbehandlung der Lungentuberkulose mit künstlichem Pneumothorax. Wien. klin. Wochenschr., Nr. 38, 1911. — PETERS, A.: Contralateral exsudative pleuritis complicating artificial pneumothorax. A report of three cases. (Pleuritis exsudativa der Gegenseite als Komplikation des künstlichen Pneumothorax. Bericht über drei Fälle.) Amerik. review of tubercul., Bd. 10, Nr. 5, S. 583, 1925. Ref. DEIST-SCHÖMBERG: Zentralbl. f. d. ges. Tuberkul.-Forsch., Bd. 24, H. 9/10, S. 465, 1925. — PETERS, E.: 20 Jahre Lungenkollapstherapie. Beitr. z. Klin. d. Tuberkul., Bd. 61. — PETERS, LEROYS: Artificial pneumothorax complicated by hydro-pneumothorax and pleuresy with effusion on the untreated side: report of two cases. (Bericht über zwei Fälle von künstlichem Pneumothorax, Komplikation mit Hydropneumothorax und Pleuritis. Erguß auf der unbehandelten Seite.) Journ. of the Americ. med. assoc., Bd. 79, Nr. 19, S. 1607. — PETZ, F.: Pneumothorax und Höhenwechsel. Münch. med. Wochenschr., Nr. 15, 1922. — PFANNER: Über das spontan entstehende interstitielle Lungen- und Mediastinalemphysem und den Spannungspneumothorax. Innsbruck. 1922. — PFEIFFER, H.: Zur Therapie der chronischen Lungentuberkulose. Die Heilkunde, Nr. 3, 1912. — DERSELBE: Über den therapeutischen Pneumothorax bei Lungentuberkulose. Mitt. d. Ver. d. Ärzte in Steiermark, Nr. 6, 1910. — PHILIPPI, H.: Über die Behandlung der Lungentuberkulose im Hochgebirge. Würzburger Abh. a. d. Gesamtgeb. d. prakt. Med., Bd. 13. — PIELSTICKER, F. und VOGT, H.: Über künstlichen Pneumothorax bei Kindern. Monatsschr. f. Kinderheilk., Bd. 11, 1912. — PIÉRY und ROSHEIN: Deux précurseurs de FORLANINI: Carson (1822), Ramagde (1832). Lyon méd., janvier 1911. — PIGGER: Künstlicher Pneumothorax und opsonischer Index. Beitr. z. Klin. d. Tuberkul., Bd. 8, 1907. — DERSELBE: Diskussionsbemerkungen zum Vortr. von O. ZIEGLER. Zeitschr. f. Tuberkul., Bd. 40. — PIGUET, CH. A. und GIRAUD, A.: Les paradoxes du pneumothorax thérapeutique. Haemoptysies de compression, foyers évolutifs dans le poumon comprimé. Presse méd., Nr. 31, S. 333, 1924. — PISANO: Le pneumothorax thérapeutique dans les plaies du poumon. Gazz. d. osped. e d. clin., 27. 4. 1919. — PISSAVY, A.: Les pleurésies du pneumothorax artificiel. Presse méd., Jahrg. 33, S. 402, 1925. — PLASCHKES, S.: Die diagnostische Bedeutung der seitlichen Thorakaldrüsen. Wien. klin. Wochenschr., Nr. 12, 1920. Cf. SCHUR. — PLENK, A. und MATSON, C. R.: Zur Phrenikotomiefrage. Beitr. z. Klin. d. Tuberkul., Bd. 62, S. 350, 1925. — POINDECKER, H. und SIESS, C.: Über die Sinkgeschwindigkeit der Blutkörperchen bei Lungentuberkulose. Wien. klin. Wochenschr., Nr. 50/51, 1922. — PÖLZL, A.: Über menstruelle Änderungen des Blutbefundes. Wien. klin. Wochenschr., 23. Jahrg., Nr. 7, 1910. — PORGES, O.: Über eine Behandlungsmethode der Lungentuberkulose. Wien. klin. Wochenschr., Nr. 3, 1917. — DERSELBE: Die Therapie des Magen-Darmtraktes bei Tuberkulose. Handb. von LÖWENSTEIN, 2. Bd. Berlin-Wien: Urban & Schwarzenberg. 1923. — POTAIN: Des injections intrapleurales d'air sterilisé dans le traitement des épanchements pleuraux consécutifs au pneumothorax. Bull. de l'acad. de méd., 24. 4. 1888. — PRIBRAM, O.: Phrenikotomie bei Hämoptoe und einseitiger Lungentuberkulose. Wien. klin. Wochenschr., S. 1275, 1918. — RAHNENFÜHRER: Fortschr. a. d. Geb. d. Röntgenstr., Bd. 28. — RAIMONDI, A.: Der künstliche Pneumothorax und die Behandlung der Hämoptoe. Span. Sonderabdruck. Rev. de la soc. de phtisiol. del hosp. Tornu Buenos-Aires, 1922. — RAUDNITZ (Prag): Dauererfolge nach Pneumothorax. Persönliche Mitteilung. — RAUTENBERG, E.: Vgl. MURALT-RANKE l. c. — REAL, C.: Künstlicher Pneumothorax während der Schwangerschaft. Beitr. z. Klin. d. Tuberkul., Bd. 29, H. 3, 1924. — DERSELBE: Ergebnisse der physikalischen Untersuchung bei der Kollapslunge nach Pneumothorax und Thorakoplastik. Beitr. z. Klin. d. Tuberkul., Bd. 35. — REICH, L.: Med. Klinik, S. 70, 1923. — REICHMANN, V.:

Heilung eines Falles von Lungengangrän durch künstlichen Pneumothorax. Münch. med. Wochenschr., Nr. 28, 1915. — Rénon, L., Geraudel und Desbouit: Über einen Irrtum beim Anlegen des künstlichen Pneumothorax; Die Einblasung in die Kaverne. Sonderabdruck. Bull. et mém. de la soc. méd. des hôp. de Paris vom 28. 11. 1913. — Rieder, H.: Die Röntgenuntersuchung des Pneumothorax usw. Lehrbuch von Schittenhelm, S. 405. Berlin: J. Springer. 1924. — Rist, E.: Le traitement des dilatations bronchiques par le pneumothorax artificiel. (Die Behandlung der Bronchialerweiterungen mit dem künstlichen Pneumothorax.) Bull. méd., Jahrg. 36, Nr. 13, S. 246. — Derselbe: Un cas de bronchectasie guérie par le pneumothorax artificiel. Bull. et mém. de la soc. méd. des hôp. de Paris, 4. 7. 1919. — Derselbe: Pneumothorax artificiel chez le nourisson. Soc. de pédiatr., 9. 12. 1913. — Derselbe und Coulaud, E. und Chabaud, J.: Le pneumothorax thérapeutique bilatéral simultané. Bull. et mém., Jahrg. 41, Nr. 39, 1925. — Derselbe und Rolland, J.: Brides adhérentielles et pneumothorax artificiel. (Verwachsungsstränge und künstlicher Pneumothorax.) Rev. de la tubercul., Bd. 3, Nr. 4, S. 436. — Rivière, C.: Brit. med. journ., Nr. 3273, S. 506, 1923. — Derselbe: Artificial pneumothorax as I see to-day. Tubercle, Mai 1924, S. 361. — Rochelt: Über operative Behandlung von Lungenkrankheiten. Wien. klin. Wochenschr., Nr. 5, 1912. — Derselbe: Der künstliche Dauerpneumothorax. Wien. klin. Wochenschr., 1913. — Römer, G. A.: Über Auskultation mit zwei Phonendoskopen. Korrespondenzbl. f. Schweiz. Ärzte, Nr. 49, 1919. — Derselbe: Spontan entstandener Ventilpneumothorax. Ver. u. Kongr.-Ber., 1922. — Roepke: Münch. med. Wochenschr., Nr. 46, 1924. — Rosen, A. v.: Ein Fall von alternierendem Pneumothorax. Mitt. a. d. Sanatorium Romanes, Schweden. 1920. — Rosenberg, M., Über Pneumothoraxbehandlung bei schwerem Diabetes. Med. Klinik, 1925. — Rosenstein, G.: Ein Fall von Methylenblauspülung des Pleuraraumes mit tödlichem Ausgang. Deutsch. med. Wochenschr., 1925. — Rosenthal: L'autosérothérapie à liquide filtré. Soc. des practiciens, analysé in Arch. gén. de méd. févr., S. 164, 1912. — Roth, J.: Über den intrapleuralen Druck. Beitr. z. Klin. d. Tuberkul., Bd. 4, H. 4. — Rowe, Ch.: Ist künstlicher Pneumothorax kontraindiziert bei Lungentuberkulose mit Nierenerkrankung? Deutsch. med. Wochenschr., 1922. — Ruediger: Zur Kollapstherapie der Lungentuberkulose. Beitr. z. Klin. d. Tuberkul., Bd. 18, H. 1, 1910. — Ruhemann, E.: Die Topographie des Nervus phrenicus. Arch. f. klin. Chir., Bd. 139. — Russo, F.: Sopra due casi di „pleurite essudativa contralaterale" nel corso del pneumothorax terapeutico. Tubercolosi, Bd. 16, S. 323, 1924. — Samson, J. W.: Phrenikusexhairese und Pneumothoraxtherapie. Med. Klinik, S. 1359, 1923. — Derselbe: Gleichzeitig doppelseitiger Entspannungspneumothorax bei Lungentuberkulose. Med. Klinik, Jahrg. 36, S. 1348, 1925. — Derselbe: Pneumothorax bilateralis. Zeitschr. f. Tuberkul., Bd. 44, H. 3. — Derselbe: Die Behandlung der Lungentuberkulose mit künstlichem Pneumothorax. Berlin. klin. Wochenschr., Nr. 5, 1912. — Derselbe: Künstlicher Pneumothorax bei Lungentuberkulose. Allg. med. Zentralzeit. 1912. — Derselbe: Künstlicher Pneumothorax. Zeitschr. f. Tuberkul., Bd. 21. — Sauerbruch, F.: Die chirurgische Behandlung der Lungentuberkulose. Wien. med. Wochenschr., Jahrg. 72, Nr. 48, S. 1965. — Derselbe: Diskussionsbemerkungen zum Vortrage von O. Zierler. Zeitschr. f. Tuberkul., Bd. 40. — Derselbe: Chirurgie der Brustorgane. Bd. I, 2. Aufl. Berlin: J. Springer. 1920. — Derselbe: Die Behandlung des Pyopneumothorax. Verhandlungen der Deutschen Tuberkul.-Gesellsch. Berlin: J. Springer. 1926. — Saugman, Chr.: Die Technik des künstlichen Pneumothorax. Löwensteinsches Handb., 1. Aufl., Wien: Urban & Schwarzenberg. 1923. — Derselbe: Zur Technik des künstlichen Pneumothorax. Beitr. z. Klin. d. Tuberkul., Bd. 31, H. 3. — Derselbe: Über die Anwendung des künstlichen Pneumothorax in der Lungentuberkulose. Zeitschr. f. Tuberkul. u. Heilstättenwesen, Bd. 12, H. 1, 1908. — Derselbe: Eine verbesserte Nadel zur Pneumothoraxbildung. Zeitschr. f. Tuberkul., Bd. 14, H. 3, 1909. — Derselbe: Über künstlichen Pneumothorax. 6. nord. Kongr. f. inn. Med. in Skagen vom 28. bis 30. 7. 1909. Zentralbl. f. Tuberkul.-Forsch., Nr. 11, S. 527, 1909. — Derselbe: Behandlung der Lungentuberkulose mittels künstlichem Pneumothorax. Med. Klinik, Beiheft 4, 1911. — Derselbe: Behandlung der Lungen-

tuberkulose durch den künstlichen Pneumothorax. 17. internat. med. Kongr., London,
Aug. 1913. — Derselbe: Zur Behandlung der Lungentuberkoluse mittels künstlicher Pneumothoraxbildung. Nord. med. Arch., 2. Anh., 1910. — Derselbe: Pneumothoraxbehandlung bei Lungentuberkulose. Hygiea, Nr. 10, 1912. — Derselbe
und Hansen: Klinische Erfahrungen über die Behandlung der Lungentuberkulose
mit künstlichem Pneumothorax. Beitr. z. Klin. d. Tuberkul., Bd. 15, H. 3. —
Schaefer: Zeitschr. f. Tuberkul., Bd. 14, H. 3. — Scherer, A.: Die Bedeutung der
Hiluszeichnung im Röntgenbild für die Diagnose der Tuberkulose im Kindesalter.
Arch. f. Kinderheilk., Bd. 21, H. 1. — Derselbe: Referat in Jahresbericht über die
gesamte Tuberkulose-Forschung und ihre Grenzgebiete. Bd. 1, S. 244, 1923. —
Schick, A.: Beitrag zur klinischen Bedeutung der Schmerzen bei Lungentuberkulose.
Wien. klin. Wochenschr., Nr. 18, 1924. — Derselbe: Über orales Rasseln. Wien.
klin. Wochenschr., Nr. 18, 1923. — Derselbe: Mitteilung über zwei Fälle von
Spontanpneumothorax. Wien. klin. Wochenschr., 1925. — Schill, E.: Über den
Einfluß des künstlichen Pneumothorax auf die kontralaterale Lungenhälfte. Zeitschr.
f. Tuberkul., Bd. 33, S. 149, 1920. — Schittenhelm, A.: Lehrbuch der Röntgen-
diagnostik. Berlin: J. Springer. 1924. — Schlesinger, H.: Krankheiten der Lunge,
des Brust- und Mittelfelles. (Diagnostische Irrtümer.) Leipzig: Georg Thieme. 1919.
— Derselbe: Die Indikationen zur chirurgischen Behandlung von Lungenkrankheiten. Wien. klin. Wochenschr., Jahrg. 38, Fortbildungskurs, Beilage. — Schmidt, A.:
Erfahrungen mit dem therapeutischen Pneumo- und Hydrothorax bei einseitiger
Lungentuberkulose, Bronchiektasien und Aspirationskrankheiten. Beitr. z. Klin.
d. Tuberkul., Bd. 9, H. 3. — Derselbe: Über die Entleerung pleuritischer Exsudate
unter Lufteinblasung. Med. Klinik, Nr. 45, 1913. — Derselbe: Erfahrungen mit
dem künstlichen Pneumothorax bei Tuberkulose, Bronchiektasien und Aspirationskrankheiten. Münch. med. Wochenschr., Nr. 49, 1907. — Derselbe: Über die klinische Bedeutung der Blutkörperchensenkungsprobe für die Diagnose der Lungentuberkulose. Beitr. z. Klin. d. Tuberkul., Bd. 55. — Derselbe: Offene Pleurapunk-
tion. Münch. med. Wochenschr., Jahrg. 62, S. 873, 1915. — Derselbe: Zur Behandlung der Lungenphthise mit künstlichem Pneumothorax. Deutsch. med. Wochenschr.
Nr. 13, 1906. — Schönberger, E.: Ein kasuistischer Beitrag zur diabetischen Phthise.
Med. Klinik, Jahrg. 21, S. 1272, 1925. — Scholler-Vojko: Beobachtungen über den
Temperaturverlauf bei der Therapie mit dem künstlichen Pneumothorax. (Kroatisch.)
Lijecnicki vjesnik, Jahrg. 44, Nr. 1, S. 6. — Schröder, G.: Der spontane Pneumothorax. Handb. d. Tuberkul., Bd. 2, S. 728, 1923. — Derselbe: Über die Behandlung
von Schwertuberkulösen. Zeitschr. f. Tuberkul., Bd. 42, 1925. — Derselbe: Pleu-
ritis. Brauer-Schröder-Blumenfeld, Handb. d. Tuberkul., 3. Aufl., 1923. — Der-
selbe: Heilwirkung trockener Pleuritiden nach mißglücktem Pneumothorax.
Zentralbl. f. Tuberkul., Jahrg. 13, H. 1, 1919. — Derselbe: Diskussionsbemerkungen
zum Vortrag von O. Ziegler. Zeitschr. f. Tuberkul., Bd. 40. — Derselbe: Über
Thorakoskopie und endopleurale Eingriffe mit Hilfe des Thorakoskopes. Beitr. z. Klin.
d. Tuberkul., Bd. 59, 1924. — Derselbe: Über Technik und Erfolge des künstlichen
Pneumothorax. Beitr. z. Klin. d. Tuberkul., Bd. 64, S. 263, 1926. — Derselbe und
Michelson, Fr.: Die chirurgische Behandlung der Lungentuberkulose. Berlin:
H. Kornfeld. 1926. — Derselbe und Pyrkosch, W.: XXII. Jahresbericht der
neuen Heilanstalt für Lungenkranke zu Schömberg usw. Zeitschr. f. Tuberkul., Bd. 36.
— Dieselben: XXIII. und XXIV. Jahresbericht. Zeitschr. f. Tuberkul., Bd. 39. —
Schrötter, H. v.: Persönliche Mitteilung. 1924. — Derselbe: Klinik der Broncho-
skopie. Jena: G. Fischer. 1906. — Schüle: Ein einfacher Handgriff bei der Anlegung
und Nachfüllung des Pneumothorax. Beitr. z. Klin. d. Tuberkul., Bd. 58. —
Schürch, A.: Beitrag zur Kasuistik der Phrenikusexhairese. Beitr. z. Klin. d.
Tuberkul., Bd. 61, S. 552, 1925. — Schulz, W.: Ein Fall von erfolgreicher Pneumo-
thoraxbehandlung beider Lungen in zwei Zeiten. Beitr. z. klin. d. Tuberkul., Bd. 63,
1926. — Schur, H.: Dauererfolge nach Pneumothorax. Persönliche Mitteilung. —
Derselbe und Plaschkes, S.: Zur Indikationsstellung der Pneumothoraxbehandlung
bei Lungentuberkulose. Wien. klin. Wochenschr., Nr. 24, 1913. — Dieselben:
Experimentelle Studien zur Pneumothoraxbehandlung. Zeitschr. f. exp. Pathol. u.

Therapie, Bd. 13, 1913. — Schut: Kunstmatige Pneumothorax ter Behandeling van Lungentuberkulose. Nederlandsch tijdschr. v. geneesk., H. 2, Nr. 10, 1909. — Schwarz: Les indications du pneumothorax artificiel dans la tuberculose pulmonaire. Méd. d'Alsace et de Lorraine. 16 février et 1 mars 1924. — Schwenkenbecher, A.: Vgl. Muralt-Ranke l. c. — Šercer, A. und Peičic, R.: Ein Beitrag zur Kasuistik der Todesfälle beim künstlichen Pneumothorax. Beitr. z. Klin. d. Tuberkul., Bd. 53, — Sergent, E.: Traitement préventif de la tuberculose pulmonaire du postpartum par l'etablissement, aussitôt après la délivrance, d'un petit pneumothorax bilateral. Paris méd., Jahrg. 16, 1926. — Serio, F.: Therapeutischer Hochdruck-, Tiefdruck- und doppelseitiger Pneumothorax. Münch. med. Wochenschr., 1925. — Sforza, N.: Il pneumatorace da spostamento. (Der Verdrängungspneumothorax.) Tubercolosi, Bd. 14, Nr. 7, S. 181. — Siess, C.: Die Therapie in der Heilanstalt Grimmenstein. Wien. klin. Wochenschr., Nr. 18, 1924. Cf. Poindecker — Sorgo, J.: Künstlicher Pneumo- thorax. Wien. med. Wochenschr., 1913. — Derselbe: Die chirurgische Behandlung der Lungentuberkulose. Wien. klin. Wochenschr., 1912. — Derselbe: Behandlung der Lungentuberkulose durch chirurgische Eingriffe. II. Österr. Tuberkul.-Tagung in Wien, 29. 6. 1912. — Derselbe: Hämoptoe. Brauer-Schröder-Blumenfeld, Handb. d. Tuberkul., 2. Bd. — Derselbe: Die Behandlung mit künstlichem Pneumothorax. Löwensteinsches Handb., 1. Aufl., 2. Bd. Berlin-Wien: Urban & Schwarzenberg. 1923. — Späth: Beziehungen der Lungenkompression zur Lungentuberkulose. Württemberger Korrespondenzbl., Bd. 58, Nr. 15, 1888. — Spengler, L.: Das im Pneumothorax- raum künstlich erzeugte Exsudat. Handb. d. Tuberkul. von Brauer-Schröder- Blumenfeld, 2. Bd., S. 551, 1923. — Derselbe: Zeitschr. f. Tuberkul., Bd. 2, S. 109. — Derselbe: Zur Behandlung der tuberkulösen Pleuraexsudate. Beitr. z. Klin. d. Tuberkul., Bd. 50, S. 345. — Derselbe: Dauererfolge bei Behandlung schwerer einseitiger Lungentuberkulose mittels künstlichem Pneumothorax. Münch. med. Wochenschr., Nr. 9, 1911. — Derselbe: Der Ablauf der Lungentuberkulose unter dem Einfluß des künstlichen Pneumothorax. III. Internat. Tuberkul.-Kongr. zu Washington, Sept.-Okt. 1908. Ref. Zentralbl. f. Tuberkul., 3. Jahrg., H. 3, S. 143. — Derselbe: Über mehrere Fälle von geheiltem tuberkulösem Pneumothorax, verbunden mit gleichzeitiger Heilung der Lungentuberkulose in vier Fällen. Zeitschr. f. Tuberkul. u. Heilstättenwesen, H. 1/2, 1901. — Derselbe: Literaturverzeichnis über Lungenkollapstherapie in den Brauerschen Beiträgen ab Bd. 14 und Zentralbl. — Derselbe und Sauerbruch: Die chirurgische Behandlung der tuberkulösen Pleuraexsudate. Münch. med. Wochenschr., S. 2825, 1913. — Stahl, R.: Wann ist die Anlegung eines Pneumothorax zu empfehlen? Der prakt. Arzt, Jahrg. 19, H. 19, 1922. — Derselbe: Diagnostischer Pneumothorax. Fortschr. a. d. Geb. d. Röntgenstr., Bd. 29, S. 169 und Klin. Wochenschr., Jahrg. 2, S. 723, 1923. — Derselbe und Bahn: Erfolgreiche konservative Behandlung des tuberkulösen Empyems und Pyopneumothorax durch Borsäurespülung. Preglsche Lösung. Münch. med. Wochen- schrift, S. 1265, 1923. — Stargardt: Über Luftembolie im Auge. Beitr. z. Klin. d. Tuberkul., Bd. 28, H. 3, 1923. — Staub, H.: Die Röntgendiagnostik bei der mechanischen Therapie der Lungentuberkulose. Beitr. z. klin. Chir., Bd. 90, H. 2 und Münch. med. Wochenschr., S. 1129, 1914. Cf. Turban. — Steinert, R.: Über die Lokalisation phthisischer Kavernen, ihre Drainierung usw. Beitr. z. Klin. d. Tuberkul., Bd. 64, 1926. — Sterling, S.: Der künstliche Pneumothorax. Przeglad lekarski, 1912. — Sternberg, A.: Über die Diagnose der Lokalisation der Lungenblutungen. Beitr. z. Klin. d. Tuberkul., Bd. 53, H. 2/3, S. 273. — Stöffel, H.: Fibrinkugeln im Pneumo- thoraxraum. Fortschr. a. d. Geb. d. Röntgenstr., Bd. 34, 1926. — Stuertz: Künst- liche Zwerchfellähmung bei chronischer einseitiger Lungentuberkulose. Deutsch. med. Wochenschr., Nr. 48, 1911. — Suess, E.: Über Behandlung der Lungentuber- kulose mit künstlichem Pneumothorax. Das österr. Sanitätswesen. 1918. — Sultan: Die Phrenikusexhairese in der Behandlung der Lungentuberkulose. Klin. Wochenschr., S. 1573, 1923. — Takata: Oralauskultation. Münch. med. Wochenschr., 1912. — Tewksbury: Abcés du poumon traités par le pneumothorax. New York med. journ., Nr. 21, Nov. 1919. Ref. Presse méd., 15. 5. 1920. — Thaller, L.: Zur Beurteilung des Erfolges eines künstlichen Pneumothorax. Lijecnicki vjesnik, Jahrg. 44, Nr. 3,

S. 140. (Kroatisch.) — THEVENOT, L. und DUMAREST, F.: De l'évolution spontanée et du traitement des plaies de poitrine par projectiles du guerre. Lyon chir., 1. 10. 1915. — TIDESTRÖM, HJ.: Über die Behandlung akuter Hämoptoe bei Lungentuberkulose. (Schwedisch.) Hygiea, Bd. 84, S. 92. — TIGERSTEDT, R.: Lehrbuch der Physiologie. 4. Aufl., 1. Bd., S. HIRZEL. — TOBIESEN: Zentralbl. f. d. ges. Tuberkul.-Forsch., S. 78, 1919. — TRUNCK, H.: Chirurgische Behandlung der chronischen Lungentuberkulose. Med. Klinik, S. 729, 1924. — DERSELBE: Persönliche Mitteilung. DERSELBE: Die Behandlung der chronischen Lungentuberkulose mit künstlichem Pneumothorax. Die Tuberkulose und ihre Bekämpfung. Von A. GHON und R. JAKSCH-WARTENHORST. Wien und Breslau: E. Haim & Co. 1922. — TURBAN, K.: Kongr. f. inn. Med., Wien. 1908. — DERSELBE: Zur chirurgischen Behandlung der Lungentuberkulose. Berlin. klin. Wochenschr., Nr. 21, 1899. — DERSELBE und STAUB, H.: Kavernendiagnose und Kavernenheilung. Zeitschr. f. Tuberkul., Bd. 41. — TZAR, G.: Über einen durch den künstlichen Pneumothorax geheilten Fall von Lungenabszeß. (Italienisch.) Policlinico, Jahrg. 20, H. 10, 1913. — ULRICI, H.: Dauererfolge nach Pneumothorax. Persönliche Mitteilung. — DERSELBE: Diagnostik und Therapie der Lungen- und Kehlkopftuberkulose. Berlin: J. Springer. 1924. — DERSELBE: Indikationen und Kontraindikationen der Lungenkollapsbehandlung. Wien. klin. Wochenschr., Nr. 47, 1924. — UNVERRICHT, W.: Pneumothorax und Bronchiektasie. Berlin. klin. Wochenschr., Nr. 22, 1919. — DERSELBE: Pneumothorax und Thorakoskopie. Zeitschr. f. ärztl. Fortbild., Jahrg. 20, S. 448. — DERSELBE: Weitere Erfahrungen mit der Kaustik im Pleuraraum und der Thorako- und Laparoskopie. Beitr. z. Klin. d. Tuberkul., Bd. 55. — DERSELBE: Die Bedeutung der Thorakoskopie zur Beseitigung von Pleurasträngen auf endopleuralem und extrapleuralem Wege. 34. Kongr., Wiesbaden, 1922. Verhandl. d. deutsch. Ges. f. inn. Med., S. 510. — DERSELBE: Die Thorakoskopie als Hilfsmittel für die endopleurale galvanokaustische Durchtrennung von Pleurasträngen, sowie für eine neue Lokalisationsmethode extrapleural anzugreifender Adhäsionen. Zeitschr. f. Tuberkul., Bd. 36, H. 4, S. 267. — DERSELBE: Pneumothorax und Phrenikusexhairese. Deutsch. med. Wochenschr., Jahrg. 51, S. 314, 1925. — DERSELBE: Die Pleuritis fibrinosa adhaesiva beim künstlichen Pneumothorax. Klin. Wochenschr., 5. Jahrg., 1926. — VAUCHER, E. und KAUFF-MANN, R.: Réapparition de lésions tuberculeuses evolutives dans un poumon comprimé depuis cinq ans par un pneumothorax artificiel. Gaz. des hôp. civ. et milit., Jahrg. 98, S. 977, 1925. Ref. DEIST: Zentralbl., Bd. 25, S. 382, 1926. — VEILLON, A.: La compression successive des deux poumons dans le traitement de la tuberculose pulmonaire par le pneumothorax artificiel. Rue Casimir de la Vigne: Louis Arnette. 1922. — VERBIZIER, DE, et LOISELEUR: Gangrène pulmonaire traitée et guérie par le pneumothorax artificiel. Soc. méd. des hôp. 6. 12. 1918. — VERDINA, C.: Embolia gazzosa nel corso di un rifornimento di pneumotorace terapeutico. Rif. med., Bd. 40, 1924. Ref. SOBOKA: Zeitschr. f. Tuberkul., Bd. 42. — VOLHARD: Über den künstlichen Pneumothorax bei Lungentuberkulose und Bronchiektasien. Münch. med. Wochenschr., Nr. 32, 1912. — VOORNVELD, V.: Über Emboliebildung bei der Behandlung mit künstlichem Pneumothorax. Beitr. z. Klin. d. Tuberkul., Bd. 34. — VOS, B. H.: Jahresbericht der Heilstätte Hellendoorn. 1922. — DERSELBE: Persönliche Mitteilung. — DERSELBE: Tuberkulose, Nr. 6, 1907. — DERSELBE: Ervaringen met den kunstmatigen pneumothorax. Nederlandsch tijdschr. v. geneesk., H. 2, Nr. 11, Sonderdruck, 1919. — WALDER, A.: Über die Pleuritis tuberculosa. Med. Klinik, 22. Jahrg. 1926. — WALLGREEN: Über Spontanpneumothorax als eine zu dem künstlichen Pneumothorax hinzutretende Komplikation. Beitr. z. Klin. d. Tuberkul., Bd. 35, H. 3. — WARNECKE: Beitrag zur pathologischen Anatomie des künstlichen Pneumothorax. Beitr. z. Klin. d. Tuberkul., Bd. 16, H. 2. — DERSELBE: Über die Pleuritis sicca beim künstlichen Pneumothorax. Beitr. z. Klin. d. Tuberkul., Bd. 58. — WEIDINGER, E.: Über die Punktionskanüle bei der Anlegung des künstlichen Pneumothorax vom Standpunkt der Verhütung übler Zufälle. Wien. med. Wochenschr., Jahrg. 40, S. 2218, 1925. — WEIGELD, E.: Seltene Komplikationen im Verlaufe des künstlichen Pneumothorax. Med. Klinik, S. 1702, 1923. — WEIL, P. E.: Le pneumothorax artificiel dans la dilatation des bronches. Soc. méd. des hôp. de Paris, 4. 7.

1919. — DERSELBE: Le traitement de la gangrène pulmonaire par le pneumothorax artificiel. Paris méd., S. 180, 1919 und 2. 12. 1922. — DERSELBE: Zentralbl. f. Tuberkul. Forsch., Bd. 19, S. 381. — DERSELBE und LOISELEUR: Le pneumothorax artificiel dans les hémothorax traumatiques. Bull. et mém. de la soc. méd. des hôp. de Paris, Mai 1919. — WEIL, P. E. und ROSENTHAL, G.: Le pneumothorax artificiel en dehors de la tuberculose. Journ. méd. franc., Bd. 9, Nr. 5, S. 189, 1920. — WEINBERGER, M.: Dauererfolge nach Pneumothorax. Persönliche Mitteilung. — DERSELBE: Fehldiagnosen bei Lungentuberkulose Erwachsener. Wien. med. Wochenschr., S. 179. — DERSELBE: Bemerkungen über Indikationsstellung des Pneumothorax und chirurgische Behandlung bei Lungentuberkulose. Wien. med. Wochenschr., Nr. 48, 1922. — WEISS, A.: Über Komplikationen bei der Behandlung mit künstlichem Pneumothorax. Beitr. z. Klin. d. Tuberkul., Bd. 24, 1912. — WEISS, M.: Über Prognosestellung bei der Lungentuberkulose. Med. Klinik, Nr. 52, 1912. — DERSELBE: Die Bedeutung der Urochromogenausscheidung für Prognose und Therapie der Lungentuberkulose. Münch. med. Wochenschr., Nr. 23, 1911. — WELLMANN: Klinische Erfahrungen in der Behandlung mit künstlichem Pneumothorax. Beitr. z. Klin. d. Tuberkul., Bd. 18, S. 81, 1911. — WENCKEBACH, K. F.: Heilung des chronischen (tuberkulösen) Empyems mittels künstlichem Pneumothorax. Mitt. a. d. Grenzgeb. d. Med. u. Chir., Bd. 19, H. 5, S. 842. — DERSELBE: VOLKMANNS klin. Vortr., Nr. 465/466. — WIEDEMANN, G.: Vgl. MURALT-RANKE l. c. — WIERIG, A.: Beiträge zum Kapitel der Lungenzeichnung im Röntgenbild. Fortschr. a. d. Geb. d. Röntgenstr., Bd. 35. — WIESE, O.: Gleichzeitiger doppelseitiger Pneumothorax beim tuberkulösen Kinde. Beitr. z. Klin. d. Tuberkul., Bd. 65. — DERSELBE: Der Wert des künstlichen Pneumothorax bei schwindsüchtigen Kindern. Die Tuberkulose, Jahrg. 4, XI/1924. — WINDRATH: Ein Beitrag zur Pneumothoraxbehandlung gefahrdrohender Blutungen. Sonderabdruck. Med. Klinik, Nr. 3, 1917. — DERSELBE: Dauererfolge nach Pneumothorax. Persönliche Mitteilung. — WINKLER, A.: Zwei bemerkenswerte Komplikationen beim künstlichen Pneumothorax. Zeitschr. f. Tuberkul., Bd. 36, H. 6, S. 426. — DERSELBE: Larynxtuberkulose unter der Pneumothoraxbehandlung. Zeitschr. f. Laryngol., Rhinol. u. i. Grenzgeb., Bd. 6, H. 2. — WINKLER, U.: Der Einfluß des künstlichen Pneumothorax auf Temperatur, Puls, Atmung und Gewicht der Tuberkulosen. Beitr. z. Klin. d. Tuberkul., Bd. 58. — WINTER, G.: Lungentuberkulose während des Gestationsprozesses. Med. Klinik, S. 350, 1924. — WÖRNER, H.: Gasembolie nach Sauerstoff. Beitr. z. Klin. d. Tuberkul., Bd. 54. — WOLFF-EISNER, A.: Zu der Frage des sogenannten GWERDERschen Entspannungspneumothorax. Zeitschr. f. Tuberkul., Bd. 37, Nr. 1, S. 48. — DERSELBE: Dauererfolge nach Pneumothorax. Persönliche Mitteilung. — WULFF, E.: Gegenanzeige des künstlichen Pneumothorax bei Lungenemphysem. Berlin. klin. Wochenschr., Nr. 52, 1922. — YOUNG: Treatment of pulmonary tuberculosis. Brit. med. journ., S. 533. Ref. v. R. LANGE: Zeitschr. f. Tuberkul., Bd. 41, S. 290, 1924. — ZADEK, J.: Zur kombinierten chirurgischen Behandlung der Lungentuberkulose. Phrenikusexhairese und Pneumothorax. Med. Klinik, Nr. 29, 1923. — DERSELBE: Klin. Wochenschr., S. 1477, 1923. — DERSELBE: Zur Blutdiagnostik der aktiven Tuberkulose. Die Tuberkulose. Sonderheft. 1924. — DERSELBE: Der Wert des künstlichen Pneumothorax bei schwindsüchtigen Kindern. Die Tuberkulose, 4. Jahrg., XI/1924. — DERSELBE und SONNENFELD, B.: Die chirurgische Behandlung der Lungentuberkulose. Beitr. z. Klin. d. Tuberkul., Bd. 61, S. 489, 1925. — ZEMMIN, H.: Vgl. MURALT-RANKE l. c. — ZIEGLER, O.: Bekämpfung der Lungentuberkulose durch Ruhigstellung der Lunge. Zeitschr. f. Tuberkul., Bd. 40, 1924. — DERSELBE: Dauererfolge nach Pneumothorax. Persönliche Mitteilung. — ZINK: Bildet die Kehlkopftuberkulose eine Kontraindikation bei der Lungenkollapstherapie? Münch. med. Wochenschr., Nr. 35, 1913. — DERSELBE: Beitr. z. Klin. d. Tuberkul., Bd. 28, 1913. — DERSELBE: Über einen in seiner Entstehungsweise eigenartigen Fall von Stickstoffembolie. Beitr. z. Klin. d. Tuberkul., Bd. 25, H. 3, 1912. — ZINN, W.: Pneumothoraxbehandlung von Bronchiektasien. Therapie d. Gegenw., Nr. 8, 1914. — DERSELBE und GEPPERT: Beitrag zur Pneumothoraxtherapie der Lungentuberkulose. Beitr. z. Klin. d. Tuberkul., Bd. 33, H. 2, 1915. — DERSELBE und SIEBERT, W.: Ergebnisse der Pneumothoraxtherapie bei Lungentuberkulose. Tuberkul.-Bibliothek, Nr. 24, 1926. — ZOBEL: Neuer Pneumothoraxapparat und neues Wassermanometer. Deutsch. med. Wochenschr., Jahrg. 49, Nr. 47/48, S. 1470, 1923. — ZUCCOLA, P. F.: Sul pneumotorace con temporaneamente bilaterale. Policlinico, Jahrg. 33, S. 81, 1926.

Namenverzeichnis

ADAMS 1
ADLER, H. 8, 109, 133
ABBOT, W. R. 118, 120
ALBERT, A. 52
ALEXANDER, H. 3, 132, 133, 134, 155
ALBARRAN 114, 115
ALS, E. 101, 103
AMANDRUT 22
AMEUILLE, P. 17, 18, 30, 32, 119,
AMREIN, O. 7, 19, 40, 48, 49, 50, 53, 62, 65, 67, 75, 85, 100.
AMSLER 119
APEL 22
ARCÉ, J. 3
ARENA 48, 62
ARIAS AVELLAN 19
ARMAND-DELILLE, P. F. 17, 127, 128
ARNSPERGER 127
ARNSTEIN, A. 29, 62, 153
ASCHNER, B. 92
ASCHOFF, L. 31, 32, 110
ASCOLI 99, 105, 119
ASSMANN 106
AUBERT 6

BABONNEIX 127
BACCARANI 95
BACH 1
BACMEISTER, A. 78, 92, 133
BAER, A. 2, 16, 17, 46, 50, 67, 78
BAER, G. 11, 14, 22, 26, 50, 67, 85, 86, 98, 127, 128, 133, 166
BAHN, H. 77, 85
BALLIN 7
BALVAY 2, 54
BANG, S. 22, 127
BARCHETTI 17
BARD 40
BARLOW, L. 106, 119

BARON 67, 72
BAYLE, M. 48
BECKER 51
BEGTRUP-HANSEN 2, 53
BELAJEWA, N. 83
BENEDICT 2
BERGMANN 6
BERNABEO 7
BERNARD, L. 67, 72, 119
BERNOU, A. 40, 85
BESANCON, M. M. 119
BETCHOW 14
BERGH, H. van der 100, 105, 106
BERNARDO 18
BERTHIER 35
BIER 59, 60
BILLON 3
BINDER 61
BIRK 127, 128
BISAILLON, M. 54, 67, 103, 119
BLICK, T. 106
BLÜMEL, K. H. 15
BLUMENFELD 27, 35, 58
BOAS 75
BOCHALLI 103
BOCK, V. 19, 49
BONNAMOUR 22
BRAMESFELD, H. 78
BRAUER, L. 2, 3, 6, 7, 8, 9, 17, 18, 19, 20, 21, 22, 27, 31, 34, 35, 45, 46, 49, 51, 52, 57, 58, 61, 67, 74, 75, 76, 77, 85, 88, 91, 97, 99, 104, 105, 106, 119, 131, 139, 141, 142, 144, 155, 160, 175, 179
BRAUN, L. 117, 154
BRECCIA 22, 100, 154
BRETTE 61, 63, 64, 69, 72, 75
BROWN, L. 106
BRÜNING 6

BRUNNER, A. 1, 2, 3, 50, 86, 132, 133, 134
BRUNS, O. 2, 62
BRUNTHALER 22
BÜLAU 141
BURCKHARDT, H. 7
BURK, W. 78
BURNAND, R. 2, 26, 75, 85, 104, 119, 127
BURNETT, CL. T. 104
BURRELL, L. S. T. 15, 54, 67, 71, 85, 153, 167

CAESAR 3
CASSINI 14
CAHN, PH. 67, 86, 127, 128
CANTANI 48, 62, 75, 85
CARLING 3
CARLSTRÖM, C. 62
CARPI, U. 18, 96, 99, 100, 104, 105
CARSON, J. 1
CASTELLI 85
CAVALLERO 1
CAYLEY 1, 7
ČEPULIČ 22
CHABAUD, J. 119, 121, 122, 123
CHANDLER, F. 16, 17
CHARRIÈRE 110
CHIAROLANZA 75
CHMELNITZKY 119
CINCI 7
CLODI 42
COLEY 22
CORDIER 53
COULAUD 119
COURCOUX 153
COURMONT 2, 22
COVA, F. 19, 109
CHRISTOFFERSEN 109
CROCKET 3, 75
CURSCHMANN, W. 17
CYBULSKY 95

Daus, S. 15
David 7
Deetjen, A. 60, 63
Dehn, v. 17
Deist, H. 3, 9, 22, 54, 67, 75, 89, 119, 120, 132, 134, 142, 151, 154, 175
Demmer 145
Denayelle 127
Denéchau 6, 119
Denecke, Th. 2, 19, 22, 54, 55, 59
Denk, W. 132, 133, 140, 145, 158
Deschamp 140
Desbouit 48
Destrès, M. P. 40, 119
Deutsch, F. 5
Deycke, G. 16, 75
Dollinger 2
Donath, J. 32, 129
Dorner, G. 9, 15, 16, 17, 19, 119, 120, 154
Driessche v. 75
Dull, W. 83
Dumarest, F. 2, 3, 6, 7, 16, 42, 45, 61, 63, 64, 65, 67, 69, 72, 75, 97, 163
Durban 138

Eber, E. 61
Eiselsberg, v. A. 46
Eiselsberg, K. 115
Eisenhart 66
Eisler, F. 5
Eizaguerre 3, 141
Elias, H. 19
Eliasberg, H. 11, 17, 67, 127, 128
Engel 17
Epstein, D. 17

Fagiuoli 7, 50, 67, 89, 119, 167
Feilberg 22
Feldmann 3, 119
Felix, W. 131
Fernandez 3
Finsterer, H. 145
Fischer, G. 92
Fischer, K. 133
Fishberg 3, 103, 106
Fleischner, F. 10, 12, 17, 60, 61, 83, 106
Flesch, J. 79

Forlanini, C. 1, 2, 6, 8, 20, 22, 25, 35, 42, 59, 67, 85, 99, 105, 119, 141, 154, 155
Fraenkel, C. 175
Frank, O. 2, 5, 20, 22, 34
Freund, A. 54, 133
Frey, H. 1, 22, 75, 107
Friedländer, F. 145
Friedmann 7, 133
Frisch, A. V. 11, 43, 56, 115, 133, 134
Fürstenau 107

Gabbe 92
Gähwyler, M. 56
Galvagni 95
Garden 167
Garrè, C. 60
Gehrke 109
Gendron 97
Geppert 3
Gerandel 48
Gerhardt, C. 10, 32
Geszti 2
Giesemann 20, 21
Gilchrist 1
Giordano 7
Goetze 132
Gorgogno 7
Gradi, de 18
Graefe 31
Gräff, S. 17, 95
Graetz 2, 100
Grass, H. 19, 22
Grau 133
Gravesen, J. 109, 153
Gravinghoff 17
Gray 1
Graziadei 3
Grundt, E. 97
Gruner, O. 7
Guggenheimer 75
Guth, E. 6, 19, 62, 77, 92, 133
Gutstein 133
Gwerder, J. 40, 41, 119, 168

Habetin, P. 19, 20
Haeger 85
Hamburger, F. 95
Hansen 18
Harms, O. 3, 9, 10, 11, 75, 99, 105, 119, 120, 127, 154
Hartmann 22

Haudek, M. 95, 105
Hauser, G. 74
Hedblom 78
Heisler 5, 51
Helens 3
Henius, K. 3, 21, 22, 56, 89, 103, 119, 120, 127
Herrmann 167
Herrmannsdorfer, H. 78
Hervé, H. 109, 115, 119
Hess 7
Hislop 103
Hitzenberger, K. 63, 106
Hofbauer, L. 63, 94, 101, 106
Hofvendahl 22
Holmboe 109, 111
Holzknecht 106
Hormann 22
Hornung 85, 86
Houghton 1
Hrusby 105
Hunter 60

Ipsen 85

Jacobaeus 68, 104, 106, 109, 110, 111, 112, 113, 137, 161
Jagic, N. 2, 5, 16, 63
Jakobsohn 109
Jaksch 50
Janson, Th. 68
Jaquelin 119
Jaquerod 25, 154, 155
Java 75
Jedlicka 71
Jehn, W. 142, 144
Jelen 6
Jessen, F. 2, 17, 21, 22, 38, 47, 51, 53, 54, 56, 77, 89, 107, 109, 119, 120, 154, 166, 167, 175, 176
Jong, de 105
Joss 71
Josselin, R. de 100, 105
Jullien, W. 133
Junker, F. 52

Kach, F. 59
Kaeser 90
Kasteele, v. 127
Kaufmann, K. 10, 20, 21, 28,, 34, 56, 122, 156
Kaufmanns 155
Kayserling 176

KELLER 2, 66, 89, 105
KELLY 7
KEN KURÉ 132
KIEFFER, O. 66
KIENBÖCK 106
KINNIE, MC. 78
KIRCH, A. 66
KJER-PETERSEN 2
KLARE, K. 11, 127, 128
KLINKOWSTEIN, I. 83
KNOPF, S. A. 22
KOGAN, L. 40, 167
KOHLHAAS 132
KOHN, H. 78
KOEFOED 175
KÖHLER, A. 106
KÖNIGER, H. 35, 36, 48
KÖNIGSTEIN 129
KÖRTE 6
KOFRED 3
KORANYI 2, 15
KORBSCH 109
KORNITZER, E. 113, 114
KORNMANN 22
KOVACS, F. 30, 92, 94, 163
KRAUS, H. 2, 3, 17, 46,
    50, 67, 71, 78, 92, 166
KRAUSE, K. 61
KÜPFERLE 17, 95
KÜSS 22
KULKE 81
KUTHY 2, 21, 92, 99

LADEBECK, H. 22
LADECK 8
LAGRÈZE 78
LANDGRAF, TH. 85, 133
LANGER 17
LEAKE 60
LEENDERTZ 106
LEISCHNER 145
LEITER, F. 113
LENKE 1
LESCHKE, E. 22, 49
LEUCHTENBERGER, 77
LEURET 6
LEVY 78
LEXER 104
LICHTENHAHN, F. 100
LICHTWEISS 104
LIEBE, H. 19, 22, 49, 78
LINDBLOM 97
LINDIG, W. 103
LIPPMANN 21
LOENING, K. 106
LÖWENSTEIN, E. 9, 25, 110,
    117, 156

LOISELEUR 6, 7
LORENZ 7
LOSSEN, A. H. 83
LUBOJACKI 35
LUER 139, 140
LYONNET 54

MACE 3
MACHT 92
MAENDL, H. 16, 20, 21, 28,
    48, 75, 83. 85, 93, 100,
    113, 114, 133, 137, 143,
    153, 156, 158
MARTINS, C. 75
MASENTI 7
MASTINI, DE 40
MATSON R. W. 54, 66, 67,
    103, 119, 131, 175
MAYER, A. 54
MAYER, E. 104
MAZZA 6
MICHELS, G. 19, 154
MICHELSSON, FR. 153
MILLER 3
MOLLE 50
MOLLENO 95
MORAWITZ 19
MORELLY, E. 3, 7, 94
MORGAN, P. 6, 119, 120
MORITZ 22
MORLAND 92
MORONE, G. 131
MORRISTON, D. 109, 164
MORY, E. 49
MOSHEIM 1, 2
MÜLLER, A. 89, 106
MURALT, V. L. 1, 2, 3, 9,
    20, 21, 22, 26, 30, 39,
    61, 64, 66, 67, 68, 69,
    75, 76, 85, 88, 96, 97,
    98, 99, 141, 159, 160,
    161, 164, 166, 167, 175,
    176
MURARD 66
MURPHY 1
MUSSY 68

NAB 50
NEUBURGER 77
NEUER, J. 66, 103
NEULAND 17
NEUMANN, W. 7, 21, 56,
    57, 93, 119, 155
NEUMAYER, J. 14
NIEDERHÄUSERN, V. 3, 40,
    127

NIENHAUS, E. 2, 175
NITSCH 2, 59, 60
NOBEL, E. 127

OFFREM 15
ORSZAG, O. 75, 166
ORTON 104

PALLASSE 1
PAMPERL, R. 133, 134, 153
PARISOT 167
PEERS 3, 75
PEIČIČ 58
PELTASON 91
PENNATO 75, 107
PENZOLDT 6
PERRIN 85
PETERS, A. 35, 77, 103,
    119, 141
PETERSEN, KJER 22, 47
PEYRER 17
PIELSTICKER, F. 127
PIGGER 85, 105
PIGUET 154
PIRQUET 127
PISANO 7
PISSAVY 75
PLASCHKES, S. 2, 9, 10,
    49, 59
PLENK, A. 131
PÖLZL, A. 92
POINDECKER, H. 19, 83,
    96, 125, 156, 168
PORGES, O. 65
POTAIN 1, 80
PREGEL 78, 80
PRIBRAM, O. 132
PRODI 95

QUINKE 60

RAHNENFÜHRER 6
RAMADGE 1
RANKE, K. E. 14, 41, 45,
    48, 99
RANZI, E. 133, 140, 145,
    147
RAUTENBERG E. 16. 17, 91
REAL, C. 18
REICH, L. 5
REICHMANN, V. 6
RÉNON 48, 155, 176
REYNIER 102
RIBADEAU 17
RICALDONI 89
RICHARDSON 26

RICHTER 1
RICKMANN 3, 54
RIST, E. 5, 109, 119, 121, 132, 134
RIVA-ROCCI 1, 5, 6
RIVERS 75
RIVIÈRE, G. 15, 81
ROCH 85
RODANO 6
ROEPKE 19
ROGGE 6
ROLLAND 109, 122
ROLLIER 153
ROMBERG, v. 75
ROSEN, v. 119
ROSENBACH 31
ROSENBERG, M. 19
ROSENBLATT 71, 77
ROSENSTEIN, G. 77
ROTH, J. 2
ROVSING 109
RUBEL, A. N. 2
RUFFIN 119, 120
RUHEMANN, E. 131
RUSCHER 17
RUSSEL, A. 60

SALOMON 21, 22, 23, 27, 28, 29, 33, 36, 39, 51, 56, 57, 79, 80, 83, 84, 86, 165
SALOSZ 85
SALVATORE DI PIETRO 19
SAMSON, I. W. 21, 40, 75, 105, 119, 120, 132
SAUERBRUCH, F. 59, 78, 80, 85, 88, 109, 123, 130, 131, 132, 134, 139, 141, 142, 143, 144, 154, 164
SAUGMAN, CHR. 2, 3, 20, 21, 22, 25, 26, 27, 28, 35, 49, 50, 67, 69, 75, 80, 88, 104, 109, 110, 111, 112, 113, 119, 154, 156, 175, 176
SAUPE 91
SAXTORPH 3, 67
SCHARL 2
SCHEDE 88
SCHERER, A. 20, 155
SCHICK, A. 92, 95, 163
SCHICK, B. 92
SCHILL, E. 105
SCHINK 2
SCHLÄPFER 57
SCHLAIE, M. 167

SCHLESINGER, H. 133, 163
SCHMIDT, A. 5, 6, 20, 22, 28, 34, 54, 79, 105
SCHÖNBERGER, E. 19
SCHOLL 1
SCHRÖDER, G. 3, 9, 10, 21, 27, 34, 35, 49, 56, 58, 68, 77, 78, 80, 85, 89, 91, 109, 153
SCHULTE-TIGGES 133
SCHULTZ, W. 119
SCHUR, H. 2, 9, 10, 49, 59
SCHUT, H. 100, 105
SCHWARZ 40
SCHWARZMANN, E. 129, 133, 134, 137, 140, 145, 150, 153
SCHWENKENBECHER, A. 3, 75, 175
SEDLMAYER 49
SELLA, U. 30
ŠERČER, A. 58
SERGENT, E. 119
SHIGA 81
SHORTLE 3
SICILIANO 71
SIEBERT, W. 54, 175, 176
SIESS, C. 96, 108, 125, 144, 156, 168
SILLIG 54
SIMON 14
SKÄRGAARD 109
SKODA, 77
SONNENFELD 132
SOLTAN, G. G. 127
SORGO, J. 2, 7, 11, 20, 21, 22, 28, 30, 31, 34, 51, 56, 57, 87, 91, 92, 93, 99, 100, 151, 167, 168
SPÄTH 1
SPEE. Graf 63
SPENGLER, L. 1, 2, 6, 7, 9, 20, 51, 52, 53, 67, 74, 75, 76, 77, 78, 80, 85, 88, 103, 104, 105, 106, 119, 131, 155, 160, 175, 176, 179
SPIELMEYER 52
STAHL, R. 3, 77, 80, 85
STARGARDT 54
STAUB, H. 11, 107
STAUNIG 108
STENITZER, v. 69
STERLING, S. 46
STERNBERG, C. 7, 10
STIVELMANN 71, 75, 77, 103

STÖCKLIN 3
STÖFFEL, H. 83
STOKES 1
STRÜMPELL, v. 120
STÜRTZ 19, 130
SUESS, E. 10, 21, 64, 67, 166, 167
SÜSSDORF 103
SULTAN 133
SUNDBERG 54
SYRMINGTON 32
SZASZ 75

TAKATA 95
TEWKSBURY 6
THUE 2
TIDESTRÖM, H. 3, 103, 154, 175
TIEGEL 59
TOBIESEN 6
TOMOR 51
TOUSSAINT 1
TRESKINSKÁJA, A. 167, 168
TREVISAN 167
TRUNK, H. 85
TURBAN, K. 10, 11, 92

ULRICI, H. 9, 10, 46, 109, 123, 133
UNVERRICHT, W. 5, 17, 68, 109, 132, 133
URWICH 92

VAUCHER 156
VEILLOU, A. 40, 119
VERBIZIER, DE 6
VERCELLI 49
VERGANO 7
VILLIÈRE 6
VINCENT 53
VOGT, H. 127
VOLLHARD, M. 2, 5, 88, 119
VOORNVELD, v. 18, 22, 46, 47, 54, 57, 67
VOS, B. H. 85

WALDER, A. 31, 76
WALLER 22, 62
WALLGREEN 85, 86
WARNECKE 19, 68, 77
WASSERMANN 81
WATERS 77
WEBER 14, 19, 40
WEIDINGER, E. 21, 56

WEIGELD, E. 19, 85
WEIL, P. E. 5, 7
WEINBERGER, M. 2, 3, 17, 31, 32, 141, 148
WEINSCHENK 17
WELEMINSKY, F. 117, 165
WELLMANN 99, 105
WENCKEBACH, K. F. 5, 19, 63, 106, 107
WEWER 52
WIEDEMANN. G. 19
WIESE, O. 11, 75, 92, 119, 127, 128

WILSON 119, 120
WIMBERGER 17
WINDRATH 31, 32
WINKLER, A. 103
WINTER, G. 18
WÖRNER, H. 19
WOILLEZ 1
WOLFF-EISNER, A. 40, 50, 53, 65, 92
WORINGER 17
WÜRTZEN, 2, 22, 47
WULFF 79, 80
YOON, CH. 62, 98

YOUNG 175

ZADEK, J. 127, 128, 132
ZEMMIN 102
ZIEGLER, O. 9, 11, 85, 141, 144, 153, 157, 158
ZINK 2, 49, 54, 67, 105, 154, 175, 176
ZINN, W. 3, 5, 133, 176
ZOBEL 22
ZUBIANI 99
ZUCCOLA 119

Sachverzeichnis

ALBARRANscher Hebel 115
Abpunktion 16, 74, 75, 80, 98
Aderlaß 56
Adrenalininjektionen 56
Albuminurie, toxische 18
Alkoholmanometer 35
Allergie 75
Allgemeinbehandlung 14, 151
Alveolarluft, Aspiration von 51
Amyloidose 17
Anämie, arterielle 63
Anästhesie 25, 27, 33, 164
Anästhesierungsflüssigkeit 37
Angina 68, 77
Anlegungsversuch, frustraler 51
Anzeigen 3, 8, 9, 13, 14, 15, 45, 100, 101, 110, 117, 128, 132
Apparate 20, 22, 24, 79
Appendizitis, eitrige 18
Appetit 65, 72, 82, 167
Arbeitsfähigkeit 15, 19
Argentum nitricum-Lösung 80
Asepsis 77, 106, 113, 117, 154
Asthma 17
Atelektase 97, 98
Atemnot 16, 60, 63, 104, 123, 158, 159, 162, 165
Atmung 16, 27, 53, 56
Augenhintergrund 51
Auswurf 11, 12, 41, 42, 62, 65, 70, 73, 74, 81, 82, 94, 101, 107, 128, 136, 150, 160, 161, 162
Autoserumwirkung 49
Autotuberkulinisierung 65, 90, 104, 165

Ballongefühl 35, 38, 39
Bazillen 49, 69, 72, 74, 81, 94, 128, 160, 161
Bauchhöhle, Einblasung in die 49
Begleitkatarrh 45
Bewegungsprüfung 91, 93, 151
Bindegewebswucherung 10
Bioskop-Brille 108
Blindheit 53, 54
Blut 10, 36, 37, 64
Blutkoagulum 84
Blutung 27, 29, 40, 41, 47, 50
Borsäurelösung 78
Bradykardie 60
Bronchiektasien 5, 96, 104, 132
Bronchitis 11, 17, 68, 77, 98
Bronchopneumonie 49

Chloräthyl 33
Cholelithiasis 18
Chylusfistel 132

Dauererfolge 3, 14, 15, 18, 75, 76, 120, 123, 142, 143, 175, 178, 179
Darmbeschwerden 65
Darmentleerung 28
Darmtuberkulose 16, 17, 18, 66, 123, 145, 160, 165
Darmuntersuchung, radiologische 66
Darmverdauung 66
DÉNECKEsche Nadel, 54, 55
Diabetes 19
Diarrhöen 17, 18, 65, 66, 89
Diathermieapparat 116
Diazoreaktion 166

Digitalis 29, 51, 62, 105, 153
Dosierung, Optimum der 41
Dreiweghahn 23, 24
Druckwerte 31, 37, 43, 36, 38, 51, 57, 58, 62, 68, 69, 71, 76, 86, 98, 99, 121, 156, 159, 165

Echinokokkus 3
Einstichstelle 30, 71
Elastische Fasern 11, 94, 160, 161
Emphysem 16, 17, 20, 21, 38, 49, 57, 58, 59, 60, 86, 98, 127, 165
Empyem 3, 5, 6, 49, 50, 71, 72, 74, 75, 76, 78, 86, 101, 111, 117, 141, 162
Entspannungspneumothorax 40, 41, 98, 120, 168
Ernährung 18
Erstickungsgefahr 76
Exsudat 3, 4, 18, 20, 31, 32, 42, 49, 50, 57, 61, 63, 65, 67, 69, 70, 72, 75, 79, 81, 83, 84, 102, 103, 128, 132, 141.
Exsudat-Erzeugung, künstliche 80, 81
Exsudationsprozeß, rückbildungsfähiger 17

Fascia endothoracica 34, 59
Fibrinbildung 83
Fieber 10, 11, 18, 41, 42, 49, 69, 72, 73, 77, 78, 82, 107, 136, 162, 165, 166

Formalin 112
FRANKscher Apparat 20, 22, 24
Fremdkörper 7

Gangrän 6
Gasembolie 19, 20, 21, 34, 47, 48, 49, 51, 52, 53, 54, 56, 57, 78, 131, 142, 144, 178
Gegenanzeigen 3, 16, 17, 18, 99
Gewicht 41, 65, 74, 72, 92, 123, 136, 141, 151, 160, 167, 168
Glaszwischenstück 24
Gleitdorn nach SCHMIDT 22
Grippe 77, 133
Gummigebläse 24, 37

Hämothorax 7, 83
Harnleiterzystoskop 115
Herdsymptom 41, 92
Herz 4, 16, 17, 18, 38, 41, 48, 52, 62, 63, 64, 69, 76, 98, 123, 131, 151, 159, 164
Hilusprozeß 101, 102
Hirnabszeß 6
Hochfrequenzstrom 115
Hüftgelenk, Flexion im 56
Husten 12, 29, 33, 34, 41, 42, 43, 58, 62, 68, 70, 72, 86, 94, 107, 128, 160, 161

Insuffizienz, respiratorische 45
Insulin 19

Jodanstrich 33
Jodonaszinlösung 78
Jodtinktureinspritzung 49

Kachexie 16
Kaltkaustik 115
Kalzium 8, 29, 51, 62, 66, 73, 77, 152, 161, 162
Kampfer 53, 54
Kanülen 21, 26, 52, 53, 56, 85
Kaverne 11, 12, 13, 15, 18, 40, 43, 47, 48, 49, 50, 51, 61, 70, 73, 81, 85, 86, 87, 96, 101, 102, 107, 110, 111, 123, 127, 128, 135, 138, 140, 148, 150, 161, 164, 165

Kehlkopftuberkulose 8, 18, 76, 99, 118
Klappenfehler 62, 65
Kohlenbogenlichtbäder 153
Kohlensäure 19
Kollaps 20, 60, 74, 132
Kompressionspneumothorax 37, 40, 41, 98
Kompressionsverband 58
Krämpfe 53, 54, 56
Kreislaufstörungen 62, 74
Krysolganbehandlung 73
Kryptoskop 106
Kulturversuch 156

Lähmung 53, 54
Lagerung des Kranken 29, 50
Lappenverkäsung 15
Leichtsinn des Kranken 16, 17
Leitungsanästhesie 112
Lunge, „bessere" 16, 18, 45
Lunge, Karnifikationsprozeß der 75
Lungenabszeß 13
Lungenblutung 1, 6, 7, 8, 17, 28, 37, 41, 45, 50, 57, 94, 98, 100, 102, 110, 128, 130, 132, 133, 155
Lungenfistel 50, 81, 85, 103
Lungenödem 62
Lungenperforation 47, 48, 77, 79, 81, 85, 141
Lungentumor 3, 4, 10
Lungenverletzung 7, 20, 21, 39, 49, 50, 51, 53, 59
Lunge, Wiederausdehnung der 75
Lysoformlösung 23

Magen-Darmbeschwerden 65
Malaria 10
Manometer 2, 23, 24, 26, 27, 29, 35, 36, 38, 40, 48, 52, 54, 56, 57
Marmorierung der Haut 54
Masern 75
Mediastinum 11, 37, 58, 59, 60, 61, 71, 76, 81, 88, 97, 98, 99, 106, 128, 132, 151, 163, 165, 167
Meningitis 11
Menotoxine 92

Menses 42, 68, 121
Mensesreaktion 68, 91, 92, 93, 151, 156
Milchinjektion 8
Milztumor 127
Mischinfektion 79
Mühlengeräusch 52

Nachfüllung 34, 46, 48, 70
Nachtschweiß 41
Narkose 18, 33
Narkotika 60
Nebenphrenikus 131
Nervenzellendegenerationen 52
Nervus phrenicus, elektrische Reizung des 56
Netzhautgefäße, Gasembolie in die 52
Nierentuberkulose 16, 18
Novokainlösung 33, 57

Obergeschoßverwachsung, flächenhafte 31
Ödem 16, 64
Ölinjektion 81
Ölmanometer 35
Operationsfeld, Desinfektion des 33
Operationssaal 46, 154
Orales Rasseln 95
Ortswechsel 43

Palpationsversuch 38, 39
Papayotin 78
Parästhesien 54
Parfumprobe 39
Pepsinlösung 78
Perikard 15, 38, 90, 91, 103
Periostverletzung 33, 84
Pfortader 62
Phrenikotomie 11, 40, 43, 62, 65, 106, 128, 129, 130, 132, 133, 134, 135, 137, 141, 153, 158, 161
Pleurainfektion 21
Pleuraschock 28, 54, 57
Pleuratuberkulose 68
Pleuritis 9, 15, 39, 68, 69, 70, 102, 103
Pleurolyse 86, 106, 110, 113, 141, 145, 161
Plombe 141, 145
Pneumonie 7, 10, 17, 68, 91, 104, 134, 155
Pneumothorax, diagnostischer 3, 4

Pneumothorax, doppelseitiger 119, 122, 123, 160
— subphrenicus 4, 20
— Vollaufen des 71
— wechselseitiger 160
Pneumotomie 6, 7
POTAINscher Apparat 80
Präkordialangst 163
PREGELsche Jodlösung 78, 80
Primärpneumothorax 122, 123, 125, 127
Preßatmung 29
Prognose 10, 11, 18, 78, 94, 105, 109, 130
Pubertätsalter 130
Pulmonalkreislauf 51
Puls 27, 53, 63, 64, 54, 74
Punktionsnarben 50
Pupillenstarre 53, 54
Pyopneumothorax 85

Quarzlampe 153

Randexsudat 69, 70, 72
Rektoskopie 67
Resistenzgefühl 30
Resorption 42, 97
Restexsudat 158, 160
Resthöhle 148, 157, 158, 159
Rétrécissement thoracique 30
Rippenraspatorium 140
Rippenresektion 50, 87, 88, 141
Röntgen 5, 11, 12, 17, 41, 42, 47, 52, 60, 68, 69, 81, 82, 94, 98, 106, 107, 117, 130
Rundfrage 19, 54, 67, 177, 178

SALOMONsche Kanüle 21, 22, 23, 27, 28, 29, 33, 39, 51, 79, 83, 84, 86
Salzsäurelösung 78
Sauerstoff 19
Saugglocke, BIERsche 60
Schluckbeschwerden 18, 38 59
Schmerzen 38, 54, 59, 68, 69, 87, 90, 92, 103, 134, 159, 162, 163, 164
Schnittmethode 20, 21, 27, 28, 178

Schnupfphänomen 106
Schreibfederhaltung 34
Schrumpfung 61, 75, 158, 163
Schußverletzung 7
Schwammgefühl 35, 39
Schwartenemphysem 38, 59
Schwindelgefühl 54, 63
Sektion 52, 62, 63, 66, 85 87, 100, 122, 127, 155
Sekundärpneumothorax 122, 123, 125, 127
Sepsis, chronische S. 10
Serienaufnahmen 95, 96, 105
Serratuslähmung 89
SHIGA-Vakzine 81
Sinkgeschwindigkeit 10, 11, 18, 96, 122, 136, 155, 156, 160, 167, 168
Sklerosierung der Lunge 130, 157, 158
Sonnenbehandlung 50, 153
Spannungspneumothorax 59, 164
Spontanpneumothorax 1, 7, 49, 52, 87, 104, 106
Statistik 20, 104, 144
Stauung 69, 98
Stethoskop 96
Stichkanal 49, 72
Stichmethode, scharfe 20, 21, 25
Stichmethode, stumpfe 20, 21, 27, 28
Stichverletzung 7, 49, 50
Stickstoff 19, 22, 24, 27
Stickstoffbombe 24
Spülungen 77, 79
Sublimatlösung 20, 23
Succussio HIPPOKRATIS 69, 87

Teilerfolg 14, 15
Thorakoplastik 13, 18, 43, 45, 50, 80, 84, 85, 87, 88, 101, 133, 139, 140, 141, 142, 144, 145, 146, 148, 150, 153, 158, 161
Thorakoskopie 47, 68, 85, 86, 89, 106, 109, 110, 112, 114, 116, 117
Thorakotomie 78
Thoraxwandfistel 49, 71, 79

Thromben aus Lungengefäßen 53
Todesfall 15, 20, 56, 59, 66, 78, 132, 134
Tonsillarabszeß 90
Toxine 65, 99, 103, 120, 141
Trachealverletzung 59
Traubenzuckerlösung 81
Trigeminusneuralgie 89
Troikart 110, 112
Trypsin 78
Tuberkulomuzin 165
Tumor 3
Tutokainlösung 33

Überernährung 41, 65
Überdosierung, relative 68
Umstimmung 14, 18, 72, 74, 81, 82, 105, 168, 178
Unterhaltungsperiode 43, 61
Unterdruckkammer 59, 60
Urochromogenprobe 167

Vagusreizung 89
Vagus, Zerrung des 60
Vakuumschlauch 79
Ventilpneumothorax 80, 103
Vergiftung 78
Verstopfung 66
Verwachsungen 4, 5, 7, 8, 16, 17, 30, 31, 32, 38, 46, 47, 51, 65, 67, 71, 75, 77, 85, 91, 98, 109, 112, 135, 138, 158, 162

Wasserpfeifengeräusch 87
Wasserstoffsuperoxyd 78
Wasserstrahlsaugpumpe 16, 39, 79.
Winkelblase 32
Wiederausdehnung 7
Wochenbett 18
WULFFsche Flasche 79
Wundinfektion 20

Zerrungsatrophie 31, 47, 86, 110
Zirkulationsstörung 8, 16 48
Zwerchfell 28, 40, 49, 63, 65, 69, 72, 89, 130, 133, 159

Manzsche Buchdruckerei, Wien IX

Die Klinik der beginnenden Tuberkulose Erwachsener

Von Professor Dr. **Wilhelm Neumann**

Vorstand der III. medizin. Abteilung des Wilhelminenspitals in Wien

In drei Bänden

I. Band: **Der Gang der Untersuchung.** Mit 26 Abbildungen. 158 Seiten. 1923.
RM 7,20

Die Anamnese. — Die Besichtigung des Kranken, die Inspektion. — Die Palpation. — Die Perkussion. — Die Auskultation. — Sonstige Untersuchungsmethoden.

II. Band: **Der Formenkreis der Tuberkulose.** Mit 69 Textabbildungen und einer Tabelle. 266 Seiten. 1924. Unveränderter Manuldruck 1926. RM 12,60

Die Einteilung der Lungentuberkulose. — Die beginnende Lungentuberkulose mit positivem Befund über den Lungenspitzen: „Der Lungenspitzenkatarrh", die „Apicitis". — Die beginnende Lungentuberkulose mit pathologischem Befund über den Lungenbasen. — Beginnende Tuberkulose mit diffusem Befund über den Lungen. — Die beginnende Lungentuberkulose, die sich unter anderen Krankheitsbildern verbirgt. — Tuberkulosemasken oder larvierte Tuberkulosen. — Systematische Übersicht über die verschiedenen Tuberkuloseformen.

III. Band: **Das Heer der nichttuberkulösen Apizitiden und der fälschlich sogenannten Apizitiden.** Mit 72 Textabbildungen. 176 Seiten. 1925.
RM 8,40

A. Die nichttuberkulösen Apizitiden: Tumoren der Bronchien, der Lungen, der Pleura und des Mediastinums. Nichttuberkulöse chronisch entzündliche Prozesse in den Lungen. — B. Ohne Lungenbefund wegen irgendwelcher ähnlicher Symptome als beginnende Tuberkulose betrachtete Krankheitszustände. — Literaturverzeichnis. — Sachverzeichnis.

Aus den Besprechungen:

. . . Wir dürfen uns über Mangel an klinischen Tuberkulosewerken kaum beklagen und trotzdem bringt das vorliegende etwas ganz Neuartiges. Hat man den ersten Band aufmerksam gelesen, so hat man das Gefühl, daß Neumann mit seinem Buche einem wirklichen Bedürfnis abgeholfen hat. Denn er behandelt ausschließlich die beginnende Tuberkulose (sollte wohl richtiger „Lungentuberkulose" heißen). Die Wichtigkeit gerade dieser in jeder Hinsicht rechtfertigt allein das Erscheinen eines bisher noch fehlenden zusammenfassenden Werkes. Die viele Jahre lange klinische und praktische Spezialerfahrung des Verfassers, wie dessen profunde Literaturkenntnis (die nicht nur die deutsche, sondern auch die ausländische, vorwiegend französische Literatur gebührend berücksichtigt) ist aus jeder Seite erkenntlich und macht das Buch für jeden, der sich mit Tuberkulose befassen will, unentbehrlich . . . (Zentralblatt f. d. ges. Tuberkuloseforschung, Band 22, Heft 3/4.)

Mit Spannung konnte man nach den Eindrücken des ersten Bandes das Erscheinen des zweiten erwarten, und es kann gesagt werden, daß dieser noch weit mehr gehalten hat, als der erste versprach. Es gibt wenig so eigenartige Arbeiten auf dem Gebiete der Tuberkulose, wie die vorliegende. Der Verfasser hat sein Werk nach eigener Angabe auf der Grundlage der Arbeiten von Bard und Piéry aufgebaut, indessen kann diesen Autoren nur zugestanden werden, daß sie Neumann zu seinem Werke angeregt, nicht, daß sie dessen Struktur nennenswert beeinflußt haben. Was entstand, ist ein vollständiger Neubau, der bei aller Berücksichtigung der fremden Arbeiten doch vom Anfang bis zum Ende den Stempel der eigenen Art trägt. Kenner von Neumanns Arbeiten werden vieles Bekannte finden, was als Vorarbeit der „Klinik" seit Jahren da und dort erschienen ist. Hier ist dies alles zusammengefaßt, erweitert und mit so vielen neuen Gesichtspunkten versehen, daß ein fundamentales Werk entstanden ist . . . (Zentralblatt f. d. ges. Tuberkuloseforschung, Band 23, Heft 1/2.)

Während in den bisherigen Bänden der Gang der Untersuchung bei Verdacht auf Lungentuberkulose genau geschildert und die verschiedenen Entwicklungsformen der Tuberkulose dargelegt wurden, beschäftigt sich der gegenwärtige Band mit allen jenen Krankheiten, welche immer wieder fälschlich als Apicitis angesprochen werden. Im ersten Abschnitt werden alle jene Lungenveränderungen besprochen, die nicht tuberkulöser Ätiologie sind, aber zu ähnlichen subjektiven und objektiven Symptomen Anlaß geben. Der zweite Abschnitt umfaßt jene Fälle, welche nur wegen gewisser subjektiver Symptome als Lungenspitzentuberkulose angesehen werden, obwohl die genaue Untersuchung der Lungen gar keine diesbezüglichen Veränderungen erkennen läßt. Das sorgfältig geschriebene Buch mit seinen aus reicher Erfahrung schöpfenden, für den Praktiker wie für den Facharzt gleich wertvollen differentialdiagnostischen Ausführungen bestätigt aufs neue den alten Satz, daß Tuberkulose der Lungen erst diagnostiziert werden soll, wenn andere Erkrankungen mit Sicherheit auszuschließen sind. (Kongreßzentralblatt f. d. ges. innere Medizin, Band 42, Heft 3.)

Der künstliche Pneumothorax. Von Ludwig von Muralt †. Zweite Auflage. Ergänzt durch kritische Erörterung und weitere Erfahrungen von Dr. Karl Ernst Ranke, Professor für Innere Medizin an der Universität München. Mit 53 Textabbildungen. VI, 150 Seiten. 1922. RM 8,40

Die chirurgische Behandlung der Lungentuberkulose. Erfahrungen und kritische Betrachtungen von Dr. A. Brunner, Privatdozent, Oberarzt an der Chirurgischen Universitäts-Klinik München und Dr. G. Baer, Sanitätsrat, Oberarzt der Fürsorgestelle für Lungenkranke, München. Mit 13 Abbildungen. IV, 68 Seiten. 1926. RM 3,60

Lungen-Tuberkulose. Von Dr. O. Amrein, Chefarzt am Sanatorium Altein, Arosa. Zweite, umgearbeitete und erweiterte Auflage der „Klinik der Lungentuberkulose". Mit 26 Textabbildungen. VI, 141 Seiten. 1923.
RM 6,—; gebunden RM 7,50

Über die Entwicklung der Lungentuberkulose. Von Ernst v. Romberg. Mit 12 Abbildungen. 27 Seiten. 1927. RM 1,50

Die Entstehung der menschlichen Lungenphthise. Von Privatdozent Dr. A. Bacmeister, Assistent der Medizinischen Universitätsklinik Freiburg i. Br. VI, 80 Seiten. 1914. RM 2,50

Praktisches Lehrbuch der Tuberkulose. Von Professor Dr. G. Deycke, Hauptarzt der Inneren Abteilung und Direktor des Allgemeinen Krankenhauses in Lübeck. Zweite Auflage. („Fachbücher für Ärzte", herausgegeben von der Schriftleitung der „Klinischen Wochenschrift", Band V.) Mit 2 Textabbildungen. VI, 301 Seiten. 1922.
Gebunden RM 7,—
Die Bezieher der „Klinischen Wochenschrift" erhalten die „Fachbücher für Ärzte" mit einem Nachlaß von 10 %

Das Tuberkulose-Problem. Von Privatdozent Dr. med. et phil. Hermann v. Hayek, Innsbruck. Dritte und vierte, neu bearbeitete Auflage. Mit 48 Abbildungen. X, 392 Seiten. 1923. RM 12,—; gebunden RM 14,50

Immunbiologie — Dispositions- und Konstitutionsforschung — Tuberkulose. Von Privatdozent Dr. Hermann v. Hayek, Innsbruck. IV, 38 Seiten. 1921. RM 1,80

Die Heliotherapie der Tuberkulose mit besonderer Berücksichtigung ihrer chirurgischen Formen. Von Dr. A. Rollier, Leysin. Zweite, vermehrte und verbesserte Auflage. Mit 273 Abbildungen. VI, 248 Seiten. 1924. RM 15,—; gebunden RM 17,40

Die Tuberkulose und ihre Grenzgebiete in Einzeldarstellungen. Beihefte zu den Beiträgen zur Klinik der Tuberkulose und spezifischen Tuberkuloseforschung. Herausgegeben von **L. Brauer**-Hamburg und **H. Ulrici**-Sommerfeld.

Band 1: **Die allgemeinen pathomorphologischen Grundlagen der Tuberkulose.** Von Dr. **W. Pagel.** VIII, 175 Seiten. 1927.   RM 12,—; gebunden RM 14,70

Band 2: **Die Bronchiektasien im Kindesalter.** Von Dr. **O. Wiese,** Chefarzt der Kaiser-Wilhelm-Kinderheilstätte bei Landeshut in Schlesien. Mit 86 Abbildungen. IV, 116 Seiten. 1927.   RM 12,90; gebunden RM 15,—

Band 3: **Anatomische Untersuchungen über die Tuberkulose der oberen Luftwege.** Von Dr. **Paul Manasse,** o. ö. Professor an der Universität und Vorstand der Klinik für Ohren-, Nasen- und Kehlkopfkranke zu Würzburg Mit 62 Abbildungen. Etwa 150 Seiten. 1927.   RM 9,90; gebunden RM 12,—

Die Abonnenten der „Beiträge zur Klinik der Tuberkulose" sowie des „Zentralblattes für die gesamte Tuberkuloseforschung" erhalten die Bände mit einem Nachlaß von 10%.

Diagnostik und Therapie der Lungen- und Kehlkopf-Tuberkulose. Ein praktischer Kursus von Dr. **H. Ulrici,** Ärztlicher Direktor des Städtischen Tuberkulosekrankenhauses Waldhaus Charlottenburg, Sommerfeld (Osthavelland). Mit 99 zum Teil farbigen Abbildungen. VI, 263 Seiten. 1924.

RM 18,—; gebunden RM 19,50

Beiträge zur Klinik der Tuberkulose und spezifischen Tuberkulose-Forschung. Organ der Deutschen Tuberkulose-Gesellschaft, der Vereinigung der Lungenheilanstaltsärzte, der Gesellschaft Deutscher Tuberkulose-Fürsorgeärzte und der Gesellschaft Pneumothorax arteficialis. Unter Mitwirkung zahlreicher Fachgelehrter herausgegeben und redigiert von L. B r a u e r.

Jährlich erscheinen etwa 2 Bände zu je 5—6 einzeln berechneten Heften. Bis zum Herbst 1927 erschienen 66 Bände.

Jeder Band etwa RM 70,— bis RM 80.—

Zentralblatt für die gesamte Tuberkuloseforschung. Organ der Deutschen Tuberkulose-Gesellschaft, Vereinigung der Lungenheilanstaltsärzte, Gesellschaft Deutscher Tuberkulosefürsorgeärzte, Gesellschaft Pneumothorax arteficialis. Begründet von G. S c h r ö d e r-Schömberg bei Wildbad, herausgegeben von L. B r a u e r-Hamburg, E. v. R o m b e r g-München, G. S c h r ö d e r-Schömberg, H. U l r i c i-Sommerfeld. Schriftleitung: G. B a l l i n-Berlin.

Jährlich erscheinen etwa 2 Bände zu je etwa 16—18 einzeln berechneten Heften. Bis zum Herbst 1927 erschienen 27 Bände.

Jeder Band etwa RM 60,—

Jahresbericht über die gesamte Tuberkuloseforschung und ihre Grenzgebiete. Herausgegeben und redigiert von der Schriftleitung des Zentralblattes für die gesamte Tuberkuloseforschung.

E r s t e r B a n d: Bericht über das Jahr 1921. VII, 394 Seiten. 1923. RM 26,—

Z w e i t e r B a n d: Bericht über das Jahr 1922. VII, 451 Seiten. 1924. RM 36,—

D r i t t e r B a n d: Bericht über das Jahr 1923. VII, 254 Seiten. 1925. RM 28,—

V i e r t e r B a n d: Bericht über das Jahr 1924. VIII, 558 Seiten. 1926. RM 57,—

F ü n f t e r B a n d: Bericht über das Jahr 1925. VIII, 272 Seiten. 1927. RM 29,60

Den Mitgliedern der Deutschen Tuberkulose-Gesellschaft, der Vereinigung der Lungenheilanstalts-ärzte, den Mitgliedern der Gesellschaft Deutscher Tuberkulose-Fürsorgeärzte und der Gesellschaft Pneumothorax arteficialis wird bei direktem Bezug von der Versandstelle des Verlages ein Vorzugspreis eingeräumt.